TRAITÉ COMPLET

DES

PARALYSIES

TRAITÉ COMPLET

DES

PARALYSIES

PAR

O. LANDRY,

Docteur en médecine, ex-interne Lauréat des hôpitaux,
Lauréat de l'Académie de Médecine (Paralysies);
Membre de la Société médicale d'Observation, de la Société Anatomique, etc.

TOME PREMIER.

PARIS

LIBRAIRIE VICTOR MASSON,

PLACE DE L'ÉCOLE-DE-MÉDECINE.

1859.

PRÉFACE.

Il y a à peine un quart de siècle, un nosologiste d'une vaste érudition, J. Frank, constatait, en la déplorant, la pauvreté de la science sur la paralysie, et regrettait qu'une affection aussi funeste n'ait été l'objet d'aucune monographie complète. Les vœux qu'il émettait alors ne sont pas encore réalisés aujourd'hui, et les travaux contemporains n'ont modifié que bien peu la pratique médicale en ce qui concerne les états morbides de cet ordre. L'insuffisance des notions acquises, l'obscurité persistante qui enveloppe ce vaste sujet, les incertitudes du diagnostic, malgré les progrès accomplis, inspirent aux médecins un véritable découragement. La nécessité d'un travail d'ensemble, où se trouvent réunis en un seul faisceau tous les documents relatifs à cette branche de la pathologie; où les matériaux épars soient rapprochés et coordonnés de manière à présenter à l'esprit, non une immense multitude de faits sans liens, mais un tout uniforme, et, à défaut de cette unité, un petit nombre de groupes respectivement bien caractérisés et bien distincts entre eux; où quelques notions simples et susceptibles d'applications positives remplacent les détails confus qui constituent encore l'histoire nosologique des paralysies; où les lois du diagnostic soient nettement formulées, et les indications curatives générales et particulières déterminées d'après des données exactes; la nécessité, dis-je, d'un tel travail est universellement comprise et exprimée, comme elle l'avait été par J. Frank.

En publiant un *Traité complet des Paralysies*, conçu dans cet esprit et exécuté en vue de la pratique ordinaire, destiné à vulgariser des connaissances réellement complexes et à rendre accessible pour tous une partie de l'art médical trop facilement abandonnée aux spécialistes, je veux essayer de combler la fâcheuse lacune signalée par l'écrivain illustre dont j'ai rappelé l'opinion; perspective presque vertigineuse pour quiconque a mesuré la profondeur de ce vide! Aussi cette monographie n'est-elle pas une œuvre d'un seul jet, et elle n'a pris les proportions sous lesquelles elle se présente aujourd'hui qu'après une suite de transformations et par des additions successives et presque forcées. En 1852, je rédigeai un Mémoire peu volumineux sur les *paralysies dites essentielles*, dont quelques circonstances empêchèrent la publication. L'année suivante, ce même Mémoire reçut de notables développements, pour figurer au concours des prix de l'Academie de Médecine sur cette question : *Existe-t-il des paralysies indépendantes de la myélite? En cas d'affirmative, tracer leur histoire.* Dès cette époque, j'avais cru devoir exposer les opinions que je me suis formées sur l'ensemble des paralysies, sur leur étude et sur leur diagnostic. L'ouvrage que je livre à l'impression est le résultat des amplifications graduelles apportées à ces premiers essais ; mais je n'ai rien changé d'essentiel à leur plan.

Dès le commencement de mes recherches, j'ai eu principalement en vue le diagnostic et la détermination précise des indications thérapeutiques. Toutes les parties de mon travail convergent vers ce double but, et je vais indiquer les dispositions que j'ai adoptées.

Comme l'observation le démontre, les désordres paralytiques du côté du mouvement et du sentiment ne dépendent pas d'une maladie unique et toujours la même. Ils présentent entre eux des différences capitales quant au mécanisme du trouble fonctionnel et quant à la cause dont il émane. Ils peuvent provenir de modifications variées dans chacune des puissances ou chacun des organes qui président à la faculté de sentir et de se mouvoir; en outre, ces diverses modifications se développent à leur tour sous l'influence d'états morbides également très variés. Or, d'une part, entre la nature de la cause pathogénique et le mécanisme de la paralysie, il existe un rapport assez constant : d'autre part, certains groupes symptômatiques bien déterminés expriment le mécanisme de l'affection. On peut donc s'élever, par l'examen des manifestations du mal, à la connaissance de sa cause, et, par conséquent, à de précieuses données pour l'institution du traitement.

Cette manière de voir, conforme aux lois les plus ordinaires de la pathologie, domine toute l'exécution de mon travail. Extrêmement simple et sans originalité, elle n'annonce, sans doute, aucune de ces révolutions hardies qui font époque dans l'histoire des maladies. Mais je demanderai à l'immense majorité des praticiens comment ils distinguent *avec certitude* une paralysie liée à quelque lésion des centres nerveux ou une paralysie essentielle ; comment, parmi les premières, ils reconnaissent celles qui dépendent d'une affection de la moelle et celles qui dépendent d'une affection du cerveau ; comment, enfin, parmi les secondes, ils diagnostiquent les paralysies saturnines, hystériques, chlorotiques, rhumatismales, celles produites par le froid, etc. Si, sous ces divers rapports, la science leur paraît fixée, le but que je me propose est atteint ; cet ouvrage n'a plus d'objet. Si, au contraire, il n'en est rien ; si, comme je l'entends répéter chaque jour, tout n'est, au lit du malade, qu'incertitude, hasard, douteuses conjectures, les résultats que j'annonce sont bien réellement un progrès ; je dis plus : ils constituent en entier la pathologie des paralysies, et la créent, puisqu'elle n'existe pas encore.

Pénétré depuis longtemps de cette pensée, je lui ai consacré huit années d'observation clinique et de recherches bibliographiques. Aujourd'hui, je crois être enfin parvenu à déterminer les règles du diagnostic exact, et à substituer dans le traitement la médecine rationnelle aux vagues inductions du passé et aux inspirations dangereuses de l'empirisme. Je ne me flatte pas, cependant, d'avoir résolu tous les problèmes que peut embrasser mon programme, et je déclare laisser ma tâche encore bien incomplétement achevée. Mais comme les détails sont surtout l'œuvre du temps, je croirais déjà avoir atteint mon but, si j'étais assez heureux pour modifier dans un sens utile l'idée générale qu'on se fait des paralysies et de la manière de les étudier. Des recherches ultérieures combleront, je l'espère, les lacunes que je laisse subsister à regret.

Si l'application du principe précédemment énoncé est une innovation dans la nosologie des affections paralytiques, il faut, en grande partie, l'attribuer à l'ignorance où l'on était encore naguère des symptômes les plus essentiels de ces maladies. Les auteurs anciens ou contemporains qui se sont le plus spécialement occupés des paralysies, sans excepter Boerhaave et J. Frank, ont cru tracer des descriptions suffisantes en indiquant les modifications les plus apparentes subies par le mouvement et le sentiment, en faisant connaître leurs localisations diverses ou leurs différentes manifestations suivant les organes frappés. Mais ces signes extérieurs, propres tout au plus à fixer l'attention, sont, par eux-mêmes, sans valeur séméiologique. Ni la paralysie, ni la forme qu'elle affecte suivant son siége, ne révèlent son point de départ, ni son mécanisme, ni sa nature. Absolument comme la dyspnée, la toux ou la cyanose, considérées isolément, ne disent rien de précis sur la cause d'où elles procèdent. Au-delà du trouble fonctionnel immédiatement appréciable, l'observation révèle l'existence d'autres phénomènes qui, par leur signification positive ou négative, constituent la véritable séméiologie. Les affections du cœur et des poumons n'ont été réellement étudiées et déterminées que lorsque Corvisart et Laënnec eurent vulgarisé la percussion et l'auscultation. Il en sera de même pour les maladies de l'appareil moteur et sensitif : tout l'avenir de cette partie de la pathologie est subordonné à l'appréciation exacte des signes qui leur sont propres, et, avant tout, à la connaissance de ces signes eux-mêmes.

Sous ce dernier rapport, la médecine était, il y a quelques années, telle à peu près qu'au temps d'Arétée. Actuellement même, les acquisitions récentes ont cours à peine parmi quelques hommes spéciaux et restent perdues pour la pratique. Non seulement on ignore, en général, la valeur des données nouvelles, mais les termes qui les désignent sont étrangers au grand nombre. Anesthésie, analgie, paralysie du sentiment d'activité musculaire ; paralysies cérébrales, spinales, nerveuses, myogéniques, progressives, progressives ascendantes, générales progressives ; mouvements réflexes, diminution, abolition de l'irritabilité musculaire, de l'excitabilité des nerfs, etc., etc., voilà autant de mots nouveaux et dénués de sens pour beaucoup de médecins ; les phénomènes qu'ils désignent, inconnus hier de tout le monde, n'ont de signification précise pour personne, je n'hésite pas à le dire. Ce sont pourtant les éléments du diagnostic, éléments dont les associations suivant différents modes forment des groupes symptômatiques propres à caractériser des espèces ; qu'il faut, par conséquent, connaître et s'habituer à rechercher par l'analyse rigoureuse de chaque cas.

Ainsi, la pathologie générale des paralysies n'existe pas plus que leur pathologie particulière. Ecrire un traité sur ces affections, c'est donc s'imposer la tâche de constituer l'une et l'autre, sous peine de rester dans les ornières du passé. A la lecture de cet ouvrage, on comprendra ce que présente de complexe l'exécution d'un semblable programme. Si, au début de mes recherches, j'avais aperçu d'un seul coup-d'œil les innombrables questions qui s'y rattachent, j'aurais certainement renoncé à entreprendre un travail de cette étendue sur une matière aussi fertile en difficultés. Heureusement, j'ai trouvé dans de patientes investigations bibliographiques un puissant auxiliaire. Si, en effet, l'histoire des paralysies est encore évidemment à faire, les travaux anciens et modernes dont il sera question plus loin en contiennent la plupart des éléments. Je ne crains pas de l'avouer, parmi les données nouvelles que renferme ce livre, il en est peu dont je n'aie découvert au moins quelque vestige imprimé. Combien de fois même, dans des publications complétement ignorées, et parfois d'une époque reculée, n'ai-je pas, à ma grande surprise, trouvé de longs et complets développements sur des idées que je croyais personnelles ! Autant est stérile la pathologie classique des paralysies , autant les archives de la médecine sont riches en documents sur ces affections. Cette multitude d'écrits spéciaux, de mémoires et d'observations qu'on y rencontre, m'ont épargné d'interminables recherches , soit en me permettant de contrôler la valeur de mes propres idées , soit en me donnant la solution immédiate de questions d'une étude difficile, soit enfin en me découvrant de nouveaux horizons. Mais j'ai dû réunir péniblement ces matériaux épars, leur faire subir l'épreuve de la critique, rectifier ce qu'ils peuvent contenir d'inexact, et surtout les compléter par des observations nouvelles. A l'aide de ces documeuts, je me suis trouvé à même de remplir un canevas qui eût exigé l'emploi d'une longue vie humaine.

Mon travail se divise en deux parties : l'une physiologique, l'autre pathologique.

On appréciera facilement les motifs qui m'ont engagé à établir une partie physiologique. On verra qu'un grand nombre de questions pathologiques ne sont compréhensibles que si l'on possède certaines données trop négligées sur les fonctions de l'appareil locomoteur et sensitif. En pratique, on s'apercevra aussi combien ces connaissances agrandissent les ressources et donnent de certitude au diagnostic.

La partie pathologique comprend cinq chapitres. Le *premier* est consacré à l'analyse des phénomènes élémentaires des paralysies ; c'est donc un chapitre de *pathologie générale*. Dans le *second*, j'exposerai la pathogénie de ces affections et je donnerai la description de leurs espèces étiologiques. Le *troisième* aura pour objet l'étude des variétés de siége et de forme qui semblent constituer de véritables entités morbides. Dans le *quatrième* , je traiterai de la séméiologie et de l'application générale des procédés de diagnostic exposés en détail dans le cours de l'ouvrage. J'ai cru devoir condenser les résultats épars dans les autres chapitres en une sorte de manuel destiné à aider le médecin en face des difficultés réelles, ou à lui éviter des hésitations parfois plus préjudiciables au malade qu'une erreur décidée. J'ai résumé dans des tableaux synoptiques et comparatifs les caractères des diverses espèces, et j'ai discuté, comme exemples, le diagnostic de quelques cas choisis dans ces différentes catégories. Le *cinquième* chapitre, enfin, comprendra le traitement des paralysies. Il se subdivisera en articles secondaires sous les cinq titres suivants : 1° détermination des indications curatives en général ; 2° des agents thérapeutiques employés contre les paralysies ; 3° traitement particulier des diverses espèces ; 4° traitement des paralysies suivant leur siége et les fonctions compromises ; 5°, traitement de quelques accidents qui compliquent ou suivent les paralysies.

Tel est le plan de cet ouvrage. Mon intention a été de faire essentiellement un livre pratique ; mais, en même temps, j'ai voulu écrire une monographie aussi complète que possible et où l'on pût trouver, avec l'exposé graphique des faits, les développements théoriques que comporte ce sujet difficile. Dans le désir d'exécuter ce programme, j'ai puisé à toutes les sources, convaincu que l'art ne gagne rien aux mépris affectés de certains médecins pour les études bibliographiques. Bien audacieux est celui qui présume assez de ses propres forces pour se passer de la tradition ! Mais comment qualifier ces feintes ignorances sous lesquelles se dissimulent d'impardonnables larcins ? Pour ma part, j'ai cru devoir ne rien négliger pour justifier le titre de cet ouvrage : quand mes recherches personnelles m'ont paru insuffisantes ou douteuses, je n'ai jamais hésité à les compléter par des emprunts ou à les appuyer de l'autorité d'un nom illustre ; les questions que je n'ai pu aborder moi-même, je les ai scrupuleusement étudiées dans des travaux spéciaux ; si quelques-unes ont donné lieu à des discussions de priorité, j'ai fait en sorte de mettre impartialement les pièces du procès sous les yeux des lecteurs. En un mot, je me suis cru obligé bien plutôt à exposer le bilan de la science sur le sujet de ce livre que mes propres idées, et j'ai la satisfaction d'avoir obtenu de cette manière de faire des résultats inespérés.

Quant à la forme que j'ai adoptée, je n'étais pas le maître de la choisir ; elle m'était imposée par l'objet même de cette mono-graphie. La forme dogmatique peut convenir à l'exposition de données généralement acceptées ; mais quand il s'agit de notions nouvelles, il faut prouver pour persuader, et je me suis fait une loi de ce précepte.

J'ai pénétré assez avant dans les profondeurs de la patho-logie nerveuse pour connaître les imperfections de cet ouvrage. Il reste beaucoup plus à découvrir dans le domaine des affec-tions paralytiques qu'il n'a été découvert jusqu'à ce jour ; aussi la prétention d'avoir tout dit est-elle bien éloignée de ma pensée. J'espère, seulement, qu'à l'avenir les médecins pos-séderont un guide au lit du malade, et que les investigations scientifiques auront, pour ainsi dire, une base d'opérations fixe, sur laquelle s'élèvera, avec le temps, l'édifice dont je serais heureux d'avoir au moins déblayé le terrain.

O. LANDRY.

Paris, 22 avril 1858

PREMIÈRE PARTIE.

———

La partie physiologique de cet ouvrage, destinée, comme je l'ai annoncé dans l'introduction, à faciliter l'intelligence des phénomènes qui constituent la symptomatologie des paralysies, doit se limiter à l'étude de la sensibilité et de la motilité, principalement compromises dans les affections de cet ordre. Ce cadre, déjà extrêmement étendu, dépasserait de beaucoup les bornes que je me suis imposées, si je n'en restreignais les détails. Il comprend, en effet, en grande partie, l'étude des fonctions des nerfs, de la moelle et de l'encéphale; celle de la sensibilité en général, de la sensation et des divers sens, de la motilité, des propriétés des muscles, du mouvement en général et des divers mouvements; enfin, celle de la force nerveuse.

Mais, au point de vue où je me place, il m'est permis de modifier ce programme classique, négligeant à dessein ou me contentant d'effleurer les questions qui ne se rattachent pas directement à mon sujet, et donnant, au contraire, tout le développement nécessaire à celles qu'il importe de résoudre. Je me propose surtout de décomposer le mouvement et le sentiment en leurs actes élémentaires, et de déterminer avec précision les organes et les conditions vitales qui concourent à l'accomplissement de chacun de ces actes. La solution rigoureuse de ces divers problèmes physiologiques aurait pour premier résultat pratique de conduire à la localisation exacte des troubles fonctionnels, et d'ouvrir ainsi des voies simples et faciles au diagnostic. Elle permettrait, en outre, d'apprécier avec certitude les causes immédiates de ces modifications , et , par suite , aiderait puissamment à l'analyse des indications curatives.

Dans l'intention de remplir ce canevas, autant du moins que le comporte l'état actuel de nos connaissances, j'étudierai successivement les organes du mouvement et du sentiment , les propriétés qui les rendent aptes aux fonctions dont ils sont chargés, leur mode respectif de participation aux phénomènes de la sensibilité et de la motilité ; enfin, ces fonctions elles-mêmes dans leur mécanisme et leurs différentes manifestations. Toutefois, l'exécution de ce plan ne sera pas exactement conforme à l'énoncé précédent , et j'ai cru devoir adopter des dispositions plus favorables à la clarté de ce sujet difficile, et plus en rapport avec la forme générale de mon travail.

CHAPITRE Ier.

1.

MOELLE ÉPINIÈRE.

Pour la plus grande partie du corps, la moelle épinière est la voie de transmission des impressions au cerveau ou des ordres de la volonté aux muscles, et j'aurai à l'étudier plus loin sous ce rapport; mais elle intervient encore dans le mécanisme du mouvement et du sentiment, à la faveur de propriétés spéciales que je vais faire connaître et qui l'élèvent au rang de centre nerveux.

I. *Pouvoir réflexe de la moelle.* Si l'on pratique une section transversale complète de la moelle sur un animal, toute sensibilité et tout mouvement volontaire sont immédiatement abolis dans la partie du corps située au-dessous. Cependant, si l'on pince ou si l'on pique la peau des membres paralysés, on les voit agités de mouvements plus ou moins vifs et parfois assez réguliers, bien que l'animal n'ait manifesté, d'ailleurs, aucune souffrance, et, très évidemment, sans participation de sa volonté. Cet effet persiste indéfiniment, et, loin de diminuer, devient de plus en plus marqué, de telle sorte que, peu apparent chez les quadrupèdes après l'opération, il est très appréciable au bout de quelques jours, plus encore au bout de quelques semaines, et simule souvent alors des mouvements volontaires, tant par l'énergie que par la régularité des contractions musculaires. C'est surtout chez les grenouilles que ce phénomène est remarquable : au moindre attouchement des pattes paralysées, on les voit se retirer, comme si l'animal avait conscience du contact et cherchait à le fuir. Une légère piqûre provoque de véritables sauts et quelquefois une succession de sauts parfaitement exécutés. Quand l'animal se traîne sur les pattes de devant, le frottement des membres postérieurs sur le sol, l'impression du froid quand il passe d'une surface de bois à une surface de marbre, par exemple, suffisent pour déterminer les mêmes effets, et, si l'on n'a l'habitude de semblables expériences, on ne peut croire que la volonté reste étrangère à ces mouvements avant de s'en être assuré par l'autopsie.

Or, je le répète, aussi longtemps que vivra l'animal, ce curieux phénomène persistera ; et je l'ai observé pendant deux, trois, quatre, six mois et plus, chez les grenouilles, les cabiais et les chiens.

C'est à ces mouvements involontaires, déterminés par l'excitation périphérique des nerfs sensitifs, que l'on a donné le nom de *mouvements réflexes*, et leur cause dans le système nerveux a été nommée *pouvoir réflexe*. Disons tout de suite qu'à l'état normal, indépendamment de toute mutilation, on peut observer les mêmes effets : comme, par exemple, dans les convulsions produites par le chatouillement de la plante du pied, dans l'éjaculation provoquée par l'excitation du gland, etc. ; mais jamais ils ne sont aussi frappants, aussi facilement appréciables que lorsqu'ils se manifestent dans des organes paralysés par suite d'une section complète du cordon rachidien : alors ils se distinguent nettement des effets de la volonté, tout-à-fait abolie dans les parties inférieures à la section, et il devient évident qu'ils proviennent d'une faculté spéciale à la moelle et indépendante de l'influence cérébrale. On peut, d'ailleurs, s'assurer que la moelle joue dans leur production un rôle indispensable, car en la détruisant entièrement, ou seulement en coupant les nerfs des parties paralysées, tout mouvement réflexe cesse à l'instant même.

La découverte du pouvoir réflexe a donné lieu à diverses théories explicatives, dont je ne puis ici discuter la valeur. Je me contenterai de faire remarquer qu'un mouvement de cet ordre, après la complète interruption de la moelle épinière, suppose dans cet organe : 1° la faculté de recevoir les impressions et d'en être influencé ; 2° celle de provoquer les contractions musculaires ; 3° un phénomène intermédiaire entre l'impression et la mise en activité de l'agent moteur, phénomène simple ou complexe, suivant les effets produits. La physiologie démontre, comme nous allons le voir, l'existence de ces différentes propriétés.

II. *Faculté sensitivo-motrice de la moelle. — Parties excitables et parties inexcitables.* Après avoir mis à nu la moelle chez divers animaux, si on la pique, si on la coupe, si on y applique les conducteurs d'un courant électrique, ou si on fait agir sur son tissu des agents chimiques, on observe des effets remarquables, mais bien différents selon les parties sur lesquelles portent ces diverses actions. Dirigées sur certains points, elles provoquent de violentes douleurs; sur d'autres, elles donnent lieu à des con-tractions dans les muscles qui en reçoivent leurs nerfs; enfin, parfois on n'obtient aucun de ces résultats. La moelle contient donc : 1° des parties sensibles; 2° des parties insensibles, mais dont la stimulation réagit sur le tissu musculaire et en détermine la contraction; 3° des parties qui ne possèdent ni l'une ni l'autre de ces propriétés.

Les parties douées de la *sensibilité* et de la faculté de produire les contractions musculaires ou *motricité* sont dites *excitables* (1); celles qui en paraissent privées sont considérées comme *inexcitables*. Mais il importe de faire remarquer que si, dans ces dernières, les stimulations artificielles ne révèlent aucune apparence d'exci-tabilité, cela ne veut pas dire qu'elles en manquent, et démontre seulement que leur excitabilité particulière ne saurait être mise en jeu par tous les agents, ou ne se manifeste pas d'une manière physiquement appréciable.

Dans la moelle, la *substance grise* seule est *inexcitable*, c'est-à-dire qu'elle n'est nullement sensible et ne peut déterminer par elle-même des contractions dans les muscles. Sous ce rapport, il n'existe aucune dissidence parmi les physiologistes.

L'*excitabilité* réside exclusivement dans les *faisceaux blancs*, comme propriété inhérente à leur tissu et indépendante de l'action cérébrale. Elle persiste, en effet, indéfiniment dans les portions de la moelle complétement séparées de l'encéphale, comme le démontreront les nombreuses expériences que je rapporterai

---

(1) Les physiologistes appliquent plus particulièrement la qualification d'*excitables* aux parties motrices. Mais la sensibilité et la motricité étant, au même titre, des formes de l'excitabilité, je continuerai à faire usage de cette expression générique quand j'aurai à les désigner collectivement.

plus loin. Seulement, alors, la sensibilité se manifeste d'une manière différente, les excitations directes ou indirectes n'étant plus suivies de perception, mais réagissant sur les parties motrices et donnant lieu à des mouvements réflexes.

Distinction des parties sensitives et motrices de la moelle. Les découvertes de la physiologie moderne ont démontré que la sensibilité et la motricité résident dans des parties différentes de la moelle, dont la détermination a été le sujet de controverses encore pendantes.

Tout le monde connaît le rôle respectif attribué aux faisceaux blancs antérieurs et postérieurs ; on sait que, depuis Ch. Bell, les premiers sont considérés comme spécialement affectés au mouvement, les seconds à la sensibilité. Telle est, au moins, la théorie généralement adoptée et la plus conforme à l'observation. Toutefois, elle n'a pas été également appréciée par tous les physiologistes, et si elle a trouvé de nombreux partisans, elle n'a pas manqué non plus d'adversaires. Mais, sans entrer dans les détails de ces controverses, voyons d'abord ce que contient le système de Ch. Bell, ou plutôt les faits sur lesquels il est fondé.

Les médecins de l'antiquité avaient cherché à expliquer les paralysies isolées du sentiment ou du mouvement par l'existence de deux ordres de nerfs respectivement affectés à chacune de ces fonctions. Erasistrate admettait déjà cette distinction au quatrième siècle avant notre ère, et, plus tard, elle fut mentionnée en termes vagues par Arétée. Galien (1) a émis à ce sujet les assertions les plus affirmatives ; il reconnaissait trois espèces de nerfs : les uns durs, destinés au mouvement ; les autres mous, destinés à la sensation ; puis, des nerfs mixtes, possédant à la fois la faculté sensitive et motrice. Ces différences d'usage résultaient, suivant lui, d'une différence dans leurs aptitudes et leurs origines (2), les uns naissant des parties dures, et les autres des parties molles des centres nerveux : « Il y a, dit-il, pour les nerfs des racines spéciales qui se rendent au derme du bras entier et auxquelles il doit sa sensibilité, et d'autres qui donnent naissance aux rameaux

---

(1) OEuvres complètes, traduct. de M. Ch. Daremberg, t. Ier, p. 539-597; t. II, p. 158, 161, 500, 579, 581, 606, etc.

(2) Id., t. Ier, p. 597-98, 540.

qui meuvent les muscles (1).» Les idées de Galien, reproduites par Rufus d'Ephèse (2), Rhazès (3) et Dulaurens (4), furent reprises et développées par Boerhaave, dont le puissant esprit a devancé les démonstrations de la physiologie : « .... Les nerfs sensitifs, dit-il, ne sont pas moteurs... Si nous pouvions pénétrer les mystères des phénomènes encéphaliques , ce qui, peut-être, ne sera jamais donné à personne , il nous serait possible d'en parler plus au long. Mais ce fait est encore tellement obscur, qu'il nous étonne et nous semble cependant inintelligible..... De la moelle allongée partent deux espèces de nerfs : les uns pour le mouvement , les autres pour le sentiment et sans aucune connexion entre eux ; mais, bien que ces nerfs restent si complétement distincts, les meilleurs microscopes ne peuvent les faire distinguer dans la moelle allongée, où ils se confondent, et elle paraît être un corps homogène. De cette moelle sortent dix paires de nerfs, et ce qui reste se mêle à la moelle du cervelet, qui forme les nerfs destinés aux actions organiques. La moelle allongée descend ensuite dans le canal vertébral, formant deux faisceaux.... d'où sortent des nerfs pour le mouvement, le sentiment et les fonctions organiques. Mais là, qui pourra dire : Ceci sert au mouvement , ceci au sentiment et ceci aux phénomènes vitaux (5) ? » Si Boerhaave n'a pas encore distingué les parties motrices et les parties sensitives, l'induction lui a révélé qu'elles doivent être différentes dans le système nerveux : «.... La puissance sentante et la puissance mouvante paraissent donc primitivement distinctes, et à chacune d'elles est affecté un siége propre. Il n'est donc pas besoin que les nerfs destinés à un même point soient séparés dans leur trajet, puisqu'ils sont déjà distincts à leur origine (6). »

Ainsi, bien avant les recherches de Ch. Bell, la séparation des organes du mouvement et du sentiment, dans le système nerveux central et périphérique, avait été admise théoriquement ; mais ,

---

(1) OEuvres complètes , traduct. de M. Ch. Daremberg, t. II, p. 581.

(2) De partibus corporis humani, trad. latine, édit. de Goupyl. Paris, 1554.

(3) Continens in medicina. Venetiis, 1500, lib. I, cap. I.

(4) Historia anatom. hum. corp., etc., trad. franç. de Th. Gelée. Paris, 1639.

(5) Prælectiones academicæ de morbis nervorum. Lugduni Batavorum, 1761, p. 695.

(6) Id., p. 714 à 717.

il faut le reconnaître, il y avait loin de là à une démonstration positive, et la science en restait au doute de Boerhaave : « Quis dicet hic : Hoc movet, hoc sentit, hoc vitale est ? »

En 1809, au moment où Lamark, en France, exhumant peut-être les idées de Galien et de Boerhaave, assignait, comme eux, un foyer distinct à la sensation et au mouvement (1), un physiologiste anglais, Walker, attribuait aux deux ordres de racines des nerfs spinaux des fonctions différentes, désignant les antérieures comme propres au sentiment, les postérieures comme affectées au mouvement (2). L'idée de Walker, purement hypothétique et fausse quant aux détails, commença néanmoins une ère nouvelle pour la physiologie nerveuse.

En 1811, Ch. Bell reconnut que l'excitation des racines antérieures des nerfs spinaux provoque des contractions dans les muscles auxquels ils se distribuent, tandis qu'on peut irriter leurs racines postérieures sans déterminer les mêmes effets. Il crut voir, en outre, que les irritations portées sur la face antérieure de la moelle causent des contractions musculaires beaucoup plus constamment que l'excitation de sa partie postérieure. Il admit, en conséquence, que les faisceaux antérieurs de la moelle et les racines qui en émergent sont destinés à la motilité, les faisceaux postérieurs et les racines auxquelles ils donnent naissance, à la sensibilité (3).

Les idées de Ch. Bell sur les différences fonctionnelles des racines spinales, malgré quelques contradictions, ont été universellement adoptées comme l'expression de la vérité, surtout après les recherches de J. Muller (4) et les expériences décisives de M. Longet (5). Mais le rôle des divers faisceaux médullaires resta un objet de doute et de controverses, à ce point que J. Muller déclare que « l'hypothèse de Bell n'a pour elle aucune preuve

---

(1) Philosophie zoologique. Paris, 1809, t. II, p. 260.

(2) Arch. of univers. science, t. III, p. 172, 1809.

(3) An idea of a new anatomy of the brain. Londres, 1811. — Exposition du syst. naturel des nerfs, trad. de Genest. Paris, 1825.

(4) Physiol. du syst. nerveux, trad. de Jourdan. Paris, 1840, t. Ier, p. 89 et suiv.

(5) Recherches sur les propriétés et les fonctions des faisceaux de la moelle épinière et des racines des nerfs rachidiens, etc. Arch. génér. de Médecine, mars 1841.

satisfaisante, ni expérimentale, ni pathologique (1). » Rien de plus contradictoire, en effet, que les résultats obtenus par les divers expérimentateurs. Tantôt ils viennent confirmer la doctrine du physiologiste anglais (John Shaw, Backer, Seubert, Flourens, etc.); d'autres fois, les faisceaux antérieurs et postérieurs sont simultanément affectés à la sensibilité et à la motilité (Schœps, Rolando, Calmeil, Jobert de Lamballe, etc.), ou bien les faisceaux antérieurs président aux mouvements de flexion, et les postérieurs à l'extension (Bellingeri, Valentin); les uns et les autres sont étrangers aux phénomènes sensitifs qui se passent exclusivement dans la substance grise (Bellingeri); enfin, les assertions émises par certains physiologistes à diverses époques sont en contradiction flagrante. Telles sont celles de Magendie et de Fodéra.

Au milieu de toutes ces incertitudes, M. Longet entreprit, en 1841, de nouvelles recherches dans le but de contrôler les assertions des physiologistes qui l'avaient précédé. Les résultats de ses expériences (2) répondirent complétement à ceux signalés par Ch. Bell, Backer, etc., c'est-à-dire que les excitations portées sur les cordons blancs postérieurs de la moelle provoquèrent toujours de la douleur sans contractions musculaires, tandis que les mêmes irritations portées sur les cordons blancs antérieurs déterminèrent constamment des contractions sans douleur.

Ces expériences, faites en présence des hommes les plus compétents et répétées un grand nombre de fois, semblaient devoir mettre désormais la théorie de Bell à l'abri des discussions, lorsque, tout récemment encore, elle a été attaquée par M. Brown-Sequard. Dès 1846, M. Brown-Sequard (3) avait avancé qu'après la section des cordons postérieurs, la sensibilité persiste dans les parties situées au-dessous, si l'on a eu soin de ménager complétement la substance grise. Depuis cette époque, il poursuivit ces premières recherches, et, en reproduisant publiquement ses expériences, soit dans ses cours, soit au sein de la Société de Biologie, il leur a donné un caractère d'irrécusable authen-

---

(1) Loc. cit., t. Ier, p. 354.

(2) Arch. de Médecine, mars 1841. Mém. cité.

(3) Recherches et expériences sur la physiologie de la moelle épinière, thèse pour le doctorat. Paris, 1846, n° 2.

ticité (1). Aux anciens résultats, d'ailleurs, s'en ajoutèrent de nouveaux, non moins dignes d'intérêt, ni moins importants. Ainsi, il reconnut qu'une solution de continuité des faisceaux postérieurs de la moelle non seulement n'abolit pas la sensibilité dans les parties situées au-dessous, mais, au contraire, a pour effet constant de l'exagérer (2). Il constata, en outre, qu'une section de la moelle comprenant toute l'épaisseur de l'organe, *moins les faisceaux postérieurs*, détruit toute sensibilité au-dessous de la lésion, contrairement aux idées reçues (3). Enfin, il prouva que lorsqu'on coupe toute l'épaisseur de la moelle, moins la substance grise, la sensibilité persiste et s'exalte, mais qu'elle s'abolit dès qu'on vient à couper aussi la substance grise. De ces divers faits il crut pouvoir conclure : 1° que les cordons blancs postérieurs de la moelle ne sont pas les conducteurs de la sensibilité ; 2° que les impressions périphériques sont transmises au cerveau par la substance grise (4).

Toutefois, si M. Brown-Sequard a poussé ses investigations plus loin qu'aucun autre physiologiste, et s'il a surtout contribué à vulgariser ces résultats, il n'est ni le premier ni le seul qui ait émis de pareilles idées sur les fonctions de la moelle et les ait appuyées sur des preuves expérimentales. Avant lui, en 1823, Bellingeri (5) avait attribué à la substance grise le rôle de conducteur des impressions, considérant les faisceaux blancs antérieurs et postérieurs comme dévolus au mouvement. Quelques années après (1828), M. Calmeil chercha à démontrer, par des vivisections et des observations faites sur l'homme, que les deux cordons de la moelle sont à la fois conducteurs de la sensibilité et du mouvement ; mais il admit néanmoins que « la substance grise suffit

---

(1) Rapport lu à la Société de Biologie sur les expériences de M. Brown-Sequard, relatives aux propriétés et aux fonctions de la moelle épinière, par M. Broca, in Moniteur des Hôpitaux, 1855, n°s 90, 91, 93.

(2) Comptes-Rendus de la Société de Biologie pour l'année 1849, t. Ier, p. 194. — Gaz. Méd. de Paris, 1850, p. 169. — Comptes-Rendus de l'Académie des Sciences, t. XXXI, p. 700. — Rapport de M. Broca, loc. cit.

(3) Recherches sur la voie de transmission des impressions sensitives dans la moelle épinière, in Comptes-Rendus des séances et Mémoires de la Société de Biologie pour l'année 1855. Paris, 1856, page 51 des Mémoires.

(4) Mémoires de la Société de Biologie, 1855, page 75.

(5) De Medulla spinali, etc. Turin, 1823.

pour transmettre les impressions au cerveau et pour provoquer des sensations (1). » Plus tard, en 1841, le docteur Kürschner (2), en Allemagne, et le docteur Van Deen (3), en Hollande, soutinrent que les faisceaux blancs de la moelle ne transmettent pas facilement par eux-mêmes la volonté ou les impressions, et que cette transmission exige que la substance grise soit encore en contact avec la blanche. L'année suivante, le docteur Stilling (de Cassel) publia sur le même sujet un travail dont les conclusions, différentes sous certains rapports de celles de Kürschner et Van Deen, s'en rapprochent quant à l'importance de la substance grise vis-à-vis du sentiment et du mouvement (4). Pour Stilling, comme pour les auteurs précédents, et d'une manière bien plus absolue encore, pas de mouvement volontaire ni de transmission des impressions au cerveau sans la substance grise. Enfin, postérieurement aux premiers travaux de M. Brown-Sequard, M. Turck, de Vienne (5), et M. Schiff, de Francfort-sur-le-Mein (6), d'après des expériences presque identiques, sont arrivés à des conclusions analogues (7).

Une opinion qui se présente sous le patronage de noms aussi recommandables, et qui produit en sa faveur des faits à la fois authentiques, vraisemblables et faciles à constater, mérite de fixer l'attention, lors même qu'elle semblerait infirmer des notions considérées comme exactes. Pour ma part, convaincu qu'elle est destinée à modifier profondément les idées reçues depuis Ch. Bell sur la physiologie de la moelle, je n'hésite pas à lui consacrer

---

(1) Recherches sur la structure, les fonctions et le ramollissement de la moelle épinière. Journal des Progrès, t. XI, p. 77, 1828.

(2) Uber die Function der hinteren und vorderen strange des Ruckenmarks, 1841.

(3) Traité et découvertes sur la physiologie de la moelle. Leyde, 1841.

(4) Recherches sur les fonctions de la moelle et des nerfs, 1 vol. in-8°. Leipsig, 1842. — Analyse in Gaz. Méd., 1843, p. 210.

(5) Expériences sur l'état de la sensibilité après la section partielle de la moelle épinière, Mémoire analysé in Arch. génér. de Méd., 1852, t. XXIX, p. 79.

(6) Note sur la transmission des impressions sensitives dans la moelle épinière, in Communications de la Société d'Histoire naturelle de Berne, 1853. Comptes-Rendus de l'Académie des Sciences de Paris, 1er semestre, p. 926.

(7) M. Schiff a soulevé à ce sujet une question de priorité (Gaz. des Hôp., 6 octob. 1855, p. 466); mais les dates que je cite ne permettent pas de la juger en sa faveur.

quelques développements, et je vais exposer les expériences sur lesquelles elle s'appuie :

EXPÉRIENCE I. Sur divers animaux (quadrupèdes, oiseaux, reptiles et poissons), on pratique une section transversale des cordons postérieurs en ayant soin d'éviter de toucher à la substance grise : immédiatement après, mais surtout au bout de quelques heures, on peut constater que la sensibilité est conservée (1) et exaltée (2) dans toutes les parties du corps situées en arrière de la section.

M. Brown-Sequard tire de cette première expérience, si fréquemment répétée avec des résultats toujours les mêmes, la conclusion suivante, que je considère, pour ma part, comme inattaquable :

« Si les cordons postérieurs servent à la transmission des impressions sensitives, il est au moins certain qu'ils ne sont pas les seuls conducteurs de ces impressions (3). »

EXPÉRIENCE II. Sur divers animaux, on coupe transversalement les faisceaux antérieurs et toute la substance grise, en laissant intacts les cordons postérieurs ; on constate immédiatement après que le mouvement et le sentiment sont complétement abolis dans toutes les parties du corps situées en arrière de la section (4).

Dans cette expérience, la sensibilité est abolie, quoique les cordons postérieurs restent intacts. Ainsi, d'une part, la section de ces faisceaux ne s'oppose pas à la perception des impressions périphériques ; d'autre part, la perception peut ne plus avoir lieu, quoiqu'ils restent intacts. *Les cordons blancs postérieurs ne servent donc pas à la transmission des impressions sensitives.*

---

(1) Bellingeri, Schœps, Rolando, Calmeil, Stilling, Eigenbrodt, Van Deen, Kürschner, Schiff, Turck, Brown-Sequard.

(2) Brown-Sequard, Mémoires cités. — Fodera, Journal de Physiol. de Magendie, t. III, p. 197-202. — Schiff, loc. cit. — Turck, loc. cit.

(3) Mémoires de la Société de Biologie, 1855, p. 62.

(4) Brown-Sequard, id., p. 69. — Rapport de M. Broca, loc. cit., Expér. IV. Philipeau et Vulpian, Mém. de la Société de Biologie, 1855, p. 70.
Stilling, Untersuchungen über die Functionen des Ruckenmarks, etc., p. 181-183.
Van Deen, loc. cit., p. 73-75, 185.
Schiff, Gaz. Méd. de Paris, 1854, p. 334.
Suivant Schiff et Van Deen, la sensibilité serait seulement affaiblie. Les expériences de MM. Stilling, Brown, Philipeau et Vulpian prouvent que ces deux physiologistes n'ont probablement pas coupé toute la substance grise.

Or, il est évident qu'ils ne servent pas davantage à transmettre la volonté aux muscles, puisque le mouvement volontaire persiste toujours après leur section et se trouve aboli dans la seconde expérience. Ces vivisections si concluantes ont été répétées et variées soit par M. Brown-Sequard, soit par les autres physiologistes précédemment nommés, et toujours avec les mêmes résultats.

La doctrine de Ch. Bell semble donc profondément compromise par ces nouvelles données ; mais nous allons voir que cette atteinte paraît aller encore au-delà des intentions de M. Brown-Sequard, car peut-être les cordons antérieurs ne servent pas davantage à la transmission du principe du mouvement volontaire.

EXPÉRIENCE III. On pratique une section transversale, comprenant les faisceaux postérieurs et toute la substance grise, mais laissant les faisceaux antérieurs intacts. Le mouvement volontaire est aussitôt aboli, comme la sensibilité, dans les parties situées au-dessous (1).

Les cordons blancs antérieurs ne serviraient donc pas à la transmission de la volonté. Ils ne servent pas certainement à la transmission des impressions, puisque la sensibilité est simultanément abolie.

Ainsi, tandis que des expériences authentiques confirment les idées de Ch. Bell, d'autres, non moins authentiques, tendent à les renverser complétement. Entre ces faits contradictoires, où se trouve l'erreur, où se trouve la vérité? Si, pour nous prononcer, nous invoquons le secours de l'anatomie pathologique, même opposition dans les faits. Nous voyons bien, sans doute, des paralysies du sentiment coïncidant d'une manière frappante avec des lésions des cordons blancs postérieurs, ou des paralysies du mouvement, qu'explique à merveille, à l'autopsie, une altération des cordons antérieurs ; mais ailleurs ce sont de profondes désorganisations des faisceaux antérieurs, qui ne changent rien au mouvement ou qui modifient, au contraire, profondément et la motilité et la sensibilité ; ce sont encore des lésions des faisceaux postérieurs qui laissent persister la sensibilité, ou qui abolissent à la fois et sentiment et mouvement. En sorte que les adversaires comme les partisans de Ch. Bell peuvent faire servir

____

(1) Brown-Sequard, rapport de M. Paul Broca, loc. cit., expér. III.

l’observation clinique à la démonstration de leur manière de voir. La localisation de la motilité et de la sensibilité dans la moelle n’est-elle donc qu’une conception chimérique ? et tant de travaux et d’ingénieuses recherches ne doivent-ils aboutir qu’aux incertitudes du passé ?

Heureusement, les faits ne présentent qu’une apparente incompatibilité : soumis à une appréciation moins exclusive, ils se concilient ; bien plus , ils se confirment mutuellement et se complètent les uns par les autres. En physiologie , comme dans l’ensemble des connaissances humaines , quand deux données s’annulent réciproquement, l’une d’elles est fausse , sinon toutes deux, et si , démontrées également exactes , elles nous semblent encore contradictoires , c’est que nous ne savons pas apercevoir leur véritable rapport et qu’il reste à trouver. Sachons appliquer ce principe de logique à la question qui nous occupe.

Quand Ch. Bell, et, après lui, John Shaw, Backer , Seubert Panizza, M. Longet , etc., démontrèrent qu’en excitant les racines antérieures des nerfs ou les parties de la moelle d’où elles émergent, on provoque des contractions sans douleur ; qu’en irritant , au contraire , les racines et les faisceaux postérieurs , on détermine de la douleur sans contractions musculaires, ils découvrirent simplement une relation entre la motilité et les premiers de ces organes, entre la sensibilité et les seconds. Quelle était la nature de cette relation ? Leurs expériences ne le disaient pas. Mais on crut pouvoir admettre, généralement , que les faisceaux antérieurs *conduisent* le principe des mouvements volontaires et les faisceaux postérieurs les impressions sensitives. Ainsi se glissa dans le système de Bell une appréciation dénuée, comme le dit J. Muller , de toute preuve expérimentale , et qui devait pendant plus de quarante ans , le tenir en échec. Il suffisait , en effet , pour l’anéantir, de démontrer (chose facile , comme on l’a vu) que la section des cordons antérieurs ou postérieurs ne change rien à la motilité et à la sensibilité, ou bien encore que la section de l’un ou de l’autre de ces cordons abolit à la fois le mouvement et le sentiment (quand elle comprend la substance grise). Mais si ces notions nouvelles renversent des interprétations erronées, le fait primitif de la théorie de Bell, celui qui la constitue et la place au rang des plus belles découvertes physiologiques, subsiste. Kürschner, Van Deen , Stilling, Turck , Schiff et Brown

Sequard, ont-ils démontré que les faisceaux postérieurs ne sont pas sensibles et les antérieurs aptes à provoquer des contractions? Nullement, et leurs expériences confirment, au contraire, les résultats indiqués par les partisans de Ch. Bell.

Schiff : « La substance blanche postérieure est sensible..... » (Comptes-Rendus de l'Acad. des Sciences, Mém. cit., p. 926.)

Stilling : « La substance blanche postérieure est sensible , mais seulement quand elle est encore en rapport avec la substance grise (sans laquelle pas de perception). La substance blanche antérieure est insensible, qu'elle soit ou non unie à la substance grise. » (Loc. cit., concl. 3° et 5°.)

Van Deen : « La substance blanche des cordons antérieurs sert seule au mouvement. — La substance blanche postérieure est exclusivement destinée au sentiment.» (Loc. cit.,concl. 1re et 3°.)

Brown-Sequard : « Les piqûres ou les autres irritations sur les faisceaux antérieurs ont toujours provoqué des contractions sans aucun signe de douleur. (Thèse inaugurale , p. 22. — Rapport de M. Broca , loc. cit. , expér. IV.) Les irritations portées sur les faisceaux postérieurs ont toujours excité de la douleur. » (Thèse, p. 23. — Rapport de M. Broca , exp. II, III, VII et VIII.)

Ainsi , les éléments récemment introduits dans l'histoire physiologique de la moelle ne changent rien aux données le plus généralement admises sur les propriétés spéciales de ses faisceaux blancs. Il me semble, en outre , qu'ils ne sont nullement incompatibles avec elles, lorsque, dépouillant les faits des appréciations capables d'en voiler l'évidence, on les réduit à leur stricte valeur. Or , d'après l'exposé qui précède , on doit considérer comme démontrées les trois propositions suivantes :

1° Les excitations portées sur les racines antérieures et les faisceaux blancs de la moelle d'où elles naissent provoquent des mouvements sans douleur.

2° Les excitations portées sur les racines postérieures et les faisceaux blancs d'où elles naissent provoquent toujours de la douleur sans contractions locales (1).

---

(1) Presque tous les physiologistes s'accordent à considérer comme l'expression de la souffrance les mouvements généraux qui se manifestent alors.

3° Mais , d'une part , la section transversale de ces faisceau:
n'altère ni le mouvement volontaire (?) ni la sensibilité ; d'autr‹
part, le mouvement (?) et le sentiment peuvent être abolis, malgr‹
leur complète intégrité.

Entre ces trois résultats , dont l'exactitude paraît incontes‑
table , je n'aperçois aucune contradiction. *Il existe évidemmen
un rapport exclusif entre les cordons postérieurs et la sensi‑
bilité, entre les cordons antérieurs et la motilité; mais ils n
paraissent être les conducteurs ni de la volonté aux muscles (?)
ni des impressions sensitives au cerveau.* Quel est donc l'organ‹
conducteur? et quel est le rôle de la substance blanche vis‑à‑vi
du mouvement et du sentiment? Tels doivent être maintenant le
véritables termes de la question.

Or, en ce qui concerne la substance blanche , il est évident
d'après les effets des excitations directes, que dans les faisceau:
antérieurs réside l'agent essentiel du mouvement , la motricité, l
force qui détermine, en dernier lieu , l'activité des muscles, et san
laquelle les déterminations de la volonté ne sauraient être exécu
tées. Quant aux faisceaux postérieurs , j'espère prouver par l
suite qu'en eux s'opère la modification qui transforme l'impres
sion en phénomène sensible, qui la rend apte à être perçue par l
sensorium. La substance blanche paraît, en outre , posséder u:
pouvoir conducteur particulier, sur lequel je reviendrai dans u‑
article consacré à la force nerveuse et à son mode de propagatio
dans l'encéphale, la moelle et les nerfs. Je m'occuperai égalemer
alors de déterminer par quelles voies les impressions et la volitio
sont transmises à travers la moelle.

III. *Influence de la moelle sur la détermination, la coordina
tion et l'association des mouvements , etc.* Si , dans un gran
nombre de mouvements réflexes dépendants de la moelle , entr
la réaction des parties motrices et la réception de l'impressio
sensitive, il ne semble y avoir qu'un phénomène de transmissior
dans beaucoup d'autres cas il devient évident que l'excitation d
la contraction musculaire est le résultat d'une opération plu
complexe. Quelques exemples me serviront à démontrer le fa
physiologique auquel je fais allusion.

Lorsqu'on a coupé transversalement la moelle chez des gre

nouilles , immédiatement après les pattes prennent spontanément la position fléchie que leur donne ordinairement l'animal a
l'état de repos. Si on les en dérange brusquement, elles y reviennent aussitôt et avec énergie ; si on les étend avec précaution ,
elles peuvent rester étendues quelques instants, mais, au moindre
contact, elles se replient rapidement. Au bout de quelques
jours ou de quelques semaines , les mouvements réflexes
des membres postérieurs prennent un caractère bien plus
remarquable encore : pour peu qu'on touche les parties situées
au-dessous de la lésion médullaire , l'animal exécute un ou plusieurs sauts consécutifs avec une régularité parfaite ; s'il est
dans l'eau , il nage avec vigueur pendant quelques instants , et
ses mouvements sont tellement semblables à des mouvements
volontaires , qu'à une époque où j'étais encore peu familiarisé
avec les phénomènes réflexes , j'ai plusieurs fois renouvelé la
section de la moelle sur la même grenouille, croyant l'avoir incomplétement pratiquée.

Il y a bien évidemment dans ces effets autre chose qu'une
simple excitation des parties motrices de la moelle. Si , après
avoir mis à nu la moelle sur une grenouille ou tout autre animal
et l'avoir coupée en travers , on excite le bout central du tronçon
postérieur , et plus particulièrement ses faisceaux antérieurs, au
moyen d'un faible courant électrique à intermittences rapides , la
partie postérieure du corps est prise d'une roideur tétanique
générale. Si l'on se borne à provoquer ces excitations au moyen
d'une pince ou d'une aiguille, on produit des secousses convulsives , saccadées et sans aucune régularité. Pourquoi donc un
attouchement, une piqûre légère de la peau va-t-elle provoquer
dans les *deux* membres pelviens *simultanément* ces contractions
alternatives, associées et coordonnées, des muscles extenseurs et
fléchisseurs, desquelles résultent le saut et la nage ? Pourquoi ces
effets, et non de simples convulsions ? On est bien forcé , pour les
expliquer , de reconnaître que la moelle est apte, par elle-même,
non seulement à déterminer des contractions musculaires , mais
encore à les coordonner et à les associer entre elles de manière
à reproduire certains actes complexes, semblables à ceux qui
dépendent de la volonté.

C'est en vertu de la même faculté que, chez les oiseaux décapités , nous observons des battements d'ailes réguliers , comme

le fait remarquer J. Muller ; que , chez presque tous les mammifères, la mixtion et la défécation s'effectuent comme à l'état normal , après la section de la moelle ; que , chez les cabiais et les
chiens , les membres postérieurs répondent aux excitations par
des mouvements tout-à-fait analogues à ceux de la marche (1) ;
que , chez les chiens , en particulier, la queue exécute ces mouvements latéraux qui , dans cette espèce, sont le signe de la
joie (2) , etc... Probablement aussi faut-il rapporter à la même
cause la mixtion , la défécation et des mouvements prétendus
volontaires observés chez l'homme , malgré la complète division
de la moelle (3).

Mais, outre ce pouvoir coordinateur , la moelle épinière paraît
posséder une sorte de faculté de discernement vis-à-vis des impressions, en raison de laquelle elle réagit de différentes manières
sous l'influence de stimulations différentes. Chez les chiens, les
cochons d'Inde ou les lapins , lorsqu'on a coupé la moelle en
travers, si l'on pique la muqueuse de l'anus, le sphincter se contracte vivement , il oppose une résistance énergique à l'introduction d'un corps étranger dans le rectum , et ces manœuvres donnent presque toujours lieu à des mouvements réflexes dans les
membres postérieurs et la queue. Cependant , à des intervalles
assez réguliers, les matières fécales s'échappent spontanément ,
et ce passage ne détermine aucune manifestation réflexe ; bien
plus , le sphincter, que les irritations artificielles convulsaient
pour ainsi dire, se relâche sous l'influence de l'excitation naturelle qui sollicite le même effet à l'état normal. La moelle a donc
distingué, si je puis m'exprimer ainsi, ces deux impressions, et
s'est déterminée différemment vis-à-vis de chacune d'elles. On
observe des phénomènes analogues dans des organes subordonnés à d'autres parties du système nerveux : qu'on porte , par
exemple , le doigt au fond de la bouche ; aussitôt l'isthme du

---

(1) Un fait extrêmement curieux, c'est que lorsqu'on soumet ces animaux,
ainsi que les grenouilles, aux inhalations de chloroforme, ou lorsqu'on les
empoisonne par le cyanure de potassium un certain temps après la section de
la moelle (d'une à huit et douze semaines), ces mêmes mouvements bien
coordonnés et très énergiques se manifestent *spontanément* et sans excitation
préalable pendant les premières périodes de l'empoisonnement. (Voir les
expériences VI et VIII.)

(2) Voir plus loin les expériences VIII et IX.

(3) Ollivier (d'Angers) , Traité des Maladies de la moelle, t. Ier, p. 350.

gosier se resserre convulsivement, et, si l'on insiste, le vomissement menace. Mais qu'à ce contact succède celui d'une boisson
agréable ou d'un bol alimentaire suffisamment préparé, et la base
de la langue s'abaisse, le voile du palais se relève, le pharynx
vient saisir l'aliment, et la déglutition s'accomplit.

Tous les phénomènes dépendant de la moelle dont il a été question plus haut peuvent se produire chez l'homme, et j'aurai l'occasion de les signaler plus d'une fois ; mais chez lui ils n'acquièrent que rarement l'évidence qu'ils ont chez les animaux. Ces
derniers semblent organisés en vue de déterminations automatiques, qui se substituent de plus en plus aux déterminations rai-
sonnées, à mesure qu'on descend des classes supérieures aux
inférieures. Nous verrons pourtant que si, dans notre espèce, la
volonté intervient dans la plupart de nos actes, ils n'en sont pas
moins soumis à des lois d'automatisme très manifestes, surtout
dans les premiers temps de la vie.

Quoi qu'il en soit, il me semble raisonnable d'admettre dans
la moelle épinière un principe exerçant une sorte de contrôle
sur les impressions sensitives et présidant, dans une certaine
mesure, à la détermination, à l'association et à la coordination
des mouvements placés sous la dépendance de cet organe. Je
reviendrai encore sur ce point de vue, auquel j'ai été conduit par
diverses observations physiologiques et pathologiques, mais que
J. Muller (1) a depuis longtemps signalé, et que M. Debrou (2) a
spécialement traité dans un Mémoire plein d'intérêt.

Dans la substance grise siége probablement la faculté multiple
dont je viens de parler ; cette opinion, il est vrai, est plutôt
fondée sur l'analogie que sur une démonstration positive. Je rappellerai pourtant une expérience de M. Longet, qui consiste à
fendre la moelle épinière d'une grenouille dans toute sa longueur,
en laissant seulement entre les deux moitiés une mince communication. Les excitations portées sur un des côtés du corps pouvant
alors déterminer des mouvements réflexes du côté opposé, il est
naturel d'admettre que la substance grise n'est pas étrangère
à la propagation de l'irritation d'un côté à l'autre (3).

---

(1) Physiol. du système nerveux, t. Ier, p. 598.
(2) Sur les mouvements involontaires qui sont exécutés par les muscles de
la vie animale, in Arch. génér. de Méd., t. XV, p. 72 et 224.
(3) Traité de Physiol., t. XI, 2e partie, p. 116.

IV. *Influence de la moelle sur l'irritabilité musculaire.* Les affirmations les plus diverses ont été émises à ce sujet. Quelque étonnantes que puissent paraître de semblables contradictions, nous verrons bientôt qu'elles s'appuient sur des faits exactement observés, mais, en général, mal appréciés. Pour ma part, je n'aborde une question aussi complexe qu'après plusieurs années de recherches cliniques et en m'appuyant sur des expériences decisives, faciles à exécuter et dont le succès est presque constant. Aussi, les résultats auxquels je suis arrivé me paraissent-ils incontestables, et j'ose espérer qu'ils seront acceptés comme la solution d'un problème qui intéresse à la fois la physiologie et la pratique médicale. Mais, avant d'arriver à l'exposition des faits, je rappellerai d'abord l'état de la question dont il s'agit.

Peu de physiologistes ont tenté à ce sujet des expériences directes sur la moelle, et Legallois (1) et Prochaska (2) ont conclu de celles qu'ils ont faites que les muscles paralysés par suite d'une lésion de la moelle conservent leur irritabilité. Telle paraît être aussi l'opinion plus récente de M. Brown-Sequard (3). J. Muller et Sticker (4) affirment, au contraire, que les muscles soustraits à l'influence de la moelle cessent d'être irritables au bout d'un certain temps. Mais ces auteurs se sont contentés de constater l'état des muscles paralysés par la section d'un nerf, et, dès-lors, il est impossible de juger si le trouble de l'irritabilité provient du défaut d'influence de la moelle ou du cerveau.

Cette objection s'applique en grande partie aux expériences de M. Longet (5), qui, tout en faisant ses réserves, n'en a pas moins constaté la perte de la contractilité après la résection d'un nerf mixte. Marshall-Hall (6), qui place aussi l'irritabilité mus-

---

(1) OEuvres complètes. Paris, 1824, p. 24, t. Ier.
(2) Opera omnia. Vienne, 1800.
(3) Gaz. Méd. de Paris, 1851, p. 619.
(4) Muller's Archiv., 1834, p. 202, et Physiol. du syst. nerveux, t. Ier, p. 509.
(5) Recherches sur les conditions nécessaires à l'entretien et à la manifestation de l'irritabilité musculaire, et Traité de Physiol., t. Ier, 3e fascic., p. 28.
(6) In Transactions of the royal medical and chirurgical Society, 1833, 1839, 1843, 1e serie, t. XXII ; new serie, t. XIII, etc. — Arch. génér. de Méd., 1850, t. XXIV, p. 488, etc.

culaire sous la dépendance de la moelle, on a cherché la preuve dans les faits pathologiques. Mais, quoique l'habile physiologiste anglais ait émis des opinions fort exactes, j'avouerai qu'elles ne me paraissent pas suffisamment appuyées par les observations qu'il a fait connaître ; et comme il ne cite aucune autopsie confirmative, il est évident que dans ces exemples la paralysie n'a été localisée dans la moelle ou le cerveau que d'une manière arbitraire. Les expériences de Marshall-Hall ne me paraissent pas plus décisives (1). Après avoir coupé transversalement la moelle chez six grenouilles au-dessous de l'origine des plexus brachiaux, puis réséqué l'un des nerfs sciatiques, il a trouvé, au bout de quelques semaines, l'irritabilité musculaire conservée, et même exagérée dans les muscles paralysés encore en rapport avec la moelle, tandis qu'elle était abolie dans les muscles innervés par le nerf sciatique réséqué. Il croit pouvoir conclure de là que le cerveau ne prend aucune part au maintien de la contractilité, mais que cette propriété du tissu musculaire ne saurait subsister lorsqu'il a été soustrait un certain temps à l'influence de la moelle. Cette expérience démontre, en effet, très bien que l'action cérébrale n'est pas indispensable à l'irritabilité musculaire, mais elle n'oblige pas à admettre le rôle que Marshall-Hall fait jouer à la moelle. M. Longet, on le sait, tout en constatant le défaut de contractilité des muscles après la résection d'un nerf mixte, a cherché à prouver que l'influence du système nerveux sur cette propriété provient des fibres nerveuses de la vie végétative qui s'adjoignent aux filets sensitifs (2). On peut donc interpréter l'expérience de Marshall-Hall dans le même sens, et si le peu d'importance de l'action cérébrale est évidente sous ce rapport, l'influence de la moelle reste encore en question.

Marshall-Hall a signalé comme un moyen de diagnostic dans les paralysies les divers états de l'irritabilité musculaire, rapportant ces maladies au cerveau ou à la moelle, suivant qu'elle persiste ou s'abolit. Cette idée, séduisante par sa simplicité, ses applications pratiques et son apparente exactitude, fut introduite en France et acceptée, malgré quelques divergences, par M. Duchenne (de Boulogne), puis par MM. Brière de Boismont,

---

(1) Arch. génér. de Méd., janvier 1840.
(2) Mémoire et Traité cités.

Baillarger et Debout ; mais elle eut également ses adversaires. En Angleterre, le docteur Bentley-Todd (1) critiqua avec vivacité les recherches de Marshall-Hall et en nia les principaux résultats ; en France, une discussion s'engagea, en 1852, entre MM. Duchenne (de Boulogne), Baillarger, Debout et Sandras (2), et des faits contradictoires furent produits par ces divers médecins.

Ce point de physiologie reste donc indécis. Bien que je ne lui attribue pas une importance aussi absolue que Marshall-Hall et M. Duchenne, je considère pourtant sa solution comme indispensable au diagnostic des paralysies, et j'en ai fait l'objet d'une étude spéciale. Dans mes recherches, pour me mettre à l'abri des objections que je viens de faire contre les expériences de plusieurs physiologistes, j'ai voulu agir directement sur la moelle et, en outre, poursuivre mes observations le plus longtemps possible. C'est indiquer dès l'abord une difficulté considérable. L'homme malade offre, sans doute, des occasions d'étude sur ce sujet ; mais la rareté de ces cas, l'impossibilité de les varier suivant les nécessités des recherches, forcent de recourir aux vivisections. Or, de l'aveu de tous les physiologistes, ces mutilations ont presque constamment pour effet une prompte mort, et, par conséquent, les observations, ne pouvant être poursuivies au-delà d'un temps en général fort court, laissent l'expérimentateur dans l'incertitude.

Ces insuccès, heureusement, s'expliquent par le choix des moyens d'exécution plutôt que par la mutilation elle-même. Beaucoup d'expériences sur la moelle réussissent, au contraire, de la manière la plus satisfaisante, si elles sont faites suivant certaines données. Pour ma part, guidé par des faits pathologiques, j'ai emprunté ces procédés à la méthode sous-cutanée. J'avais été frappé de la prolongation de la vie chez quelques individus, à la suite de lésions traumatiques ou spontanées très profondes de la moelle. La conclusion naturelle était qu'après les vivisections portant sur cet organe, la mort rapide des animaux

---

(1) Mém. sur l'Irritab. des muscles des membres paralysés, etc., in London medico-chirurgical Transactions, t. VIII, 1847.— In Arch. génér. de Méd., 1848, t. XVI, p. 232.

(2) Société de Médecine de Paris, 1852.

a d'autres causes que la lésion même du tissu nerveux. Effectivement, pour pratiquer ces opérations, on a l'habitude d'ouvrir le canal rachidien en incisant largement les parties molles et en réséquant l'arc postérieur des vertèbres. De là, des hémorrhagies considérables, l'écoulement du liquide céphalo-rachidien, la mise en communication de la pulpe nerveuse avec l'air; enfin, un ébranlement violent de tout l'organisme, déterminé autant par la terreur que par la douleur. Sous l'influence de ces causes multiples, l'animal succombe ordinairement au bout de quelques heures, et c'est tout au plus si, avec toutes sortes de précautions, on parvient à prolonger sa vie au-delà de deux ou trois jours.

Les résultats sont à peine plus heureux chez les jeunes animaux, qui résistent pourtant beaucoup mieux que les adultes à ces lésions. J'ai cherché à éviter toutes ces causes d'insuccès en agissant sur la moelle sans ouvrir le canal rachidien, et j'ai eu le bonheur d'arriver aux résultats les plus inespérés, puisqu'il m'a été possible de conserver vivants et bien portants, pendant un temps indéfini, des reptiles ou des quadrupèdes chez lesquels j'avais pratiqué soit des sections multiples, soit des écrasements assez étendus de la moelle. Ce procédé a, sans doute, l'inconvénient de tous les procédés aveugles, et ne serait pas applicable à des expériences délicates ; mais, outre qu'il est susceptible de perfectionnement, il doit être, à cause de ses avantages, préféré a tout autre, lorsqu'on n'a pour but que de couper le cordon rachidien ou d'en détruire une partie.

Voici, d'ailleurs, quel est mon manuel opératoire et quelles précautions il est nécessaire d'observer pour assurer le succès :

Comme instrument, je me sers soit d'un simple ténaculum bien piquant (pour les grenouilles), soit, pour les quadrupèdes, d'une sorte de ténaculum aplati sur le sens de sa courbure et tranchant des deux côtés. Chez les grenouilles, j'enfonce, par simple ponction, la pointe du tenaculum entre deux vertèbres ; chez les quadrupèdes, pour agir plus sûrement, je pratique une courte incision à la peau, et je fais pénétrer l'instrument à travers le reste des parties molles. Dès qu'il est arrivé dans l'intérieur du canal rachidien, je le pousse jusqu'à ce qu'il rencontre le corps des vertèbres, pour être bien certain d'agir sur toute l'épaisseur de la moelle ; alors je lui fais exécuter divers mouvements propres à diviser complétement la moelle. Si je veux en détruire une certaine étendue, je ne me contente pas d'introduire la pointe du ténaculum perpendiculairement à l'axe de la colonne vertébrale, j'enfonce au loin sa partie recourbée dans la cavité médullaire, et j'écrase ou je déchire tout ce que rencontre l'instrument. Les grenouilles sont ensuite remises dans l'eau, avec la précaution de les placer dans un vase peu profond, car, après ces opérations, elles ne peuvent plus se soutenir à la surface du liquide et se noient. Quant aux quadrupèdes, on referme la petite plaie cutanée au moyen d'un point de suture entortillée, et on agit ensuite comme je vais le dire plus loin.

J'ai pour habitude d'exécuter ces vivisections au moyen du chloroforme, car, outre le motif d'humanité dont il est inutile de parler, on opère avec plus de facilité, et, en épargnant aux animaux d'horribles souffrances, on a de plus grandes chances de succès. Toutefois, chez les grenouilles, l'emploi du chloroforme est essentiellement contre-indiqué, puisqu'il m'a paru les tuer, non immédiatement, mais au bout de vingt-quatre heures environ.

Chez les reptiles, l'âge de l'animal n'est d'aucune importance ; mais, chez les quadrupèdes, on doit absolument choisir des sujets extrêmement jeunes ; encore est-il des précautions à observer si l'on veut réussir à les faire vivre longtemps. Il faut les prendre à peu d'intervalle de la naissance et les laisser avec leur mère, qui les soigne bien mieux que nous ne saurions le faire. Pendant les deux premiers jours, ils sont tristes et ne tètent pas, ils se plaignent, et, dans cette période, quelques-uns meurent. Bientôt les survivants recouvrent l'appétit et se développent comme à l'état normal. Ils peuvent alors vivre indéfiniment. Je veux surtout parler ici des chiens et des cabiais, qui ont principalement servi à mes expériences ; les lapins, même extrêmement jeunes, survivent en général fort peu aux lésions de la moelle.

On est obligé de vider fréquemment la vessie chez les grenouilles par des pressions sur l'abdomen ; mais, chez les chiens et les cochons d'Inde, cette précaution n'est pas nécessaire quand l'extrémité terminale de la moelle est restée saine ; les matières excrémentitielles sont alors rendues, à des intervalles assez éloignés, sous l'influence des contractions automatiques de la vessie et des intestins. On reconnaît très bien que la volonté n'est pour rien dans ces actes, dont l'animal ne parait pas avoir conscience ; cependant ils s'exécutent avec une régularité souvent remarquable. Quand on a détruit, au contraire, tout le renflement lombaire, et particulièrement la partie d'où proviennent les nerfs sacrés inférieurs, les muscles de l'anus et de la vessie sont frappés d'inertie ; les matières fécales et les urines s'écoulent continuellement ; l'animal devient triste, se plaint, cesse de prendre de la nourriture et succombe au bout d'un à quatre jours. Il n'en est pas de même des grenouilles : elles supportent facilement même la destruction de toute la moelle dorsale.

Beaucoup de ces détails pourront paraître futiles. Je n'ai qu'une réponse à faire à une semblable observation : c'est que, faute de les connaître ou d'en tenir compte, le succès de ces expériences sera toujours compromis.

Les procédés que je viens d'indiquer m'ont permis d'étudier, en grande partie, les fonctions de la moelle, particulièrement son pouvoir réflexe et son influence sur l'excitabilité des nerfs et la contractilité des muscles. Or, soit par cette voie, soit par des recherches cliniques, je suis arrivé à ce premier et singulier résultat, que toutes les assertions émises sur l'irritabilité musculaire sont, chacune de son côté, parfaitement exactes. En effet, dans certains cas, les muscles paralysés par suite d'une lésion de la moelle perdent leur irritabilité ; dans d'autres cas, tous la conservent ; parfois, enfin, elle s'abolit dans les uns et subsiste dans les autres. Les expériences et observations qui vont suivre mettront ces trois propositions en évidence.

PREMIÈRE CATÉGORIE.

EXPÉRIENCE IV. Je détruis chez deux grenouilles l'extrémité postérieure de la moelle. Il en résulte une paraplégie complète du mouvement et du sentiment. Les membres postérieurs restent flasques et pendants. Ni après l'opération, ni les jours suivants, on n'y observe le moindre mouvement réflexe.

Cinq jours après, l'irritabilité musculaire n'a subi aucune modification appréciable.

Au bout de *dix jours,* les membres paralysés ne paraissent pas obéir sensiblement moins à l'électricité que les antérieurs.

Le *vingtième jour* après l'opération, diminution manifeste de la contractilité dans les membres paralysés.

Depuis lors, l'irritabilité musculaire s'éteint graduellement, et le soixante-cinquième jour elle ne consiste plus qu'en de faibles tressaillements fibrillaires.

Autopsie (1). Destruction complète de toute la partie de la moelle d'où proviennent les nerfs des membres postérieurs.

EXPÉRIENCE V. Le 8 avril 1855 , je cherche à détruire, par le procédé que j'ai indiqué, la partie lombaire de la moelle sur un cochon d'Inde nouveau-né. Paraplégie complète du mouvement et du sentiment , incontinence des urines et des matières fécales ; pas de mouvements réflexes.

29 *avril.* Au moyen de deux incisions pratiquées, l'une à la partie antérieure, l'autre à la partie postérieure de la cuisse, je mets à découvert les muscles de ces parties et je m'assure qu'ils restent encore irritables, mais moins qu'après l'opération. Pas de mouvements réflexes.

28 *mai.* Sept semaines et un jour après l'opération , l'animal est sacrifié. Immédiatement après la mort, la totalité des muscles des pieds, des jambes et des cuisses ne présentent que de faibles tressaillements sous l'influence de courants électriques proportionnellement très forts , et qui font entrer les muscles des autres parties dans un état de contraction tétanique. Les muscles de l'abdomen et les psoas-iliaques sont aussi irritables que ceux des membres antérieurs. L'électrisation des nerfs cruraux et sciatiques convenablement isolés ne détermine même pas, dans les muscles paralysés, ces légers mouvements qu'y provoque encore l'excitation directe.

Autopsie. La presque totalité de la moelle lombo-sacrée est entièrement transformée en une pulpe brunâtre et sans trace de la disposition anatomique primitive.

OBSERVATION I. *Résumé.* Service de M. Robert, hôpital Beaujon.—Un homme âgé de 30 ans, charpentier, tombe sur le dos du haut d'un bâtiment élevé, le 30 décembre 1852. Dès-lors, impossibilité absolue de mouvoir les membres inférieurs, avec insensibilité de ces parties , rétention des urines et des matières fécales.

5 *janvier* 1853 , *neuf heures du matin.* Même état, rétention persistante des urines et des matières fécales. — Les muscles des cuisses et des jambes se contractent très bien sous l'influence d'un courant électrique peu intense (éponges mouillées comme électrophores) ; mais les muscles des membres antérieurs répondent à des courants sensiblement plus faibles. — En appliquant l'un des excitateurs au niveau des troncs nerveux , par exemple au passage du saphène externe autour de la tête du péroné , je ne détermine pas de contractions plus marquées qu'en agissant sur les muscles mêmes ; je n'en détermine même pas du tout si les deux pôles sont exclusivement portés sur le trajet du nerf. — Pas de mouvements réflexes.

8 *janvier.* L'irritabilité musculaire est manifestement diminuée dans la totalité des membres inférieurs ; on ne produit de contractions, en se servant d'éponges mouillées comme excitateur, qu'à l'aide d'assez forts courants.

11 *janvier.* Des courants très énergiques, transmis à travers la peau au moyen des éponges , ne déterminent plus de contractions dans les muscles paralysés. En portant l'électricité directement sur ces organes au moyen de l'acuponcture, j'obtiens des contractions encore assez marquées , mais par-

---

(1) Pour faciliter ces autopsies, je fais macérer préalablement la colonne vertébrale dans de l'acide nitrique affaibli.

tielles et incapables d'imprimer un mouvement au membre ou à ses segments. — L'incontinence des urines a remplacé la rétention.

7 février. Cinq semaines et deux jours après l'accident, les contractions musculaires, même sous l'influence des courants les plus intenses de l'appareil de M. Duchenne, ne sont plus appréciables que par les oscillations des aiguilles implantées dans la profondeur des membres. — Urines très altérées et infectes.

Mort dans la nuit du 7 au 8 février.

Autopsie le 9. Fracture avec écrasement de la douzième vertèbre dorsale. — Le canal rachidien est considérablement rétréci à ce niveau par un angle rentrant que forme la vertèbre écrasée. — Les deux tiers inférieurs du renflement lombaire de la moelle sont réduits en une pulpe molle dans laquelle on ne reconnaît aucune des apparences ordinaires du tissu nerveux. Au niveau de la fracture, on ne trouve plus qu'un mince ruban formé par les méninges. — Les muscles paralysés ne diffèrent pas de ceux des membres antérieurs, quant à leur couleur, et ils paraissent avoir leur volume normal.

OBSERVATION II. *Résumé*. Le nommé Jean Dennot, âgé de 38 ans, entre le 30 août 1853 à l'hôpital Beaujon, service de M. Robert. Quelques heures auparavant, il était occupé à miner un talus lorsqu'un bloc de terre, se détachant, l'a atteint à la partie supérieure et postérieure du tronc et lui a imprimé un mouvement de flexion forcée du tronc en avant; quand on l'a relevé, il était privé de l'usage des membres inférieurs.

A son arrivée à l'hôpital et le lendemain, on constate une saillie considérable a la partie inférieure de la région dorsale; abolition complète du mouvement volontaire et de la sensibilité dans les membres inférieurs. Cependant la sensibilité persiste à la partie supérieure et externe des cuisses. La peau de l'abdomen est complétement sensible, et les muscles de cette région se contractent volontairement; rétention des matières fécales et des urines.

2 septembre. Même état. — De faibles courants d'électricité déterminent dans les membres inférieurs des contractions aussi marquées que dans les supérieurs.

6 septembre. Même état des membres inférieurs, mais la paralysie paraît s'étendre aux muscles du ventre. Rétention des matières fécales et des urines. — L'irritabilité musculaire, explorée au moyen de l'électricité (éponges mouillées comme électrophores), est notablement affaiblie dans les muscles des membres inférieurs, surtout dans ceux des cuisses; les muscles abdominaux conservent toute leur irritabilité. — Si l'on concentre l'excitation électrique sur le trajet connu des cordons nerveux, il ne se produit aucune contraction dans les muscles auxquels ils se distribuent. — Pas de mouvements réflexes.

11 septembre. Les muscles du ventre participent à la paralysie, quoique la sensibilité soit conservée dans la peau qui les recouvre. — Dans toute l'étendue des membres inférieurs, on n'obtient plus que de très faibles contractions fibrillaires en appliquant l'électricité au moyen des éponges humides. A l'aide de l'acuponcture, on détermine des contractions partielles bien plus marquées, mais cependant peu énergiques. — Dans les muscles abdominaux, la contractilité diminue sensiblement. — Jusqu'ici, il a fallu sonder le malade; maintenant les urines s'écoulent continuellement sous lui.

18 septembre. La paraplégie persiste, et les muscles du ventre sont tout-

à-fait paralysés. Incontinence complète des matières fécales et des urin
sont bourbeuses, fétides et alcalines ; état général très mauvais. — De
14, on ne parvient à provoquer de contractions dans les membres infé
qu'au moyen de l'électroponcture ; aujourd'hui, elles ne consister
qu'en de faibles tressaillements fibrillaires. — Les muscles abdomine
contractent à peine à l'aide des éponges mouillées.

7 *octobre*. Les côtes inférieures ne se meuvent plus pendant la ré
tion. — Incontinence des urines et des matières fécales ; urines d'une i
extrême, purulentes et semblables à de la lie dans leurs dernières part
Eschare au sacrum ; état général de plus en plus grave. — L'irritabilité
culaire s'est de plus en plus affaiblie, et aujourd'hui, *cinq semaines e
jours* après l'accident, on n'en reconnaît de traces dans toutes les
paralysées, jusqu'à la base du thorax, que par les faibles oscillations
mées aux aiguilles à acuponcture implantées dans les muscles.

Mort le 8 octobre.

Autopsie le 10, *à neuf heures du matin*. — Luxation en avant, sans fra
de la première vertèbre lombaire sur la douzième dorsale (1). La moe
complétement interrompue à ce niveau, et les deux tiers inférieurs du
ment lombaire sont réduits en une sorte de bouillie. L'extrémité inférie
segment supérieur de la moelle est fortement ramollie et présente, ju
niveau de la quatrième vertèbre dorsale, une teinte café au lait un peu
— Les muscles des membres paralysés sont un peu décolorés, ma
atrophiés.

Les faits qu'on vient de lire et d'autres exemples patholog
analogues répandus dans cet ouvrage autorisent, je crois,
première conclusion :

*Dans certaines lésions de la moelle, l'irritabilité de tou
muscles paralysés est diminuée ou abolie.*

DEUXIÈME CATÉGORIE.

EXPÉRIENCE VI. Sur douze grenouilles je pratique une section de la
un peu au-dessous du plexus brachial. Deux meurent moins de qua
huit heures après ; toutes les autres survivent, et je fais sur elles les
vations suivantes :

Abolition complète du sentiment et du mouvement volontaire ju
voisinage des membres antérieurs. Peu d'instants après l'opération,
gères piqûres sur les parties paralysées provoquent dans les membre
térieurs des mouvements très appréciables, quoique ces animaux ne
sent pas avoir senti comme lorsqu'on pique les parties non paralysée
jours suivants, ces mouvements, déterminés par les piqûres les plus l
ou de simples attouchements, deviennent de plus en plus énergiques,
ont lieu à l'occasion des moindres impressions faites sur la peau. I

(1) Cette observation et la IVe, recueillies dans le service de M. R
à un mois d'intervalle, se trouvent consignées dans les Bulletins de la
Anatomique (1853, p. 402 et 407). Les pièces sont déposées au
Dupuytren.

presque toujours d'une régularité parfaite et semblables à ceux que ces animaux exécuteraient volontairement pour sauter ou nager ; ils déterminent même des sauts considérables plusieurs fois répétés.

Tous les muscles des parties paralysées se contractent énergiquement par les plus faibles courants électriques, et semblent même se contracter plus fortement que les muscles des parties non paralysées.

L'irritabilité musculaire et les mouvements réflexes indiqués plus haut ont persisté ainsi, chez deux grenouilles, pendant trois et cinq mois, paraissant plutôt augmenter que diminuer. Les autres ont été successivement sacrifiées de la sixième à la dixième semaine après l'opération. Toutes ont été tuées au moyen du chloroforme, et j'ai eu l'occasion d'observer de singuliers effets de cet agent.

Dès que l'action commence à se produire, l'animal se débat avec force, et, chose remarquable, les membres postérieurs participent à ces convulsions. Bientôt même, les membres antérieurs tombent dans la résolution, tandis que les postérieurs continuent à s'agiter, et, chez la plupart, ces mouvements, rapidement répétés, prennent la régularité des mouvements de saut et de nage volontaires. Peu à peu l'agitation cesse, les membres postérieurs entrent en résolution, et alors les attouchements et les piqûres, qui tout-à-l'heure provoquaient d'énergiqu s mouvements réflexes, n'en déterminent plus du tout. Cependant, quand on électrise les muscles paralysés, ils se contractent activement, mais pas plus que ceux des membres antérieurs. Si l'on abandonne ensuite la grenouille à elle-même, elle ne tarde pas à respirer et à donner tous les autres signes de vie. En même temps renaissent les mouvements réflexes, qu'on peut encore abolir à volonté autant de fois qu'elle supportera l'inhalation du chloroforme sans mourir.

Avant la mort, ou immédiatement après, je m'assure que chez toutes ces grenouilles les nerfs des parties paralysées sont parfaitement excitables. Les muscles ne sont pas atrophiés et conservent toute leur contractilité ; mais, en détruisant les mouvements réflexes, soit au moyen du chloroforme, soit par la section des nerfs, je reconnais que leur irritabilité n'est réellement pas plus considérable que celle des membres antérieurs, comme cela semblait être.

Autopsie. Chez toutes ces grenouilles, on trouve la moelle interrompue plus ou moins haut ; l'interruption est *complète* et les bouts de la section sont séparés, chez le plus grand nombre, par un espace d'un millimètre au moins. Le segment postérieur de la moelle auquel aboutissent les nerfs des membres abdominaux est parfaitement sain sous tous les rapports. Sur une de ces grenouilles, opérée sans doute deux fois par mégarde, la moelle est divisée en trois segments, et chacun d'eux est bien intact.

EXPÉRIENCE VII. Sur deux cochons d'Inde âgés de quelques jours, je cherche à pratiquer une section de la moelle le 7 mai 1855. Immédiatement après l'opération, le mouvement et le sentiment sont complétement abolis dans les membres postérieurs et jusqu'au voisinage de la dernière côte.

J'ai laissé vivre ces animaux pendant dix semaines ; ils n'ont pas cessé d'être gais, vifs, bien portants et fort propres. L'urine et les matières fécales ont toujours été évacuées spontanément, bien évidemment sans le concours de leur volonté, mais évidemment aussi sans incontinence, ces évacuations ayant lieu à des intervalles plus ou moins longs et d'un seul trait. Je n'ai jamais trouvé la vessie dans un état de plénitude qui pût faire supposer du regorgement, et, d'ailleurs, l'émission des urines ne se faisait pas comme dans le cas de regorgement. — Les piqûres ou les pincements faits à la peau , dans les points dénués de poils ou aux pattes , déterminent dans les deux membres postérieurs des mouvements très marqués, suivis parfois de l'évacuation des urines et des matières fécales. Partout où il y a des poils , la piqûre de la peau reste sans effet. — Il m'a été difficile de reconnaître l'état dé l'irritabilité musculaire pendant ces dix semaines , l'électricité paraissant se recomposer à travers les poils. Le 16 juillet , avant de tuer ces cochons d'Inde , je pratique plusieurs incisions à la peau des membres postérieurs ; et , en portant directement l'électricité sur les muscles , je m'assure qu'ils sont extrêmement irritables. Sur l'un d'eux je coupe le nerf sciatique gauche , et je constate que le bout périphérique reste très excitable.

Ces animaux sont tués au moyen du chloroforme. Je n'observe pas chez eux, pendant l'inhalation, les mouvements convulsifs des membres paralysés, comme chez les grenouilles ; mais je constate l'abolition de l'action réflexe et son retour autant de fois que je provoque l'anesthésie ou que je suspends les inhalations. Immédiatement après la mort , j'examine avec soin tous les muscles paralysés : chez tous la contractilité est bien normale, mais elle ne paraît pas plus marquée que dans les muscles non paralysés. — Pas de traces d'atrophie musculaire, et le train de derrière est aussi développé que la partie antérieure du corps. — Les nerfs sciatiques et cruraux sont encore excitables , mais manifestement beaucoup moins qu'avant les inhalations du chloroforme.

Autopsie. Chez ces deux cochons d'Inde, la moelle est complétement interrompue au niveau des dernières vertèbres dorsales : chez l'un , dans un espace de 5 à 6 millimètres , elle est aplatie et remplacée par un ruban mince et transparent formé par les méninges et quelques brides cellulaires chez l'autre, c'est une section assez nette, dont les deux bouts ramollis, brunâtres et amincis dans une petite étendue, ne sont plus situés sur le même axe. Chez tous les deux, le segment postérieur de la moelle est parfaitemen sain et très beau. Les nerfs des muscles abdominaux et des membres pelviens qui y aboutissent sont bien intacts à leur origine et dans tout leur trajet.

EXPÉRIENCE VIII. Le 20 juin 1855 , j'opère un chien de petite race né de la veille , de manière à pratiquer une simple section de la moelle. Immédiatement après, le mouvement et le sentiment sont abolis jusqu'au niveau de la base du thorax. Ce jeune chien est alors remis avec sa mère. Il n'a été sacrifié que le 31 août, dix semaines et deux jours après l'opération.

Pendant ce temps, les parties paralysées ont pris autant de développement que les parties non paralysées. Dès que l'animal a pu se traîner sur les pattes de devant, il a quitté sa niche et n'a jamais cessé d'être gai, joueur, bien por tant, en un mot, comme s'il n'avait subi aucune mutilation. — Le mouvemen et le sentiment sont restés abolis ; mais les matières fécales et les urines on toujours été évacuées spontanément, quoique sans incontinence. Quand la vessie était pleine, elle se vidait d'un seul jet.

Dès les premiers jours, la pression de la queue, les piqûres faites au pattes postérieures ou de légers attouchements à la peau nue des aines déterminaient des mouvements réflexes dans la queue et les membres posté rieurs. Ces mouvements ont pris une intensité de plus en plus considérabl et un caractère de régularité singulière, dont je vais parler un peu plus loin — Constamment les muscles que j'ai pu explorer par l'électroponcture se sont vivement contractés, et même, il me semble, plus fortement que ceu des parties non paralysées.

31 *août*. Quand on presse légèrement la queue ou les pattes, quand on y
fait de petites piqûres, ou quand on chatouille la peau des aines, quel que soit
l'endroit touché, les *deux* membres postérieurs *en totalité* et la queue sont
agités de mouvements réflexes qui présentent, en général, une régularité
remarquable. Ainsi, la queue s'agite latéralement, en même temps qu'elle se
recourbe en haut, comme lorsque les chiens veulent exprimer leur joie. Les
membres postérieurs se meuvent d'avant en arrière et d'arrière en avant,
l'un après l'autre, comme pendant la marche. Ces mouvements se produisent
même parfois spontanément, en dehors de toute excitation. Quand l'animal
se traîne à terre, on voit les membres postérieurs s'agiter, comme s'il voulait
marcher, et parfois même soulever la partie postérieure du tronc, en sorte
que toutes les personnes qui le voient croient à des tentatives volontaires.
Remarquons qu'il faut piquer beaucoup plus fort la partie antérieure du corps
pour attirer l'attention de l'animal et le porter à se plaindre, que la partie
postérieure pour y déterminer des mouvements réflexes énergiques.

L'animal est empoisonné au moyen d'une solution de cyanure de potassium. La mort arrive en douze minutes. Pendant l'agonie, il y a des convulsions générales ; mais ces convulsions sont bien plus énergiques dans le train
de derrière que dans la partie antérieure du tronc. Dans les membres pelviens elles persistent jusqu'à la mort et même un peu après, tandis que dans
les membres thoraciques elles sont rapidement remplacées par une véritable
paralysie.—Les mouvements réflexes se maintiennent dans les membres postérieurs et la queue, et présentent, de même que les convulsions, le caractère de régularité que j'ai signalé.

Avant la mort de l'animal, je découvre les muscles du train de derrière et
je constate que tous ceux des membres abdominaux, du bassin et de l'abdomen, se contractent absolument comme ceux de la partie antérieure du corps,
mais non d'une manière plus marquée, lorsque j'ai eu soin de couper les
nerfs qui s'y distribuent pour abolir l'action réflexe. — Le bout périphérique
des nerfs coupés est bien excitable. — Quelques instants après la mort, je
renouvelle cet examen plus minutieusement, et j'obtiens les mêmes résultats.

Autopsie. La moelle est complétement interrompue un peu au-dessous du
niveau de la dernière côte, et les deux bouts de la section sont éloignés l'un
de l'autre de près d'un centimètre. Ils sont unis entre eux et aux méninges
par des prolongements celluleux dans lesquels on ne trouve aucune trace de
tissu nerveux. Cette lésion existe entre deux origines nerveuses, et quelques
fibrilles radiculaires seulement pouvaient aboutir à la partie altérée de la
moelle. Au-dessous de cette section, un long segment de moelle parfaitement
sain donne naissance aux nerfs de la queue, des membres pelviens, du bassin et de l'abdomen. — La coloration des muscles paralysés est la même que
celle des muscles des parties antérieures. Ils sont tous bien développés.

EXPÉRIENCE IX. Le 26 juin 1855, sur un chien de petite race, frère du précédent et âgé de sept jours, je pratique une section simple en un point assez
élevé de la moelle, puis je cherche à détruire une portion notable de cet
organe à une certaine distance au-dessous de la section ; immédiatement
après, paralysie complète du mouvement et du sentiment jusqu'à la base du
thorax. Ce jeune chien est ensuite remis avec sa mère.

Sous le rapport du développement, de la santé et des évacuations excrémentitielles, les choses se sont passées chez lui comme chez son frère
(expérience VIII) ; mais jamais je n'ai pu provoquer chez lui des mouve-

ments réflexes aussi facilement, et ceux qui se produisaient étaient toujours moins étendus et moins réguliers. L'irritabilité musculaire, explorée au moyen de l'électroponcture, n'a paru éprouver aucune modification.

31 *août*. Neuf semaines et trois jours après l'opération, lorsqu'on pique suffisamment la plante des pieds de derrière, la queue, et surtout le pourtour de l'anus, des mouvements réflexes bien marqués et assez énergiques ont lieu dans la queue, dans les muscles du pourtour de l'anus et dans toutes les parties des membres pelviens animés par le nerf sciatique ; mais je n'observe aucun mouvement d'extension des jambes ni de flexion des cuisses sur le bassin. — D'un autre côté, si je pique la peau de l'abdomen ou de la partie antéro-interne des cuisses, les jambes s'étendent et les cuisses se fléchissent sur le ventre ; mais il ne se passe aucun mouvement dans la queue, les muscles de l'anus ou ceux de la partie postérieure des membres paralysés.

L'animal est tué au moyen du cyanure de potassium. Comme chez le précédent, il y a des convulsions générales auxquelles participent les membres paralysés et la queue. Dans la queue je remarque le même mouvement latéral régulier que j'ai mentionné dans l'expérience VIII, mais les mouvements des membres postérieurs n'ont ni régularité ni ensemble.

Soit avant la mort, soit immédiatement après, je m'assure que tous les muscles paralysés, sans exception appréciable, sont aussi contractiles que ceux des membres antérieurs. Tous sont bien colorés et développés. — Les cordons nerveux restent très excitables.

Autopsie. La moelle est divisée transversalement en trois portions par deux intersections. Le segment postérieur donne naissance aux nerfs de la queue et à la presque totalité des racines qui concourent à former le nerf sciatique. Du segment moyen naissent la plupart des nerfs lombaires, en particulier le nerf crural, l'obturateur, ceux qui animent le psoas-iliaque et, en partie, les branches abdominales. Le troisième segment constitue le reste de la moelle ; seul il est complétement en rapport avec l'encéphale ; les deux autres en sont complétement séparés, comme ils le sont entre eux. Les extrémités de ces divers segments sont éloignées les unes des autres par un espace de 4 ou 5 millimètres pour l'intersection la plus antérieure, et de près d'un centimètre pour l'intersection postérieure. Elles se trouvent d'ailleurs réunies par des prolongements celluleux dans lesquels on n'aperçoit aucune trace de tissu nerveux. Ces intersections ont lieu entre deux paires nerveuses, et l'une et l'autre n'intéressent qu'un petit nombre de fibrilles appartenant à leurs racines. — Chacun des segments est bien sain et bien ferme, au moins dans les faisceaux antérieurs, car les faisceaux postérieurs sont un peu ramollis, injectés, très adhérents aux méninges, et on ne les en sépare qu'en les déchirant un peu. D'ailleurs, leur texture reste bien apparente, et cette altération est seulement superficielle.

On remarquera que, tout en ayant eu l'intention de détruire une certaine étendue de la moelle, je n'ai produit qu'une intersection relativement peu considérable.

Dans certains cas pathologiques, les choses se passent absolument comme dans les expériences précédentes. M. Duchenne m'a dit avoir trouvé la contractilité intacte dans tous les muscles chez un malade paralysé de tout le corps par suite d'une affec-

on des vertèbres cervicales. Je rapporterai plus tard des obser-
ations analogues ; mais, dès à présent, le fait qui va suivre
ourra servir d'exemple.

OBSERVATION III. *Résumé.* M. Gr..., propriétaire à Aubusson, âgé de 50 ans,
it pris, il y a quelques années, de douleurs violentes le long de la colonne
ertébrale, principalement au niveau de la sixième ou septième vertèbre
orsale. Cette douleur était accompagnée de fièvre, d'un sentiment de cour-
ature, avec fourmillements et engourdissements dans les membres infé-
ieurs, qui perdirent bientôt complétement la sensibilité et la motilité volon-
aire. — Rétention des urines et des matières fécales. — Les symptômes
igus se calmèrent, mais les phénomènes paralytiques persistèrent, et
ujourd'hui, après de nombreux traitements, voici ce que l'on observe :
Paralysie complète du sentiment et du mouvement jusqu'au niveau de la
ase du thorax. — Les évacuations des matières fécales et des urines ne
euvent plus avoir lieu volontairement, et M. Gr... n'éprouve jamais le besoin
ui les sollicite ordinairement. Cependant, une fois par jour au moins, il y a
ne selle spontanée, et quand la vessie est pleine, elle se vide sans le
ecours de la sonde. Mais il n'y a pas d'incontinence ni de regorgement ;
amais la vessie n'est distendue outre mesure, et l'écoulement des urines a
ieu chaque fois en un seul jet bien plein et assez énergique. Les urines ne
ont nullement altérées.
Mouvements réflexes des membres inférieurs au moindre attouchement
n à la plus légère piqûre, mouvements dont le malade n'a nullement
onscience.
Les membres paralysés sont restés bien développés, et chaque masse mus-
ulaire est parfaitement accusée. On ne peut y trouver un seul muscle qui
e réponde à l'électricité aussi bien, *sinon plus*, que ceux des membres supé-
ieurs.
Quoique cette observation n'ait pas été complétée par l'autopsie, la lésion
e la moelle, lésion profonde, mais peu étendue, est attestée par des signes
athognomoniques dont j'établirai par la suite la valeur d'une manière incon-
estable.

D'après les faits de cette seconde catégorie, il est donc évi-
lent que :

*Dans certaines lésions de la moelle, l'irritabilité persiste dans
tous les muscles paralysés.*

TROISIÈME CATÉGORIE.

EXPÉRIENCE X. Sur cinq grenouilles je pratique une section de la moelle un
peu au-dessous du plexus brachial ; plus en arrière, je cherche à *détruire*
l'extrémité terminale de la moelle. Il en résulte une perte complète du mouvement et de la sensibilité dans toute la partie postérieure du corps jusqu'à la
racine des membres antérieurs.
Immédiatement après l'opération et jusqu'au moment où je sacrifie ces
grenouilles, de légères piqûres sur la peau de l'abdomen ou de la partie anté-

rieure et interne des cuisses déterminent des mouvements réflexes d'extension des jambes et de flexion ou d'adduction des cuisses. Mais jamais ces mouvements ne peuvent être provoqués par des piqûres des jambes ou des pieds. Dans ces dernières parties, d'ailleurs, quelle que soit la violence de l'excitation, je ne produis même pas la moindre oscillation.

A la fin de la troisième semaine, les muscles du ventre et de la partie antéro-interne des cuisses se contractent très bien sous l'influence de faibles courants électriques ; ces courants ne provoquent que des contractions moins appréciables dans les muscles des pieds, des jambes et de la partie postérieure de la cuisse. Au bout de dix semaines, les mêmes muscles répondent à peine à des courants électriques proportionnellement très forts. Les muscles de l'abdomen, les adducteurs de la cuisse, les extenseurs de la jambe sur la cuisse, restent très facilement irritables.

Avant de tuer ces grenouilles, huit semaines et un jour après l'opération, je constate que les nerfs cruraux ont conservé leur irritabilité, tandis qu'elle est complétement abolie dans les nerfs sciatiques.

Autopsie. 1° Au-dessous de l'origine des nerfs brachiaux on trouve une interruption complète de la moelle. Les extrémités des segments sont notablement distantes l'une de l'autre et légèrement ramollies. 2° Toute la partie terminale de la moelle, d'où proviennent les origines des nerfs sciatiques, est réduite en une pulpe sans texture. 3° Entre cette altération et la section dont je viens de parler existe un segment de moelle ferme et bien sain, duquel sortent les racines des nerfs abdominaux et ceux qui se répandent dans les muscles moteurs de la cuisse et dans celui qui représente notre triceps crural.

EXPÉRIENCE XI. Sur une grenouille opérée le 19 mai 1855, je constate les particularités suivantes : abolition du mouvement et du sentiment dans toute la partie postérieure du corps jusqu'à la racine des membres antérieurs. — A partir du 9 juin, diminution très appréciable, puis abolition graduelle de l'irritabilité musculaire dans les muscles abdominaux et le triceps crural. On peut piquer même fortement la peau qui recouvre ces muscles sans donner lieu à des mouvements réflexes. — Les adducteurs des cuisses, les muscles postérieurs des cuisses, ceux de la jambe et du pied, restent très contractibles jusqu'à la neuvième semaine. On y développe aussi très facilement des mouvements réflexes.

Avant de tuer cette grenouille ou immédiatement après sa mort, je trouve les nerfs sciatiques et une branche assez considérable qui se distribue aux adducteurs des cuisses bien excitables ; les nerfs cruraux ont perdu leur excitabilité. — Les muscles psoas et iliaques ne sont plus irritables.

Autopsie. A 3 ou 4 millimètres au-dessous de l'origine des nerfs brachiaux, on trouve une interruption complète de la moelle. Le bout supérieur du segment inférieur est réduit en une pulpe brunâtre dans une certain étendue. Les nerfs abdominaux et ceux qui représentent les nerfs lombaire aboutissent à ces parties altérées. Les deux tiers inférieurs du renflemen lombaire, auquel se rendent les nerfs sacrés, sont parfaitement sains, ains que les origines des nerfs qui en proviennent.

EXPÉRIENCE XII. Je suis parvenu à conserver vivants, de deux à hu semaines, deux chiens et un cochon d'Inde chez lesquels j'avais détruit l moitié supérieure environ du renflement lombaire, en laissant intact c arrière un long segment de moelle comprenant l'origine du nerf sciatique

Chez ces animaux, l'irritabilité musculaire s'est graduellement affaiblie dans tous les muscles recevant leurs nerfs des parties détruites de la moelle, tandis qu'elle est restée bien normale dans les muscles postérieurs de la cuisse et dans ceux de la jambe dont les nerfs provenaient du sciatique, et par conséquent du segment sain de la moelle. Les nerfs lombaires ont presque tous perdu leur excitabilité ; le nerf sciatique n'a pas cessé d'être excitable jusqu'à la mort. Enfin, chez un des chiens qui a survécu huit semaines, les muscles dont l'irritabilité était modifiée étaient pâles et moins volumineux qu'à l'état normal, mais non absolument atrophiés. Il existait un contraste bien appréciable entre leur coloration rosée et la teinte d'un rouge vif des muscles de la jambe.

OBSERVATION IV. *Résumé*. Le nommé Louis Gachet, charpentier, âgé de 25 ans, est apporté à l'hôpital Beaujon le 31 juillet 1853, service de M. Robert. À la suite d'une flexion forcée du tronc en avant par la chute d'une pièce de charpente sur la partie supérieure du corps, cet homme a été relevé entièrement paraplégique. Le lendemain de son entrée, voici ce que l'on constate :

Abolition complète du mouvement volontaire et de la sensibilité dans la totalité des membres pelviens et dans la partie inférieure du tronc jusqu'à la base du thorax. Rétention des urines et des matières fécales.

2 août, neuf heures du matin. Même état. Tous les muscles des membres inférieurs et de l'abdomen se contractent sous l'influence des plus faibles doses d'électricité capables de faire contracter les muscles des membres thoraciques. L'effet est toujours plus énergique quand l'un des pôles est appliqué sur un tronc nerveux.

4 août, neuf heures du matin. La paralysie, loin de diminuer, fait des progrès : les huit côtes inférieures sont immobiles, et la respiration est presque entièrement diaphragmatique. L'électrisation des nerfs cruraux, même au moyen de l'électroponcture, ne produit plus aucune contraction dans les muscles auxquels ils se distribuent. Ces mêmes muscles, cependant, obéissent très bien à l'électricité quand elle leur est directement appliquée. Le nerf saphène externe reste excitable.

6 août. La contractilité paraît affaiblie dans les muscles antérieurs des jambes ; elle l'est très manifestement dans ceux des cuisses et de l'abdomen.

9 août. État général grave ; dyspnée considérable ; urines sanguinolentes et fétides. — L'électricité, appliquée au moyen d'éponges mouillées, ne détermine plus que des contractions à peine appréciables dans les muscles de l'abdomen et de la partie antérieure des cuisses. (Ceux de la partie postérieure n'ont pas été examinés.) Mais, par l'électroponcture, je provoque encore des contractions très marquées. Dans les muscles antérieurs de la jambe, la contractilité n'est qu'un peu diminuée et d'une manière à peine appréciable. *Il est remarquable que les muscles postérieurs de la jambe se contractent énergiquement aux plus faibles courants, et même, il me semble, avec plus d'énergie que d'ordinaire.* Il suffit même de chatouiller la plante des pieds ou de piquer la peau des mollets pour donner lieu à des mouvements d'extension du pied et même des deux pieds, quoique je n'agisse que sur un seul. De quelque manière que je varie mes essais, j'obtiens toujours les mêmes résultats. Le malade n'a pourtant conscience ni des attouchements, ni des piqûres, ni de l'action du chaud ou du froid sur ces parties.

10 août, quatre heures du soir. Même état de la contractilité musculaire.

La rétention des urines et des matières fécales signalée au début a continué et jamais il n'y a eu d'incontinence.

Mort le 11 août, à sept heures du matin.

Autopsie le 12, à huit heures du matin. Luxation (1) sans fracture de la sixième vertèbre dorsale sur la cinquième. La moelle est complétement interrompue au niveau du cinquième intervalle de la colonne dorsale. En outre, plus du tiers supérieur du renflement lombaire est réduit en une pulpe sans texture ; la moitié inférieure au moins de ce renflement est parfaitement saine dans tous les points où aboutissent les nerfs sacrés. Toutes ces origines sont fort belles. Les nerfs lombaires et plusieurs nerfs dorsaux naissent des parties altérées de la moelle.

OBSERVATION V. *Résumé.* Mme C..., rue du Four-Saint-Germain, 41, éprouvait depuis plusieurs mois une douleur sourde à la partie postérieure de la région cervicale, lorsque, le 15 mars 1854, en faisant un faux pas dans un escalier, elle éprouva dans cette même partie une douleur violente, accompagnée d'une sensation de craquement et d'une faiblesse subite de tous les membres. Elle se releva pourtant et put même continuer sa route ; mais, à partir de ce moment, les douleurs restèrent très vives, et une sensation de fourmillement et de froid se fixa sur les deux épaules. Lorsque je vis la malade pour la première fois, le 20 avril 1854, je constatai une saillie très marquée des vertèbres cervicales moyennes, avec une tuméfaction dure et considérable des tissus voisins. La moindre pression en ce point déterminait de vives souffrances. En outre, Mme C... se plaignait toujours de fourmillements et de froid au niveau de l'acromion, et l'élévation du bras était impossible. Dès ce moment, la sensibilité et la motilité s'éteignirent par degrés dans les membres supérieurs, dans le tronc et enfin dans les membres inférieurs. A la fin de juin, de tous les mouvements du corps, ceux du diaphragme, des muscles du cou et de la tête persistaient seuls. Au milieu de juillet, la respiration commença à devenir difficile, et Mme C... succomba le 25 septembre.

Dès que la paralysie fut devenue à peu près générale, des mouvements réflexes très remarquables se manifestèrent dans toute la partie inférieure du corps, dans les muscles abdominaux, et même dans un certain nombre de muscles des membres supérieurs. — Jusqu'à la mort, j'ai toujours trouvé la contractilité intacte et peut-être même un peu exagérée dans les muscles des membres pelviens, de l'abdomen et du thorax. — En général, dans ceux des membres supérieurs, l'irritabilité m'a paru toujours moindre que dans ceux du reste du corps ; mais elle ne s'est jamais abolie, excepté dans les muscles postérieurs de l'avant-bras, surtout dans les extenseurs des doigts, les radiaux et le cubital postérieur. Tous ces muscles ont cessé d'être excitables dès le commencement du mois de juin, six semaines environ après le début de la paralysie. Plus tard, leur saillie s'est peu à peu affaissée, et ils se sont manifestement atrophiés. Dans les autres parties du corps, malgré un amaigrissement extrême, le tissu musculaire ne m'a pas semblé subir de modification dans sa nutrition. — L'autopsie n'a pu être faite (2).

---

(1) Voir la note de la page 28.

(2) On trouvera plus loin cette observation en détail ; mais, dès à présent, je ne pense pas qu'on puisse mettre en doute l'existence d'une lésion de la moelle à la région cervicale..

De ces exemples pathologiques et des expériences X et XI je déduis cette troisième proposition :

Dans certaines lésions de la moelle, parmi les muscles paralysés, les uns conservent, les autres perdent leur contractilité.

Voilà donc trois catégories de faits qui démontrent, comme je l'ai énoncé, qu'à la suite des altérations de la moelle, l'irritabilité peut être abolie dans tous les muscles paralysés ; ou bien, au contraire, conservée dans tous, parfois, enfin, conservée dans les uns et abolie dans les autres. Tels sont les incontestables résultats de l'observation, et, par conséquent, en s'appuyant sur des données exactes, on pourrait tour à tour affirmer ou nier l'influence du centre rachidien sur la contractilité. Mais, j'ai hâte de le dire, ici encore, de semblables contradictions dans les faits ne sont qu'apparentes et s'évanouissent devant les simples rapprochements qui suivent. Que voyons-nous, en effet, dans les expériences et les observations dont j'ai exposé les principaux détails ?

Dans une première catégorie,

L'irritabilité musculaire est *diminuée ou abolie* dans *tous* les muscles paralysés ; à l'autopsie, on trouve *toute la partie de la moelle à laquelle aboutissent les nerfs des muscles paralysés profondément altérée ou détruite ;*

Dans la seconde catégorie,

L'irritabilité est *intacte* dans *tous* les muscles paralysés ; à l'autopsie, on trouve *toute la partie de la moelle à laquelle se rendent les nerfs* des muscles paralysés *entièrement saine* et *seulement séparée du reste de l'organe et, par conséquent, du cerveau, par une simple solution de continuité ;*

Dans la troisième catégorie, enfin,

Parmi les muscles paralysés, les uns ont perdu, les autres ont conservé leur irritabilité ; à l'autopsie, *les parties de la moelle d'où naissent les nerfs des muscles restés irritables sont trouvées parfaitement intactes, quoique séparées du reste de l'organe ; au contraire, les parties de la moelle auxquelles aboutissent les nerfs des muscles privés de leur contractilité sont entièrement détruites ou profondément altérées.*

Ainsi, la contractilité s'éteint dans les muscles paralysés toutes les fois que les parties de la moelle d'où proviennent leurs nerfs sont altérées ou détruites ; au contraire , elle persiste , malgré l'abolition du mouvement volontaire, toutes les fois que les parties de la moelle d'où proviennent les nerfs des muscles paralysés sont saines, quoique séparées du reste de l'organe et du cerveau.

La moelle exerce donc une influence incontestable sur l'irritabilité musculaire.

Il importe maintenant de connaitre au bout de combien de temps cette propriété organique diminue dans les muscles soustraits à l'influence de la moelle , et au bout de combien de temps elle a complétement disparu.

J'ai aussi cherché à résoudre cette double question de physiologie pathologique , et , dans mes expériences , j'ai vivement regretté l'absence d'un moyen précis pour juger les modifications graduelles de la contractilité et celles de l'excitabilité des nerfs. Le seul dont nous puissions disposer est l'électricité ; mais, avec les appareils actuellement usités , il est complétement infidèle, si l'on n'apporte dans son emploi les plus minutieuses précautions. Comment , en effet , apprécier les changements survenus dans la contractilité avec des courants dont l'intensité est extrêmement variable ? Si elle nous semble stationnaire ou affaiblie , sommes-nous sûrs qu'une différence dans la quantité d'électricité mise en jeu ne nous induit pas en erreur ? Ajoutons à cela que dans ces recherches on se préoccupe à peine de proportionner la force des courants à l'époque des expériences ou de la maladie, et de là résultent encore de graves méprises. Enfin, chez l'homme toujours, et parfois même chez les animaux, on se contente d'explorer l'état des muscles à travers la peau , c'est-à-dire à travers un tissu plus ou moins épais , peu conducteur et favorisant la recomposition au moins partielle de l'électricité à sa surface , selon le degré d'humidité qu'elle présente. Des recherches faites dans des conditions aussi défectueuses et différentes ne pouvaient conduire qu'aux résultats également défectueux et contradictoires que je signalerai plus loin.

Désirant obtenir des données plus exactes, j'ai procédé avec la plus extrême circonspection , agissant toujours directement sur la fibre musculaire, après l'avoir mise à nu ou au moyen de l'acuponcture , mesurant autant que possible les courants électriques employés, et proportionnant leur énergie aux diverses phases de l'expérience ou de l'affection. En agissant ainsi , je crois être parvenu à déterminer, d'une manière suffisamment précise , le moment où la contractilité commence à diminuer et l'époque où elle parait abolie chez l'homme , les chiens , les cabiais et les grenouilles.

EXPÉRIENCE XIII. Le 8 octobre 1857, à midi, sur plusieurs grenouilles, je détruis la partie de la moelle d'où proviennent les nerfs des membres postérieurs. Immédiatement après, le mouvement et la sensibilité sont complétement abolis dans le train de derrière, et toute action réflexe est également éteinte. La pince électrique de Pulvermacher, trempée dans de l'eau pure et déviant l'aiguille du galvanomètre de 25°, suffit pour faire contracter sensiblement les muscles paralysés. En agissant sur le nerf sciatique, je provoque de vives contractions dans les muscles auxquels il se distribue.

29 octobre. Vingt-et-un jours accomplis après l'opération, je constate, pour la première fois, une diminution appréciable de l'irritabilité musculaire chez deux des grenouilles en expérience. Les muscles paralysés ne se contractent pas quand on les excite avec la pince électrique humectée avec de l'eau pure ; ils ne réagissent qu'au moyen d'un courant déviant l'aiguille aimantée de 45° et fourni par la même pince humectée d'eau légèrement acidulée. Chez deux autres grenouilles, ces changements ne s'étaient pas encore manifestés à la date du 27 octobre, dix-neuf jours après la destruction de la moelle. Du 23 au 28 , l'excitabilité du nerf sciatique, restée normale jusqu'alors, s'est totalement éteinte.

3 décembre. Huit semaines après l'opération , chez trois des grenouilles opérées et encore vivantes, tous les muscles des membres postérieurs ne répondent que par de faibles contractions à l'action de courants très énergiques. La pince électrique, même trempée dans du vinaigre concentré, ne provoque pas la moindre oscillation.

8 janvier. Quatorze semaines accomplies, la contractilité peut être considérée comme nulle, quoique les muscles réagissent encore par quelques faibles tressaillements fibrillaires sous l'influence de forts courants. Ils sont tous beaucoup plus pâles que ceux des membres antérieurs, mais leur volume n'est pas diminué d'une manière très sensible; ils n'ont pas été examinés au microscope.

EXPÉRIENCE XIV. Chez les animaux qui ont servi aux expériences V et XII , je me suis assuré qu'au bout de trois jours accomplis, l'excitabilité des nerfs provenant des parties *détruites* de la moelle était notablement affaiblie , et qu'elle était abolie après quatre jours pleins. Je crois être également certain que , le sixième jour, tous les muscles qui ont perdu plus tard leur irritabilité étaient déjà moins contractiles. Le huitième jour, sur le cochon d'Inde de l'expérience V, ce changement était nettement appréciable à l'aide de faibles courants. Une pince de Pulvermacher, trempée dans du vinaigre simple, déviant l'aiguille aimantée de 90°, après lui avoir imprimé plusieurs tours, déterminait des oscillations bien marquées dans les fibres musculaires des membres non paralysés; dans les muscles du train de derrière, au contraire, elle ne provoquait que d'imperceptibles tressaillements. Au vingt-et-unième jour, il fallait user de courants plus énergiques pour exciter ces mêmes indices de contractilité ; mais les contractions se produisaient encore

facilement avec des courants interrompus et à intermittences rapides, fournis
par une petite pile de Bunsen ; enfin , chez tous ces animaux , de la sixième à
la huitième semaine , sans être absolument perdue , la contractilité musculaire devient à peine sensible.

Ainsi , chez les quadrupèdes, l'irritabilité des muscles soustraits à l'influence de la moelle est *diminuée* d'une manière
appréciable du *sixième au huitième jour. De la sixième à la huitième semaine* , elle ne se manifeste plus que par de faibles oscillations, même quand on cherche à la mettre en jeu avec des courants électriques intenses. Toutefois, elle n'est pas encore absolument anéantie. Chez les grenouilles , les modifications de la
contractilité sont beaucoup plus tardives; je suis même porté à
croire qu'elles n'ont pas lieu en un laps de temps invariable chez
toutes, ni dans toutes les saisons. Mes expériences , au moins,
indiquent des différences dont je ne puis trouver une autre
explication.

Chez l'homme , dans tous les cas où j'ai observé les malades
immédiatement après la lésion de la moelle , et , en particulier ,
chez ceux des observations Iʳᵉ, II et IV, j'ai trouvé la contractilité
sensiblement diminuée après six jours révolus. Mais un fait que
je rapporterai dans une autre partie de cet ouvrage me donne
à penser que cette modification survient plus rapidement encore,
puisqu'elle était déjà appréciable au bout de cinq jours pleins ,
au commencement du sixième. D'ailleurs , quoique j'aie eu soin
d'examiner toujours directement les muscles au moyen de l'électroponcture , les premiers changements ont pu m'échapper , les
appareils médicaux ordinaires ne fournissant que des courants
relativement élevés. J'aurais voulu appuyer mes observations sur
celles de MM. Marshall-Hall et Duchenne ; malheureusement ,
Marshall-Hall ne fournit aucun renseignement sur la question
dont je m'occupe en ce moment , et ceux que l'on trouve dans les
ouvrages de M. Duchenne (de Boulogne) sont en contradiction
flagrante avec les faits et avec eux-mêmes. Ainsi , dans son
Traité de l'Electrisation localisée , après avoir écrit (p. 529
que , dans les lésions de la moelle et des nerfs , « la diminution
de la contractilité électro-musculaire *est déjà très notable au commencement du second septénaire* , » c'est-à-dire probablemen
le huitième ou le neuvième jour, plus loin (p. 750) cet auteu
indique la *perte complète de la contractilité musculaire le sixièm*

jour, après une lésion de la moelle, et il souligne avec soin ce résultat. Je dois dire, dès à présent, qu'ayant aussi suivi pendant deux mois le malade sur lequel M. Duchenne a fait cette observation, je suis en mesure d'affirmer formellement que, six semaines après, les muscles dont l'irritabilité avait été modifiée présentaient encore des traces de contraction lorsqu'on les excitait directement au moyen de l'électroponcture.

Quoi qu'il en soit, les exemples cités plus haut me semblent démontrer que, *chez l'homme, l'affaiblissement de la contractilité, quand il se produit, commence à devenir appréciable cinq ou six jours révolus après la lésion de la moelle qui le détermine.*

Il se prononce ensuite de plus en plus, et, d'après les mêmes faits, au bout de cinq et même de six semaines, on obtient encore quelques oscillations fibrillaires par l'électroponcture. *L'irritabilité musculaire n'est donc réellement abolie dans l'espèce humaine qu'à partir de la sixième semaine accomplie.* Inutile de faire remarquer combien ces résultats diffèrent de ceux accrédités par M. Duchenne (de Boulogne).

V. *Influence de la moelle sur l'excitabilité des nerfs.* Si l'on excepte Legallois (1), tous les physiologistes qui ont abordé ce problème ont placé l'excitabilité des nerfs sous la dépendance de la moelle. On peut citer, entre autres, Muller et Sticker (2), Steinruch (3), MM. Longet (4) et Brown-Sequard (5); mais les expériences faites à ce sujet, ayant porté seulement sur les cordons nerveux, ne permettent pas de juger si la perte de leur excitabilité provient seulement du défaut d'action de la moelle, et si l'influence cérébrale n'est pas également nécessaire au maintien de cette propriété. Désirant ne laisser aucun doute sur cette question, j'ai agi sur la moelle même. Or, comme on l'a vu dans les expériences VI, VII, VIII et IX, après une section de la moelle au-dessous du plexus brachial chez des grenouilles, des cabiais et des chiens, les nerfs des organes paralysés restent parfaite-

---

(1) Ouv. cit., p. 24.
(2) Muller, Archiv., t. Ier, et Physiol. du syst. nerv., t. Ier, p. 69 et suiv.
(3) De Regeneratione nervorum. Berlin, 1838.
(4) Mém. cit. sur l'Irritab. muscul., et Traité de Physiol., t. Ier, fascic. III, p. 24.
(5) Gaz. Médic., 1851, p. 619.

ment excitables après plusieurs mois, et au bout de ce temps rien ne fait présager la perte de leur excitabilité.

L'influence du cerveau n'est donc pas indispensable à l'entretien de l'excitabilité dans les cordons nerveux.

Dans une autre série d'expériences, la moelle ayant été partiellement détruite (1), tous les nerfs aboutissant à la partie altérée ont graduellement perdu leur excitabilité. Les observations I⁰ʳ et II prouvent qu'il en est de même chez l'homme.

L'action de la moelle est donc nécessaire au maintien de l'excitabilité dans les nerfs.

Suivant M. Longet, un nerf soustrait à l'influence de la moelle cesse d'être excitable après quatre jours révolus. M. Brown-Sequard indique un autre terme, cinq ou six jours, mais il ne dit pas s'il a cherché à s'assurer de l'état des nerfs avant cette époque. De leur côté, Muller et Sticker n'ayant examiné les nerfs réséqués qu'au bout de cinq semaines à trois mois, je n'ai pu, d'après ces données, déterminer l'époque précise à laquelle l'excitabilité nerveuse commence à s'affaiblir et celle où elle est complétement abolie. J'ai dù encore avoir recours à des expériences (2), et j'ai reconnu, comme M. Longet, *que le bout périphérique d'un nerf réséqué est complétement inexcitable chez les quadrupèdes quatre jours révolus après l'opération, même par de très forts courants électriques.* Mais ces expériences démontrent en même temps que cette modification commence à se manifester plus tôt si l'on fait usage de courants électriques de peu d'intensité ; elle est déjà sensible après trois jours chez les cochons d'Inde et les chiens. Chez l'homme, je n'ai jamais constaté les changements dans l'excitabilité des nerfs avant quatre jours révolus. A cette époque elle avait complétement disparu chez le malade de l'observation IV. Chez ceux des observations Iʳᵉ et II, je l'ai trouvée nulle le matin du sixième et du septième jour ; elle n'a pas été examinée avant. Enfin, chez un quatrième malade dont il sera question par la suite, elle était également abolie le matin du cinquième jour. Par conséquent, *dans les nerfs soustraits à l'influence de la moelle, l'excitabilité se comporte chez l'homme très approximativement comme chez les quadrupèdes.*

---

(1) Expér. IV, V, X et XII.
(2) Expér. XIV.

VI. *Influence de la moelle sur la nutrition, et en particulier sur celle du tissu musculaire.* On attribue généralement à la moelle une certaine influence sur la nutrition, et quelques physiologistes l'ont même considérée comme spécialement affectée aux fonctions organiques (1). Dans un grand nombre de paralysies produites par des lésions de la moelle, il est vrai, les membres s'atrophient, la peau devient sèche, écailleuse, parcheminée; leur température est plus basse que celle du reste du corps, et la circulation capillaire y semble languissante; mais on ne saurait rapporter au seul défaut d'action nerveuse des effets qui accompagnent fort souvent l'immobilité prolongée au milieu de certaines conditions, quelle qu'en soit, d'ailleurs, la cause. Ces faits, fort vagues du reste, ne démontrent donc nullement l'intervention de la moelle dans les phénomènes nutritifs, et il faudrait l'établir sur des preuves moins contestables. Ce point de physiologie a été trop négligé, malgré son importance, et l'absence de matériaux en rend la solution difficile et douteuse. Au surplus, les recherches que j'ai faites, dirigées d'après le plan général de ce travail, roulent exclusivement sur la nutrition musculaire. Je regrette de n'avoir pas à présenter, à ce sujet, les résultats d'expériences directes; mais je me suis trouvé constamment empêché par l'impossibilité de faire survivre assez longtemps les quadrupèdes après la destruction d'une portion étendue de la moelle. D'un autre côté, on ne peut accepter, comme preuve absolue de l'influence de la moelle sur la nutrition des muscles, les exemples d'atrophie musculaire consécutive à une lésion des nerfs. Comme je l'ai dit, en effet, il n'est pas certain que ces cordons soient exactement composés hors du canal vertébral comme à leur origine. Peut-être les ganglions placés sur le trajet des racines postérieures et ceux du grand sympathique donnent-ils des racines spéciales aux nerfs céphalo-rachidiens, et leur communiquent-ils des propriétés végétatives étrangères à la moelle. Et si, après la section d'un nerf mixte, la nutrition musculaire est altérée, on aurait tort de conclure que cette altération procède du défaut d'action de la moelle. Ainsi, pour avoir le droit de rattacher à ce centre important les phénomènes d'atrophie, il faut

---

(1) Rachetti, Della struttura, delle funzioni et delle malattie della midolla spinale. Milan, 1816. — Fray, Essai sur l'origine des corps organiques et inorganiques. Paris, 1817.

que la lésion porte sur son tissu même ou sur l'origine des nerfs
Il faut, en outre, avoir prouvé que le manque d'influence céré
brale et l'immobilité ne sont pour rien dans ces changements
C'est à quoi je vais d'abord m'attacher.

Généralement, mais non toujours, lorsque, sous l'influenc
d'une cause quelconque, un membre est soumis à une immobilit
complète et prolongée, il subit dans son ensemble une diminu
tion de volume plus ou moins notable. On dit alors qu'il es
atrophié. Toutefois, dans la plupart de ces cas, l'expressio
d'atrophie indique seulement une émaciation plus ou moins con
sidérable des tissus ; car si l'on vient à les examiner par l'au
topsie, on reconnaît qu'ils n'ont perdu aucun de leurs caractère
spécifiques. Les muscles, en particulier, sont un peu plus grêle
et peut-être un peu moins colorés que ceux des parties saines
mais au microscope on y retrouve toutes les apparences du tiss
contractile à l'état normal. L'élément graisseux seul a disparu
en un mot, il y a *amaigrissement* et non *atrophie*. Je me sui
fréquemment assuré de ce fait chez des individus présentar
ainsi des émaciations partielles consécutives à divers états mor
bides, entre autres à des hémiplégies anciennes. M. Turner, dan
sa thèse inaugurable (1), a reproduit, d'après M. Bell, un
observation d'hémiplégie liée à l'atrophie d'un lobe du cerveau
A l'autopsie, cinquante ans après le développement de la para
lysie, les muscles ne présentaient qu'une diminution de volum
sans décoloration ni trace d'atrophie réelle.

Chez le paraplégique de l'observation III, malgré une immo
bilité complète de plusieurs années, tous les muscles resten
fermes et bien développés, et les cas analogues sont très com
muns. En outre, dans mes nombreuses expériences sur la moell
ou les nerfs, il m'a été facile de reconnaître qu'une immobilit
de deux, trois, quatre, six mois et plus, du train de derrière, à l
suite d'une section simple de la moelle, chez les batraciens et le
quadrupèdes, non seulement ne modifie en rien la texture de
muscles, mais encore ne les empêche pas d'augmenter de volum
avec les progrès de l'âge, comme dans les membres paralysés
Ces observations et expériences prouvent aussi que l'influenc

____

(1) De l'Atrophie partielle du cervelet, etc. Paris, 1856, n° 4. — Obs. V
p. 53.

cérébrale n'intervient pas dans la nutrition du tissu musculaire.

Ainsi, ni l'immobilité, quelque prolongée qu'elle soit, ni le défaut d'action cérébrale, ne suffisent pour produire l'atrophie musculaire réelle, c'est-à-dire la disparition de l'élément contractile, et, lorsqu'elle survient, elle doit être attribuée à des causes d'un autre ordre.

Les faits démontrant l'influence de la moelle sur la nutrition du tissu propre des muscles sont très peu nombreux. J'en citerai ici quelques-uns.

OBSERVATION VI. Absence d'une portion de la moelle chez un veau, absence complète des nerfs et du tissu musculaire dans les parties correspondantes du corps. — La colonne vertébrale et la moelle épinière se terminaient brusquement au niveau de la dixième vertèbre dorsale. Aucun des muscles volontaires qui reçoivent leurs nerfs de la portion de moelle manquante n'existait. Cependant, dans ce même segment du corps, les téguments, le tissu adipeux et cellulaire, le système vasculaire, les tissus osseux et aponévrotiques, n'avaient été nullement influencés dans leur développement et leur structure par l'absence totale de nerfs spinaux. (Professeur Alessandrini, de Bologne; Bulletino di Bologna, janvier 1835. — Extr. in Arch. génér. de Méd., 1836, t. XI, p. 218.)

OBSERVATION VII. Absence d'une portion de moelle chez un cochon, absence complète de nerfs et du tissu musculaire dans les parties correspondantes du corps. — La moelle épinière était saine depuis son origine jusqu'à la cinquième vertèbre dorsale. La tête, le cou, la région antérieure du thorax et les membres thoraciques étaient fournis de muscles très développés. A partir de la cinquième vertèbre dorsale, le rachis et la moelle manquaient complétement jusqu'à la région caudale. La région postérieure du thorax et tout l'abdomen avaient l'apparence d'un long sac ovoïde à parois aponévrotiques, soutenu inférieurement par les os innommés sur lesquels les membres pelviens étaient attachés. Toute trace de tissu musculaire cessait brusquement au niveau du point où les parois osseuses du thorax, le rachis et la moelle venaient à manquer. Parmi les muscles qui, habituellement, constituent les parois abdominales, on voyait seulement des portions de ceux qui s'attachent en un point élevé sur le thorax et reçoivent des filets nerveux des premières paires dorsales. Une grande partie des parois thoraciques, la totalité des parois abdominales et les membres postérieurs étaient privés de nerfs spinaux et de muscles volontaires; ils étaient seulement composés de tissu cellulaire. Les viscères de la poitrine et de l'abdomen, où l'on pouvait facilement reconnaître les branches du nerf vague et du grand sympathique, étaient dans un état normal. Les couches des fibres musculaires étaient très visibles dans toute la longueur du canal intestinal, ainsi que sur la vessie urinaire. Entre les os innommés, une petite portion de la colonne vertébrale réapparaissait et contenait un cylindre grêle de matière médullaire, de laquelle se détachaient quelques filets nerveux très fins. Les filets se distribuaient à quelques faisceaux de fibres musculaires représentant les muscles de la queue. (Professeur Alessandrini, loc. cit.)

Observation VIII. Un bœuf de 5 ans avait les membres postérieurs para
lysés au point d'être privés du sentiment et du mouvement. Ces membre
étaient en même temps d'une maigreur telle, que la peau semblait collée au
os. L'animal fut abattu et ouvert. La partie de la moelle de l'épine qui corres
pond à la région lombaire était ramollie, la substance grise décolorée ; le
racines des nerfs qui naissent en ce point étaient comprimées et en quelqu
sorte étranglées. Les méninges étaient épaissies et couvertes à l'extérieur d
concrétions calcaires de couleur jaunâtre. Le reste du système nerveux éta
sain.— On trouva les muscles de la région lombaire et ceux des membre
postérieurs décolorés, ramollis, atrophiés. (Résumé d'une observation lue
l'Académie de Médecine par M. Dupuy. — Arch. génér. de Méd., 1833 , t. III
p. 302.)

Observation IX. Une femme de 82 ans, atteinte d'une hémiplégie déj
ancienne, avec diminution de volume et déformation des membres para
lysés, mourut à la Salpétrière. A l'autopsie, on constata une atrophie conside
rable d'un des lobes du cerveau et du cervelet. La moitié de la moelle corres
pondante au côté du corps paralysé était également atrophiée. Les muscle
placés sous l'influence de la lésion avaient subi un certain degré de trans
formation graisseuse. La fibre musculaire était décolorée et considérablemei
modifiée dans les muscles du membre supérieur. (Résumé d'une observatio
empruntée à la thèse de M. Turner, p. 44.)

A ces exemples on peut ajouter les observations d'acéphale
réunies par Béclard dans un Mémoire bien connu (1), et dans le:
quelles on voit toujours l'absence de la moelle ou d'une de se
parties entraîner l'absence totale ou partielle du système muscu
laire. « Les organes du mouvement, dit Béclard , présenter
beaucoup d'altération dans les acéphales. Les muscles restant
sont toujours ceux qui reçoivent leurs nerfs de la portion de l
moelle existante. Tantôt ils ne diffèrent pas beaucoup des muscle
d'un fœtus ordinaire, d'autres fois ils sont blancs , d'autres foi
on ne trouve à leur place qu'un tissu lardacé , blanchâtre
comme du tissu celluleux infiltré. Ce cas est celui dans lequel l
portion de moelle qui existe est altérée , ou celui dans lequel
n'en existe qu'une très petite partie (2). » Et ce qui prouve bien qu
l'absence du tissu musculaire tient au défaut d'action nerveus
et non à un arrêt de développement commun à tous les tissu
d'une région , c'est que le diaphragme manque dans tous les ca
où manque la portion cervicale de la moelle , bien que les paroi
et les muscles thoraciques soient normalement conformés.

---

(1) Mémoire sur les Acéphales, Bulletins de la Faculté de Médecine c
Paris, 1815 et 1817, t. IV et V.

(2) Deuxième partie, ann. 1817, t. V, p. 595.

L'influence de la moelle sur la nutrition musculaire paraît donc évidente.

Il serait utile de déterminer au bout de combien de temps se manifeste l'atrophie dans les muscles soustraits à l'action médullaire, et surtout si ce temps varie dans le cas de lésion du tissu même de la moelle et dans le cas de lésion des cordons nerveux. Outre l'utilité pratique d'une solution positive, il serait permis de juger si l'action des nerfs sur la nutrition musculaire est la même que celle de la moelle. Je considère ce point de physiologie comme très douteux, car on observe promptement l'atrophie après les lésions nerveuses, tandis que, dans les affections du centre rachidien, elle est assez tardive pour que je n'en aie trouvé aucun indice, après cinq et six semaines, dans les observations Ire, II et IV. Malheureusement, il n'existe pas de documents propres à autoriser une décision.

J'ajouterai, en terminant ce sujet, que nous ignorons complétement quelles sont les parties de la moelle qui président à la nutrition des muscles, comme celles qui président au maintien de leur irritabilité et de l'excitabilité des nerfs.

VII. *Indépendance fonctionnelle de la moelle et de ses parties.* Je crois avoir démontré, dans le cordon rachidien, un ensemble de propriétés qui lui assignent un rôle considérable vis-à-vis de la sensibilité et de la motilité. Il résulte encore de ce qui précède que ces propriétés, indépendantes de l'influence cérébrale, puisqu'elles persistent indéfiniment dans la moelle séparée de l'encéphale, sont évidemment inhérentes à son tissu même et font de cet organe un centre nerveux complexe, dont la vie et le mode particulier d'action ne sont en rien subordonnés à ceux du cerveau.

Or, l'unité de la moelle n'est même pas une condition indispensable à l'exercice de ses fonctions. On peut la diviser perpendiculairement à son axe, en deux, trois, quatre ou un plus grand nombre de segments, sans apporter de modifications dans les phénomènes auxquels elle participe. Chacune de ces parties, anatomiquement constituée comme l'organe entier, possède isolément les mêmes facultés. J'ai déjà montré, par les expériences VI, VII et VIII, qu'une simple section transversale de la moelle, quoiqu'elle interrompe sa continuité, laisse subsister le pouvoir réflexe, l'excitabilité des nerfs, la contractilité et la nutrition des muscles dans toutes les parties paralysées de la sensibilité et du mouvement. Nous avons même vu chez le jeune chien de l'expérience IX tous ces phénomènes persister, quoique la moelle fût divisée en trois segments. J'ai voulu pousser plus loin encore cette démonstration.

EXPÉRIENCE XIV. Sur un cochon d'Inde âgé de deux jours, j'ai pratiqué quatre sections de la moelle à une certaine distance les unes des autres. Le cordon rachidien se trouvait ainsi divisé en cinq segments. Au bout de dix semaines, les mouvements réflexes étaient faciles à provoquer ; les muscles étaient, sans exception, bien colorés et très irritables ; enfin, les nerfs bien excitables. Les parties paralysées ne me parurent pas moins développées chez cet animal que chez deux de ses frères laissés intacts. Je ferai toutefois remarquer que lorsqu'on pinçait les orteils du membre postérieur, les mouvements réflexes restaient bornés aux pieds ou au sphincter de l'anus; si, au contraire, je piquais la peau nue des aines, il se produisait seulement un mouvement de flexion des cuisses sur le bassin, etc. En un mot, l'impression périphérique ne réagissait que sur les muscles compris dans une zone limitée. — À l'autopsie, je trouvai la moelle bien exactement divisée en cinq segments dont les bouts étaient réunis entre eux par une sorte de dépôt plastique incomplètement organisé, mais ne présentant aucune trace de tissu nerveux.

Chaque segment de la moelle est donc un véritable centre d'innervation, pouvant continuer d'agir après sa séparation de l'encéphale et du reste de la moelle, pourvu qu'il soit, d'ailleurs, bien intact dans sa structure. On peut, par conséquent, considérer le cordon médullaire comme constitué par une série de centres nerveux à propriétés identiques, mais pourtant affectés à des fonctions différentes, suivant les organes auxquels sont destinés les nerfs qui en proviennent. La physiologie, en cela, serait d'accord avec l'anatomie comparée, qui montre la moelle se segmentant peu à peu, à mesure qu'on descend des mammifères aux poissons, et de ceux-ci à des animaux plus inférieurs encore, les crustacés, par exemple.

Cette indépendance d'action des divers segments de la moelle, comme de l'organe entier, reconnue par Legallois (1) et Lallemand (2), et implicitement admise par la plupart des physiologistes, a été spécialement signalée par le docteur Stilling (de

(1) Loc. cit., t. Ier, p. 62, 72 et 135.
(2) Recherches sur l'Encéphale, t. III, p. 311.

Cassel) comme un fait capital dans la physiologie nerveuse (1). Plus récemment, M. Weisberger a eu l'heureuse idée d'appliquer au diagnostic des paralysies ces données expérimentales (2), et je ferai voir plus loin combien, en effet, elles ont d'importance sous ce rapport.

Après avoir considéré la moelle comme un *centre nerveux*, il me resterait à l'étudier comme organe de transmission des impressions et de l'influence cérébrale. Mais j'ai déjà annoncé mon intention de traiter dans un article spécial tout ce qui se rapporte à la propagation de la force nerveuse, et je renvoie à cette partie de mon ouvrage. Je n'ai pas cherché, d'ailleurs, à tracer l'histoire physiologique complète du cordon rachidien, et j'ai évité à dessein les questions indifférentes à mon sujet. Ce qui précède suffira, je l'espère, pour remplir le but que je me suis proposé. Pour en faire mieux saisir l'ensemble et la portée.générale, je crois utile maintenant d'en présenter un résumé.

RÉSUMÉ DE LA PHYSIOLOGIE DE LA MOELLE.

I. La moelle épinière intervient vis-à-vis du mouvement et du sentiment, à la fois comme organe de transmission et comme centre d'action nerveuse.

II. Comme centre : 1° elle préside à la réception des impressions sensitives et à la production des contractions musculaires ; 2° elle possède un principe de détermination, de coordination et d'association des mouvements placés sous sa dépendance ; 3° elle exerce une influence évidente sur l'excitabilité des nerfs, sur l'irritabilité et la nutrition des muscles.

III. Ces diverses propriétés paraissent avoir dans la moelle des organes distincts, mais ceux de la sensibilité et de la motilité nous sont seuls connus.

IV. Les faisceaux blancs antérieurs sont exclusivement affectés à la motilité.

____

(1) Ouv. cité.

(2) Considérations sur les rapports qui existent entre les lésions fonctionnelles et les lésions organiques de la moelle. (Thèse inaugurale, Strasbourg, 1845.)

V. Les faisceaux blancs postérieurs sont exclusivement affectés à la sensibilité.

VI. Mais ils ne paraissent être les conducteurs ni de la volonté aux parties, ni des impressions au cerveau.

VII. Dans les faisceaux antérieurs réside l'agent excitateur de la contraction musculaire ; dans les seconds s'opèrent la réception des impressions et la modification qui les transforme en phénomènes sensibles.

VIII. La moelle peut continuer à vivre indéfiniment et à remplir les fonctions qui lui sont propres, quoique complétement séparée du cerveau.

IX. Tout segment de la moelle compris entre deux sections transversales, et anatomiquement constitué comme l'organe entier., possède aussi les mêmes propriétés et peut remplir ses fonctions, quoique séparé du cerveau et du reste de la moelle.

X. Ainsi, après la séparation de la moelle d'avec le cerveau ou après sa segmentation en deux ou plusieurs parties, si chaque segment est resté sain dans sa structure, les phénomènes réflexes persistent, les nerfs conservent leur excitabilité, les muscles leur irritabilité et continuent à se nourrir.

XI. Au contraire, dans toutes les parties animées par des portions altérées ou détruites de la moelle, les phénomènes réflexes sont abolis, les nerfs perdent leur excitabilité, les muscles leur irritabilité et s'atrophient.

XII. Sous ces divers rapports, les choses se passent dans l'état pathologique comme dans les expériences.

II.

ENCÉPHALE.

Le mode d'intervention de l'encéphale vis-à-vis du sentiment et du mouvement ne diffère pas aussi radicalement de l'action de la moelle que peuvent le faire supposer les données physiologiques généralement accréditées. Nous allons, en effet, retrouver et les propriétés du cordon rachidien et des facultés qui, plus apparentes, sans doute, dans la portion intra-cranienne du système nerveux, ne sont pourtant pas absolument étrangères à la moelle. L'encéphale toutefois est le théâtre de phénomènes d'un ordre supérieur, au point de vue des fonctions animales ; le siége de la conscience, des opérations intellectuelles et de la volonté, phénomènes dont l'étude touche à peine au plan de ce travail, et sur lesquels je passerai rapidement.

I. *Propriété des tissus de l'encéphale.* Depuis Hàller, les physiologistes ont cherché à déterminer les propriétés du tissu des diverses parties de l'encéphale, et la plupart ont admis entre elles des différences essentielles. Comme dans la moelle, en effet, certains points peuvent être touchés, déchirés, brûlés, coupés par tranches, sans qu'il se manifeste la plus faible contraction musculaire, et sans que les animaux, objets de ces expériences, donnent le moindre signe de sensibilité, tandis qu'à la plus légère excitation portée sur d'autres régions de la masse intra-cranienne, il se produit aussitôt de violentes convulsions musculaires, et les animaux expriment par leurs cris et leur attitude une vive douleur. Il existe donc dans le crâne des parties qui réagissent sous l'influence des irritations artificielles à la manière de la substance blanche de la moelle, et d'autres que ces mêmes influences trouvent inertes, comme la substance grise du centre rachidien ; en un mot, des parties *excitables* (1) et des parties *non excitables:* division fondamentale, déjà entrevue par Wepfer (2), Lorry (3), Lecat (4), démontrée par M. Flourens (5) et confirmée par les recherches ultérieures de Magendie (6), de Marshall-Hall (7), d'Hertwig (8), de M. Longet (9), etc. D'après ces recherches, et

---

(1) Je dois rappeler que, sous le nom d'*excitabilité*, je confonds la sensibilité et la motricité.

(2) Boerhaave, de Morbis nervorum. Lugduni Batavorum, 1761, t. II, p. 492.

(3) Mém. de l'Académie des Sciences, recueil des savants étrangers, t. III, 1760.

(4) Traité de l'existence, de la nature et des propriétés du fluide des nerfs. Berlin, 1765.

(5) Recherch. expériment. sur les fonct. et les propriét. du syst. nerveux., Paris, 1842, 2ᵉ édit.

(6) Fonct. et malad. du syst. nerveux. Paris, 1839.

(7) Publications diverses.

(8) Experimenta quædam de effectibus læsionum in partibus encephali. Berlin, 1826.

(9) Anatomie et physiol. du syst. nerveux, t. Iᵉʳ.

surtout d'après les célèbres expériences de M. Flourens , on doit considérer comme *inexcitables* la masse entière des lobes céré-braux , les couches optiques , les corps striés , le cervelet , les pédoncules cérébelleux moyens et le pont-de-varole. Le bulbe , les parties profondes de la protubérance annulaire , les pédon-cules cérébraux et cérébelleux inférieurs et supérieurs , sont essentiellement *excitables*. Quant aux tubercules quadrijumeaux, les résultats sont beaucoup moins précis et demandent à être commentés. Mais, avant d'aller plus loin , je rappellerai encore ici qu'il ne faut pas considérer comme absolument inexcitables les parties nerveuses dont l'irritation ne provoque pas d'effets appré-ciables pour nous. Comme tous les tissus vivants , elles doivent posséder l'excitabilité ; seulement , ou bien cette propriété ne se manifeste que sous l'influence d'excitations spécifiques , ou bien elle ne se révèle par aucun phénomène saisissable. Ainsi , com-ment reconnaître la sensibilité particulière aux régions olfactives, auditives ou gustatives, dont nous admettons cependant l'exis-tence ? On peut donc concevoir certaines propriétés du tissu, nerveux, certaines formes de l'excitabilité inappréciables à nos moyens d'investigations et remplissant, vis-à-vis de fonctions d'un autre ordre le rôle que la sensibilité et la motricité remplis-sent dans le mécanisme de la sensation et du mouvement mus-culaire.

Dans les parties excitables de l'encéphale , la motricité et la sensibilité occupent-elles un siége différent ? L'analogie porte à le supposer, et les physiologistes penchent, en général, vers l'af-firmative sur cette question. Mais , si la distinction des parties motrices et des parties sensitives dans le rachis offre des diffi-cultés sérieuses , elle est bien autrement douteuse à l'intérieur du crâne et ne peut être établie qu'approximativement.

1° *Bulbe*. En considérant , par exemple, que la face posté-rieure du *bulbe rachidien*, extrêmement sensible, est consti-tuée par la prolongation des faisceaux sensitifs de la moelle , qui prennent à ce niveau le nom de corps restiformes, et qu'elle donne naissance à des nerfs exclusivement sensitifs (portion ganglio-naire des nerfs glosso-pharyngiens , pneumo-gastrique et triju-meau) , on localisera sans doute dans les corps restiformes la sensibilité du bulbe. Par des motifs de même ordre , on peut regarder ses faisceaux antéro-latéraux comme affectés à la motricité ; car il sont la continuation des cordons antéro-latéraux de la moelle , sont insensibles comme eux et donnent naissance à des nerfs exclusivement moteurs (hypoglosse, spinal , facial , moteur oculaire externe). Il est d'ailleurs inutile , je pense , d'ajouter que ces données concernent seulement les fibres blanches , la substance grise n'étant ni sensible ni excito-motrice.

2° La *protubérance annulaire,* formée comme le bulbe par des parties sensibles et des parties motrices , en diffère par la présence de fibres blanches dénuées de ces deux propriétés. Mais il n'est pas facile de distinguer rigoureusement chacune de ces espèces de fibres. On sait que le mésocéphale est composé, outre la substance grise intérieure, de fibres blanches transverses se continuant avec les pédoncules cérébelleux moyens, et de fibres longitudinales paraissant faire suite aux faisceaux blancs de la moelle et du bulbe. Ces deux ordres de fibres se naîtent entre eux, et cette disposition rend presque impossible de reconnaître le mode de réaction propre à chacune d'elles. Cependant on s'accorde généralement à considérer comme insensibles et inexcitables les fibres transverses qui constituent le pont-de-varole , et il est permis , par analogie , de supposer la même inertie aux fibres transverses profondes. L'excitabilité sensitivo-motrice de la protubérance paraîtrait ainsi résider exclusivement dans les fibres longitudinales continues aux faisceaux blancs de la moelle.

Ce serait un motif pour attribuer, *à priori,* la sensibilité de ce renflement à celles des fibres longitudinales qui semblent être la prolongation des faisceaux médullaires sensitifs, c'est-à-dire aux fibres postérieures. Et, en effet, la face postéro-supérieure du mésocéphale, revêtue par la partie des corps restiformes qui se porte vers les pédoncules cérébraux, est douée d'une exquise sensibilité. D'autre part, d'après M. Longet, un stylet peut être introduit à travers le pont-de-varole dans l'épaisseur de la protubérance sans provoquer des signes de souffrance ; mais il se manifeste alors des secousses convulsives dans les quatre membres et la face (1). Cette expérience tendrait à localiser la motricité dans les fibres longitudinales les plus antérieures.

_____

(1) Anatom. et physiol. du syst. nerveux, t. Ier, p. 427.

Il semble donc probable que, dans cette partie de l'axe nerveux
la sensibilité réside encore en arrière et la motricité en avan
Mais cette rigoureuse localisation n'a pas été suffisammer
démontrée.

3° *Tubercules quadrijumeaux.* On peut exciter la surface de
tubercules quadrijumeaux ou bijumeaux sans déterminer ni con
vulsions ni douleur, et il faut faire pénétrer un stylet ou u
scalpel dans leur épaisseur pour observer des signes non équi
voques de douleur. Chez un animal récemment mis à mort, o
obtient par les mêmes expériences des contractions musculaire
comme par l'excitation des faisceaux antérieurs de la moell
M. Longet rapporte avec probabilité ces deux effets à l'irritatio
des fibres médullaires sous-jacentes, et non aux tubercules qua
drijumeaux eux-mêmes. Mais ces ganglions paraissent être l
siége spécial de la sensibilité à la lumière, et, suivant M. Flou
rens, ils seraient aussi une source de motricité particulière. S
on détruit, chez un quadrupède, un oiseau ou un reptile, le
lobes cérébraux, l'animal est frappé de cécité ; cependant l'ir
continue à se contracter sous l'influence de la lumière, qui prc
voque aussi parfois le clignement des paupières et même de
mouvements de la tête, comme si l'animal voulait suivre les dépla
cements imprimés au corps lumineux (1) : preuves certaines qu
le cerveau proprement dit n'est pas indispensable à la réceptio
des impressions lumineuses. Enlève-t-on seulement les tubei
cules quadrijumeaux ou bijumeaux, quoique l'animal possèc
encore le centre de perception, il devient aveugle, comme dar
l'expérience précédente ; mais alors l'action de la lumière r
détermine plus la contraction des iris, ni aucun des effets indi
qués plus haut. Ces organes paraissent donc présider à la réce
tion des impressions lumineuses et posséder, par conséquen
une sensibilité spéciale appropriée à leurs fonctions. Les rappor
d'origine des nerfs optiques avec les tubercules quadrijumeau
ou bijumeaux tendent encore à confirmer cette manière c
voir.

Ainsi que je viens de le dire, l'action de la lumière sur la rétir
entraîne par réflexion le resserrement de la pupille. Les excité
tions mécaniques portées sur les tubercules eux-mêmes donne

---

(1) Anatom. et physiol. du syst. nerveux, t. Ier, p. 471.

lieu à des résultats identiques, d'où M. Flourens a cru pouvoir conclure qu'en eux réside le principe des contractions de l'iris (1). Il est possible que ces contractions ne soient pas un résultat direct de l'irritation de ces corps et qu'elles constituent un phénomène réflexe, comme celles que déterminent les excitations du nerf optique, phénomène réflexe dépendant de la production de sensations lumineuses par l'attouchement des parties douées de la sensibilité à la lumière. Dès-lors, les tubercules jumeaux ne posséderaient pas par eux-mêmes la motricité, et ne réagiraient sur la pupille que médiatement. Il est certain, en effet, qu'ils n'ont pas de rapports immédiats avec l'origine du nerf moteur oculaire commun, duquel proviennent les nerfs moteurs de l'iris.

4° Les *pédoncules cérébraux* et les *pédoncules cérébelleux* n'ont pas été parfaitement étudiés sous le rapport de leurs propriétés de tissu. Cependant les premiers sont généralement classés parmi les organes doués de motricité, surtout dans leur partie inférieure, et de sensibilité, principalement à leur partie supérieure. Les *pédoncules cérébelleux* supérieurs et inférieurs sont exclusivement sensibles. Le pédoncule cérébelleux moyen n'est ni sensible ni excito-moteur.

II. *Pouvoir réflexe de l'encéphale*. L'existence du pouvoir réflexe dans l'encéphale ou dans quelques-unes de ses parties établit une nouvelle analogie entre le centre nerveux cranien et la moelle épinière. A l'état physiologique, ce mode d'action se manifeste avec des caractères frappants dans une multitude d'actes, et intervient peut-être à titre d'agent principal dans le mécanisme de plusieurs fonctions importantes. Ainsi, sans parler de son rôle probable dans la respiration, la déglutition, etc., je rappellerai parmi ses effets les plus évidents la contraction de l'iris produite par l'action de la lumière sur la rétine, le clignement forcé des paupières par l'application d'un corps irritant sur la conjonctive, l'éternûment, le vomissement, la toux, provoqués par la titillation de la muqueuse nasale, de la luette ou de l'épiglotte, l'occlusion convulsive de la glotte après l'introduction dans le larynx d'un corps étranger, la contraction des masseters

---

(1) Ouv. cit., p. 48.

que déterminent chez beaucoup de personnes les boissons ou les fruits trop acides, etc. La physiologie expérimentale donne encore plus d'évidence à ces manifestations, en prouvant qu'elles ne dépendent ni de la volition ni de la moelle. Après l'ablation du cerveau et du cervelet, par exemple, l'iris continue à se contracter sous l'influence de la lumière; si on touche les conjonctives, les paupières se ferment; si on siffle, les oreilles s'agitent (1); quand on place sur la base de la langue un corps quelconque, les mouvements de déglutition s'exécutent, etc.; quelques-uns de ces effets persistent aussi pendant un certain temps, même lorsque la moelle allongée a été également séparée de la moelle épinière; mais tous sont complétement abolis dès que l'on a détruit les tubercules quadrijumeaux, la protubérance et le bulbe.

Ainsi, rien n'est mieux prouvé que le pouvoir réflexe de l'encéphale, et il me paraît inutile d'insister davantage à ce sujet.

III. *Influence de l'encéphale sur l'excitabilité des nerfs, l'irritabilité et la nutrition des muscles.* Cette triple action de l'encéphale est démontrée par les expériences et l'observation pathologique.

Action sur l'excitabilité des nerfs. Après la section ou la résection du facial et de l'hypoglosse chez des chiens, M. Longet a trouvé l'extrémité périphérique de ces nerfs tout-à-fait inexcitable après quatre jours accomplis (2). J'ai obtenu exactement le même résultat chez les cochons d'Inde.

Action sur l'irritabilité musculaire. Dans les expériences que j'ai faites sur l'excitabilité du nerf facial, après sa résection, j'ai vu la contractilité des muscles auxquels il se distribue diminuer et s'abolir avec toutes les circonstances indiquées page 40. La résection avait été pratiquée sur la branche faciale proprement dite (branche moyenne) à une certaine distance au-devant de

---

(1) A l'état normal, chez les cochons d'Inde, lorsqu'on siffle et lorsqu'on produit avec les lèvres, par un mouvement de succion, ce son aigu au moyen duquel on appelle les oiseaux, les oreilles oscillent rapidement. Le même mouvement se produit après l'ablation du cerveau et du cervelet.

(2) Mém. cit. sur l'Irritab. musculaire, et Traité de Physiol., t. Ier, fasc. III, p. 26.

l'oreille ; mais je ne saurais dire si elle portait avant ou après l'anastomose du nerf auriculo-temporal. Suivant M. Longet, l'excision des branches du trijumeau qui vont à la face détermine aussi l'abolition de l'irritabilité des muscles de cette région (1). En 1853, M. A. Robert enleva une tumeur ostéo-graisseuse développée chez une jeune fille dans la fosse zygomatique. Pendant l'opération le nerf facial fut coupé et presque tous les muscles auxquels il se distribue restèrent paralysés. Au bout de trente-cinq jours la plaie était complétement cicatrisée. Quinze jours après la guérison, j'essayai d'appliquer l'électricité aux muscles de la face : je n'obtins pas la moindre oscillation, même avec des courants énergiques qui convulsaient la joue de l'autre côté. Il en fut de même pendant tout le reste du séjour que cette fille fit à l'hôpital (trois mois). La sensibilité cutanée était intacte. On trouvera encore, dans la seconde partie de cet ouvrage, l'histoire d'un malade chez lequel une affection intra-cranienne avait déterminé la paralysie avec perte de l'irritabilité des muscles élévateurs de la mâchoire supérieure.

Action sur la nutrition des muscles. Chez le malade dont je viens de parler, les muscles temporal et masseter s'atrophièrent complétement. Je rapporterai aussi plus loin une observation d'atrophie de la langue consécutive à la compression du nerf hypoglosse à sa sortie du crâne (2). Enfin, chez les chiens, la section des branches faciales du trijumeau a eu pour suite, dans les expériences de M. Longet, l'atrophie des muscles de la face.

Dans tous ces cas, les choses se passent donc exactement comme dans les nerfs et les muscles soustraits à l'action médullaire, et il est évident que l'encéphale exerce sur la nutrition et l'irritabilité musculaire et sur l'excitabilité des nerfs une action identique à celle de la moelle épinière.

Mais cette influence n'appartient pas à toute la masse encéphalique et dépend exclusivement des parties qui donnent naissance aux nerfs craniens, c'est-à-dire du bulbe et de la protubérance. En effet, chez les oiseaux et les reptiles, l'ablation du cerveau, et, chez l'homme, les maladies qui désorganisent ces renflements ou qui mettent obstacle à l'exercice de leurs fonctions, ne

---

(1) Même Mémoire et même ouv., t. I⁰ʳ, fasc. III, p. 28.
(2) Arch. génér. de Méd., 1833, t. I⁰ʳ, p. 434.

changent rien à la nutrition et à l'irritabilité des muscles. J'énonce ici ce fait sans discussion , me réservant d'en démontrer l'exactitude ailleurs (1).

En outre, l'intervention de la moelle allongée vis-à-vis de ces divers phénomènes est, *exclusivement* aussi, limitée aux nerfs et aux muscles placés immédiatement sous sa dépendance, c'est-à-dire aux nerfs craniens et aux muscles qu'ils animent. Les nerfs spinaux et les muscles auxquels ils sont destinés ne relèvent nullement, sous ce rapport, de l'encéphale. Ainsi qu'on l'a vu , une section transversale complète de la moelle, quoique supprimant l'action encéphalique dans toutes les portions du corps situées au-dessous, n'y détermine aucune modification du côté des muscles et des nerfs. Une affection intra-cranienne portant sur la protubérance pourra donc entraîner la perte de l'irritabilité de certains muscles de la tête, leur atrophie, etc.; mais elle n'agira jamais de la même manière sur les muscles des membres et du tronc. C'est précisément ce que j'ai eu l'occasion d'observer chez un des malades dont il vient d'être question. Il existait une paralysie de tous les mouvements , sauf les mouvements respiratoires. L'irritabilité et la nutrition des muscles restèrent normales dans toutes les parties situées au-dessous de la tête. Les élévateurs de la mâchoire supérieure seuls perdirent leur contractilité et s'atrophièrent jusqu'à leur disparition complète.

Nous verrons par la suite combien de semblables données sont importantes en pathologie.

IV. *Fonctions et facultés spéciales aux diverses parties de l'encéphale.* Me proposant de traiter, dans un article particulier, du mode de propagation de la force nerveuse , je ne m'occuperai pas ici du rôle des organes intra-craniens dans les phénomènes de cet ordre.

1° *Fonctions du bulbe.* Le bulbe n'est pas seulement une source de sensibilité ou de motricité, ni un simple organe de transmission, il constitue un centre nerveux spécial, et, à ce titre, intervient dans l'exécution de fonctions importantes, et particulièrement dans le mécanisme de la respiration.

Galien , chez les anciens , et Lorry, parmi les modernes ,

---

(1) T. II , paralysies par lésions cérébrales.

avaient déjà signalé la mort subite déterminée par les lésions de la moelle au voisinage du bulbe ; mais il est certain qu'à Legallois, et surtout à M. Flourens, revient l'honneur d'en avoir déterminé la véritable cause. Suivant ces physiologistes éminents, il existe dans le bulbe un endroit assez circonscrit duquel dépend la respiration. Cette proposition, émise par Legallois dès 1808 (1), a été confirmée depuis par M. Flourens (1822-23), d'après ses belles expériences sur les fonctions de l'encéphale (2). Legallois s'était borné à localiser le point dont il s'agit « à une petite distance du trou occipital et vers l'origine des nerfs de la huitième paire » (pneumo-gastrique). M. Flourens, poussant ses investigations plus loin, a déterminé ce point avec plus de précision ; il le place dans une rondelle du bulbe dont « la limite supérieure est immédiatement au-dessus de l'origine de la huitième paire, et la limite inférieure à trois lignes à peu près au-dessous de cette origine. » Les recherches plus récentes faites dans le but de vérifier ces importants résultats en ont toutes démontré l'exactitude et les ont complétés. Ainsi, M. Longet a prouvé que l'influence du bulbe rachidien sur la respiration ne provient pas de tout le segment intercepté par les limites précédemment indiquées, mais seulement de la portion du *faisceau intermédiaire* comprise dans cette tranche (3). On peut diviser et détruire à ce niveau les pyramides et les corps restiformes sans modifier les mouvements respiratoires ; mais, dans le même point, la destruction isolée de ce faisceau intermédiaire, riche en substance grise et situé entre la pyramide et le corps restiforme, produit la suspension instantanée de la respiration et la mort subite : résultats conformes aux idées de Ch. Bell sur les fonctions du faisceau dont il s'agit (4).

Le bulbe remplit donc un rôle assez essentiel vis-à-vis de la respiration pour que l'exercice de cette fonction soit subordonné à l'intégrité de cet organe. Il s'agit de déterminer la nature de ce rôle.

Legallois avait parfaitement constaté l'importance du bulbe

---

(1) OEuvres complètes, t. Ier, p. 64, 1824.
(2) Ouv. cit.
(3) Trait. de Physiol., t. II, 2e partie, p. 206.
(4) Plus récemment encore, M. Flourens a délimité avec une extrême précision ce point vital. (Comptes-Rendus de l'Acad. des Sciences, t. XXXIII.)

dans la respiration ; mais ce fait resta pour lui un sujet d'étonnement : « Les nerfs diaphragmatiques, s'écriait-il, et tous les autres nerfs des muscles qui servent aux phénomènes mécaniques de la respiration , prennent naissance dans la moelle épinière de la même manière que ceux de tous les autres muscles du tronc. Comment se fait-il donc qu'après la décapitation, les seuls mouvements inspiratoires soient anéantis et que les autres subsistent ? C'est là, à mon sens, un des grands mystères de la puissance nerveuse, mystère qui sera dévoilé tôt ou tard, et dont la découverte jettera la plus vive lumière sur le mécanisme des fonctions de cette merveilleuse puissance (1). » Quelques années plus tard , M. Flourens résolvait ces difficultés de la manière la plus heureuse en établissant que dans le bulbe réside le principe de tout le mécanisme respiratoire ; opinion qui fut universellement acceptée et qui paraît incontestable.

Comme Legallois avant lui , et comme tous les physiologistes qui ont reproduit ses expériences, M. Flourens reconnut qu'on peut retrancher successivement d'avant en arrière tout le cerveau, le cervelet, les tubercules quadrijumeaux , la protubérance et même la partie supérieure du bulbe , sans altérer la régularité et l'énergie des mouvements respiratoires. Mais , si on sépare complétement le bulbe de la moelle épinière , à l'instant même les contractions de tous les muscles respirateurs s'arrêtent et l'animal meurt , lors même que le reste de l'encéphale et de la moelle épinière serait tout-à-fait intact. Il est donc évident que le principe excitateur de ces contractions ne réside ni dans le cerveau, ni dans le cervelet, ni dans la protubérance, ni dans la moelle , mais exclusivement dans le bulbe , puisque seul, après la destruction de la masse intra-cranienne, il suffit pour les entretenir tant qu'il reste adhérent à la moelle, et qu'elles sont abolies au moment même où il en est séparé.

Ainsi, le bulbe est l'organe incitateur des mouvements respiratoires. Mais ce mode d'action ne constitue pas toute son influence vis-à-vis de ces actes indispensables à la vie.

L'inspiration et l'expiration forment une série de mouvements alternes dont l'exécution suppose la mise en jeu simultanée ou successive d'un grand nombre de muscles. Plusieurs de ceux de

---

(1) Loc. cit., t. Ier, p. 64.

la face , ceux de la glotte , du thorax , de l'abdomen , et accessoirement un certain nombre d'autres, entrent en action pour
favoriser l'introduction ou l'expulsion de l'air. Ces divers muscles,
animés par des points du système nerveux bien éloignés les uns
des autres , indépendants entre eux , dans un grand nombre de
circonstances , s'associent cependant pour concourir aux actes
respiratoires, suivant une combinaison à laquelle la volonté est
tout-à-fait étrangère et qu'elle ne saurait modifier. Outre le
principe qui coordonne les actes volontaires, il existe, par conséquent , un principe capable d'associer entre elles et de coordonner les contractions de tous ces muscles en vue de la respiration. C'est, en effet, ce que démontre la physiologie expérimentale.

On peut , ainsi que je l'ai dit , enlever complétement le cerveau et le cervelet , sans rien changer à la régularité et à l'ensemble du mécanisme respiratoire. D'où il faut conclure que le
principe régulateur de ce mécanisme ne siége pas dans les
mêmes parties nerveuses que celui des mouvements de locomotion , car nous verrons que ce dernier réside dans le cervelet. Il
en est , par conséquent , bien distinct.

Si , maintenant , on sépare le bulbe de la protubérance par
une section passant un peu au-dessus de l'origine des pneumo-
gastriques, les mouvements respiratoires essentiels, ceux de la
glotte , des côtes et du diaphragme, persistent ; mais ceux de la
bouche et des narines, qui accompagnent l'inspiration, cessent de
s'effectuer. Pratique-t-on, au contraire , la section du bulbe au-
dessous de la dixième paire, à l'instant même tous les mouvements du larynx , des côtes et du diaphragme sont suspendus,
tandis que ceux des narines et de la bouche persistent et indiquent encore les efforts d'inspiration tentés par les animaux.

En d'autres termes , lorsque la rondelle comprenant l'origine
des pneumo-gastriques reste adhérente à la moelle , les mouvements respiratoires du tronc continuent à s'exécuter normalement,
ceux de la tête étant perdus ; mais lorsque cette même rondelle
reste adhérente à la protubérance, les mouvements respiratoires
de la tête sont au contraire intacts , et ceux du tronc n'ont plus
lieu ; enfin, tant qu'elle n'est séparée ni de la protubérance ni de
la moelle , l'ensemble des puissances respiratrices est régulièrement mis en jeu. C'est donc par ce segment de l'encéphale et

même par une portion de sa substance que sont reliées entre elles, en vue de la respiration, toutes les parties du système nerveux qui peuvent y concourir ; c'est par lui que sont associés tous les muscles qui y participent.

En résumé, de ce point restreint part l'impulsion communiquée par le système nerveux au mécanisme respiratoire, et en lui siége le principe qui préside au choix, à l'association et à la coordination des puissances respiratrices. C'est, suivant l'expression de M. Flourens, « *l'organe premier moteur*, » le centre d'où procède la spontanéité automatique de la respiration.

Mais remarquons bien que l'influence de cette portion de l'encéphale sur les muscles respirateurs ne s'exerce pas d'une manière directe. Elle ne provoque pas immédiatement leurs contractions, ou, en d'autres termes, la force qui les excite ne provient pas d'elle. Elle a toujours pour point de départ les faisceaux blancs médullaires d'où naissent leurs nerfs moteurs. D'autre part, si ces muscles sont subordonnés dans les actes respiratoires à l'influence du bulbe, tous, sans exception, restent néanmoins soumis à la volonté. Et cela devait être, car chacun d'eux peut concourir à d'autres actes qu'à la respiration. Le diaphragme, par exemple, les muscles abdominaux et les muscles du larynx obéissent à la volonté dans le chant et l'effort ; le grand dentelé, moteur automatique des côtes, devient muscle volontaire quand il s'agit de mouvoir ou de fixer l'omoplate ; les sterno-mastoïdiens, les scalènes, le trapèze et même les intercostaux sont dans le même cas. Aussi comprendrait-on fort mal le rôle du bulbe rachidien vis-à-vis de tous ces muscles, si l'on pensait qu'il en gouverne toujours les contractions Ils ne sont soumis à son influence qu'en tant qu'ils agissent comme faisant partie du mécanisme respiratoire ; en toute autre circonstance ils en sont indépendants et peuvent entrer dans des associations différentes, régies par d'autres portions du système nerveux et en vue d'actes étrangers à la respiration. Il y a mieux encore : la volonté peut dominer évidemment l'action propre du bulbe, puisqu'elle peut, à son gré, en suspendre les fonctions. Aussi serait-ce une erreur que d'attribuer à cet organe une indépendance absolue du reste du système nerveux, et peut-être a-t-on été trop loin dans l'appréciation des faits que je viens d'exposer. Tout ce qu'il est rigoureusement permis d'en déduire, c'est que son action spéciale n'exige pas, pour s'exercer, le concours de la volonté, et survit à la suppression de toute autre influence encéphalique. On comprend, d'après cela, la persistance de la respiration pendant le sommeil et chez des individus privés de l'exercice des fonctions cérébrales par une lésion profonde des hémisphères. On comprend encore qu'elle se maintienne chez les agonisants, lorsque déjà toutes les perceptions, tous les mouvements volontaires sont complétement abolis.

2° *Fonctions de la protubérance annulaire.* De même que le bulbe, la protubérance annulaire est un centre nerveux chargé de fonctions spéciales. Sous ce rapport, elle est considérée par un grand nombre de physiologistes comme le siége de la faculté de sentir et du principe incitateur des mouvements de locomotion. Quelques-uns, allant plus loin, ont placé dans cette portion du système nerveux la perceptivité et la volonté. Enfin, suivant d'autres opinions, relativement à la sensation et aux mouvements de locomotion, la protubérance ne jouerait qu'un rôle secondaire, la perception et la volition résidant dans les hémisphères cérébraux. Voici, d'ailleurs, les faits qui ont donné lieu à ces appréciations diverses.

Si l'on pratique une section transversale complète du bulbe au-dessus de l'origine des nerfs pneumo-gastriques, de manière à le séparer complétement de la protubérance, tout mouvement spontané, à l'exception des mouvements respiratoires, est aboli au-dessous de la tête, et la sensibilité est complétement éteinte. Que l'on pique alors ou que l'on coupe les parties les plus sensibles du corps, l'animal ne donne plus aucun signe de douleur, et les membres n'exécutent que des mouvements de l'ordre réflexe.

Mais lorsque, chez un autre animal, laissant la protubérance adhérente au bulbe, on l'a séparée du reste de l'encéphale par la section des pédoncules cérébraux et cérébelleux, tout mouvement spontané est aboli, il est vrai, comme dans l'expérience précédente ; mais l'animal paraît *sentir* les impressions douloureuses, crie quand on le pique, et, par l'agitation générale et énergique de son corps, semble *vouloir* se soustraire à la souffrance (1).

Ainsi, presque toute la masse encéphalique peut être détruite ;

---

(1) Longet, Physiologie, t. II, 2ᵉ partie, p. 36-41.

pourvu que la protubérance reste saine et dans ses rapports normaux avec le bulbe et la moelle spinale, l'animal aura encore la faculté de réagir par des cris et de l'agitation générale contre les excitations extérieures, et cette faculté sera perdue sans retour, si l'on vient à détruire ou à isoler le mésocéphale du reste de la moelle. Elle réside donc, de toute évidence, dans ce renflement nerveux. Or, dans ces cris et cette agitation, on a vu des marques de douleur et des tentatives faites pour échapper à ces sensations pénibles, c'est-à-dire des signes de perception et des manifestations volontaires. Aussi, raisonnant sur cette première appréciation, Magendie, Gerdy, J. Muller (1) et M. Bouillaud ont-ils fait de la protubérance un *centre de percep-tivité et de volonté ;* suivant M. Longet, elle serait au moins *le siége du principe incitateur des mouvements de locomotion et un centre de perceptivité relativement à la sensibilité générale* (2).

Mais si les faits que je viens d'exposer sont incontestables, je crois que les interprétations dont ils ont été l'objet ne sont pas à l'abri de sérieuses objections, et, avec M. Flourens, je ne puis localiser à quelque degré que ce soit la volonté ou la percepti-vité dans la protubérance annulaire. Je chercherai bientôt à déterminer le véritable siége de ces facultés, et je présenterai alors l'ensemble des motifs qui peuvent contribuer à fixer la conviction sur cet important sujet. Je renvoie donc aux articles *hémisphères cérébraux,* volition et perception les lecteurs qui désireraient intervertir l'ordre de cet exposé. Je veux néanmoins faire observer, dès à présent, que la volonté étant le résultat d'un certain nombre d'opérations intellectuelles, on ne saurait attri-buer la faculté de vouloir à la protubérance seule et isolée du reste de l'encéphale, sans y placer aussi tous les actes psychiques desquels elle procède. Ainsi me paraît ramenée à l'absurde la proposition que j'essaie de combattre, car je ne pense pas qu'on puisse nier ou détruire la valeur de cette remar-que, ou qu'aucun physiologiste se porte garant des conséquences d'une doctrine contre laquelle, d'ailleurs, se réunissent bien d'autres preuves.

---

(1) Peut-être Muller a-t-il eu en vue la moelle allongée dans son ensemble et non la seule protubérance. Il est assez difficile de distinguer la véritable opinion. (Physiol. du syst. nerv., t. Ier, p. 402.)

(2) Physiologie, t. II, 2e partie, p. 213.

En regardant comme volontaires les mouvements observés
ez les animaux dont l'encéphale est réduit à la protubérance,
. a évidemment pris la réaction automatique de la moelle pour
ıe réaction volontaire. Cette confusion pourtant n'est fondée
.r aucun motif plausible. Si l'agitation que provoquent les exci-
lions chez les animaux ainsi mutilés ressemble à des mou-
ments *voulus*, elle ne ressemble pas moins, en elle-même, à
rtains mouvements réflexes observés après l'entière ablation
. mésocéphale. Tant que la protubérance reste adhérente à la
ɔelle, il est vrai, ces mouvements ont une intensité remar-
ıable ; ce qui ne devrait pas être un sujet d'étonnement pour
s physiologistes, qui ont reconnu le grand développement de
faculté réflexe dans la moelle allongée en général. Mais il
rait très inexact de croire, ainsi qu'on l'a dit, qu'après sa
struction complète les mouvements consistent seulement en
elques faibles contractions musculaires. Si, en effet, il en est
ısi quand on laisse l'animal s'asphyxier, les choses sont bien
fférentes lorsqu'on a soin d'entretenir la vie par l'insufflation,
lorsqu'on coupe la moelle assez bas pour ne pas abolir la res-
ation. Au moment où l'on vient de couper le bulbe, même sans
cune précaution, on peut exciter des mouvements réflexes
ıne extrême énergie. M. Brown-Sequard pratique fréquemment
e expérience dans laquelle ces phénomènes sont vraiment
marquables. Il tranche complétement la moelle d'un lapin à la
rtie supérieure ; dès que l'asphyxie commence à se produire,
corps entier de l'animal est pris d'une vive agitation, comme s'il
ulait se débattre. Chez les pigeons, dans la même expérience,
ıt le corps frémit ; mais les ailes, en particulier, exécutent
ec régularité des battements rapides et énergiques, et la queue
tale largement, comme pendant le vol. M. A. Chauveau (1)
upe la moelle épinière d'un cheval ou d'un âne au niveau de
ıtervalle atloïdo-occipital ; puis il entretient la respiration au
ɔyen de l'insufflation pulmonaire. Les excitations appliquées à
xtrémité d'un membre provoquent alors des contractions mus-
laires partielles ou générales, faibles ou violentes, suivant que
stimulation est elle-même légère ou intense. Tantôt ce sont

---

(1) Expér. sur les fonct. de la moelle, Moniteur des Hôpitaux, 1857,
1066.

des mouvements brusques, instantanés, convulsifs ; tantôt des mouvements bien coordonnés. Un âne, par exemple, lance une véritable ruade quand on excite l'un des membres postérieurs. Faut-il aussi rappeler la reptation rapide des serpents décapités lorsqu'on touche le corps, les sauts exécutés par les grenouilles dont la moelle est divisée en travers, la trépidation particulière de la queue des pigeons ainsi mutilés, au moindre attouchement, etc. ? Dans tous ces cas, je le répète, il ne s'agit pas de quelques soubresauts musculaires, mais de mouvements en tout semblables à ceux que présente un animal dont la protubérance reste intacte, et, souvent même, à ceux que déterminent la volonté.

Les effets sur lesquels je discute ne dépendent donc pas spécialement de la protubérance, et ne sont pas de nature à prouver que l'animal ait *perçu* des sensations, ni *voulu* les mouvements excités en lui. Au moins, si on persistait dans une telle opinion, il faudrait également attribuer à la moelle et à chacune de ses parties la faculté de percevoir et de vouloir.

Cependant il existe une différence caractéristique dans les résultats des excitations, suivant que la protubérance reste ou non adhérente à la moelle, et cette différence est le véritable point de départ des idées généralement émises sur les fonctions du mésocéphale. Je veux parler des *cris* poussés par les animaux quand la protubérance est intacte, sous l'influence des impressions ordinairement douloureuses.

Mais les physiologistes, qui ont vu dans ces cris un signe de douleur, de perception douloureuse, me semblent avoir perdu de vue leur véritable signification. La protubérance est le siége du principe qui excite et associe les contractions musculaires d'où résulte la voix. « La respiration, dit M. Flourens, n'est pas le seul mouvement qui tire de ce point (la moelle allongée) son premier mobile. Tous les mouvements dérivés de la respiration, le *cri...* y puisent aussi leur premier principe. Je retranchai sur un lapin toutes les parties cérébrales, à l'exception de la moelle allongée ; non seulement cet animal respirait bien encore, mais, quand on le pinçait fortement, il s'agitait et criait. Je retranchai sur un autre lapin la moelle allongée, l'animal perdit aussitôt la faculté de crier...; quelque violence que l'on mît à le pincer, *il s'agitait bien encore*, mais il ne criait plus (1). » Inutile même de retrancher la moelle allongée entière ; il suffit de séparer la protubérance du bulbe pour anéantir la voix, quoique la respiration persiste.

Dans la protubérance parait donc résider la spontanéité automatique de la voix, c'est-à-dire le principe qui excite et associe les contractions des muscles phonateurs.

Les cris peuvent être, par conséquent, comme les mouvements généraux, un résultat réflexe des irritations périphériques, sans qu'il soit nécessaire d'admettre, pour expliquer les uns ou les autres, ni perception ni volition. Le *cri* d'ailleurs étant, à l'état normal, l'expression la plus caractéristique de la douleur, et les mouvements de locomotion pouvant servir à s'y soustraire, il est possible qu'entre ces trois phénomènes existe quelqu'une de ces associations automatiques que l'étude de la physiologie nerveuse révèle pour une multitude d'actes.

D'après les considérations précédentes, et d'après celles que je présenterai par la suite, je crois pouvoir établir, contrairement aux opinions le plus généralement acceptées, que la protubérance est tout-à-fait étrangère aux phénomènes de la perception ou de la volition ; au moins n'intervient-elle vis-à-vis de ces facultés qu'à titre d'organe conducteur des impressions et de la volonté.

« Quant au rôle de la moelle allongée dans les *mouvements de locomotion*, dit M. Flourens, il est évident que ce rôle tient surtout à ce qu'elle forme le lien commun et le point central de jonction entre la moelle épinière et le cervelet, c'est-à-dire entre l'organe qui produit ces mouvements et l'organe qui les règle ou les coordonne (2). J'adopte complétement l'opinion de M. Flourens, en ajoutant par avance, toutefois, qu'outre le cervelet et la moelle, le noyau central des hémisphères prend aux actes locomoteurs la part que M. Longet attribue à la protubérance.

Je devrais cependant signaler ici les effets des sections du pont-de-varole ; mais ces phénomènes se rattachant plutôt à l'histoire des pédoncules cérébelleux moyens qu'à celle de la protubérance, il en sera question à propos de ces pédoncules.

Si la protubérance annulaire n'est pas le siége du principe

---

(1) Ouv. cit., p. 182-183.
(2) Ouv. cit., p. 192.

incitateur des mouvements de locomotion, elle paraît présider, soit isolément, soit avec le concours du bulbe, à l'exécution d'une multitude d'actes automatiques. La succion, la déglutition, le vomissement, le bâillement, la toux, l'éternûment, la phonation, ont certainement leur premier mobile et le principe d'association des muscles qui les produisent dans la protubérance ou le bulbe. Mais, jusqu'à ce jour, la physiologie n'a pas déterminé les parties nerveuses qui correspondent à chacune de ces associations, excepté pour ce qui concerne la voix, ainsi que je l'ai dit. On trouvera dans le second volume un certain nombre d'observations relatives à des lésions de la protubérance ; dans presque toutes sont indiqués des troubles de la voix et de la déglutition.

Fonctions des tubercules quadrijumeaux. Les tubercules qua-drijumeaux, de l'avis de la plupart des physiologistes, remplissent dans les phénomènes visuels un rôle important, dont la nature, il est vrai, n'est pas nettement définie. Se fondant sur les expériences brièvement rappelées page 54, M. Flourens place dans ces ganglions « le principe primordial de l'action de la rétine, du nerf optique et de l'iris (1). ». Suivant M. Longet, ce sont des « centres de réflexion de l'effet centripète des nerfs optiques sur les nerfs moteurs qui président à la contraction de l'iris (2). » Magendie, Muller, Hertwig, ont admis également leur influence sur la vue, mais sans exprimer aucune opinion sur leur mode d'influence. M. Gratiolet paraît même porté à croire que, chez l'homme au moins, « les impressions lumineuses arrivent directement au cerveau » sans l'intermédiaire des tubercules quadrijumeaux (3), et ne voit dans ces corps que le principe du mécanisme automatique de la vision.

J'ai essayé d'établir (p. 54) que les impressions produites par la lumière sur la rétine subissent dans ces ganglions cette élaboration qui les rend aptes à être perçues, qui, en d'autres termes, les transforment en sensations lumineuses. Je les suppose donc doués de la sensibilité à la lumière, comme d'autres parties nerveuses possèdent la sensibilité spéciale aux odeurs, aux sons, etc. Il est évident, encore, qu'ils constituent des centres d'action

----

(1) Ouv. cit., p. 149.
(2) Physiol., t. II, 2e part., p. 222.
(3) Leuret et Gratiolet, Anat. compar. du syst. nerv., t. II, p. 337.

éflexe, ce que démontre leur influence sur les mouvements de
'iris, et ils gouvernent probablement les phénomènes de *l'accom-
nodation de l'œil* dans la vision ; cette manière de voir est éga-
ement exprimée dans le remarquable travail de M. Gratiolet (1).
Mais je pense, en outre, qu'ils ne sont pas étrangers à l'associa-
ion des muscles qui produisent les mouvements de totalité du
globe de l'œil, association indépendante de la volonté, et qu'il
nous est presque impossible ou très difficile de modifier. Il me
semble donc probable que les tubercules quadrijumeaux parti-
ipent à la vision d'une manière plus complexe qu'on ne l'a sup-
osé, et peut-être faut-il leur attribuer la spontanéité automa-
ique de tout le mécanisme visuel, quelque étendu qu'il puisse
tre, au lieu de l'influence bornée qu'on leur accorde sur les
mouvements de l'iris. Ainsi s'expliquent, selon moi, les mouvements exécutés par les animaux privés de leurs hémisphères céré-
raux, pour suivre les déplacements d'une lumière mobile.

Fonctions du cervelet. Les opinions les plus variées et les
lus divergentes ont été émises sur les fonctions de cet organe
ux diverses périodes de la physiologie nerveuse. Sans aborder
historique de cette importante question, je rappellerai que le
ervelet a été successivement considéré comme le siége de la
iémoire, du principe des mouvements involontaires et des phé-
omènes végétatifs, de la sensibilité, des mouvements volon-
iires, de l'instinct de la propagation, d'une force particulière
éterminant la tendance à marcher en avant, etc. Je ne puis
iscuter la valeur de chacune de ces idées, tour à tour acceptées,
uis abandonnées, au moins dans ce qu'elles ont d'exclusif ; je
'occuperai seulement de celle qui, réunissant aujourd'hui en
à faveur le plus de probabilités, paraît exprimer la vérité sur les
onctions propres du cervelet.

M. Flourens, dès 1822, fut conduit, par les résultats de ses
xpériences sur l'encéphale, à admettre que « *la faculté de coor-
onner les mouvements volontaires en marche, saut, vol ou sta-
on, dérive exclusivement du cervelet* (2). » L'éminent physiolo-
iste avait constaté chez les oiseaux et les mammifères que
ablation du cervelet ne change rien à la faculté de sentir, de

-----

(1) Ouv. cit., p. 337, t. II.
(2) Ouv. cit., p. 49.

vouloir ou de se mouvoir , mais a pour résultat le défaut de coordination des mouvements volontaires et l'impossibilité de les associer de manière à produire des mouvements réglés de locomotion.

« J'enlevai , dit-il , sur un pigeon , les couches supérieures du cervelet. Cette mutilation opérée , l'animal voyait et entendait très bien ; il se tenait aussi debout , marchait et volait , mais d'une manière indécise et mal assurée. Je continuai mes retranchements : l'équilibre s'abolit presque entièrement. L'animal avait toute la peine du monde à se tenir debout , et encore n'y parvenait-il qu'en s'appuyant sur ses ailes et sur sa queue. Lorsqu'il marchait , ses pas chancelants et mal affermis lui donnaient tout-à-fait l'air d'un animal ivre ; ses ailes étaient obligées de venir au secours de ses jambes, et , malgré ce secours , il lui arrivait souvent de tomber et de rouler sur lui-même. Au retranchement des dernières couches , toute espèce d'équilibre , c'est-à-dire toute harmonie entre les efforts disparut. La marche, le vol , la station furent totalement anéantis ; mais ; ce que j'engage à bien remarquer , la volition de ces mouvements et des tentatives réitérées pour les exécuter n'en persistèrent pas moins toujours.

» J'enlevai le cervelet sur un chien , jeune encore , mais vigoureux , par des retranchements de plus en plus profonds. L'animal perdit de plus en plus la faculté de se mouvoir avec ordre et régularité. Bientôt il ne marcha plus qu'en chancelant et par zigzags. Il reculait quand il voulait avancer ; quand il voulait tourner à droite, il tournait à gauche. Comme il faisait de grands efforts pour se mouvoir et ne pouvait plus modérer ces efforts , il s'élançait avec impétuosité , et ne tardait pas à tomber ou à rouler sur lui-même. Trouvait-il un objet sur sa route , il ne pouvait, quelque dessein qu'il en eût, l'éviter ; il se heurtait à droite et à gauche ; cependant il voyait et entendait très bien.... il avait toutes ses facultés intellectuelles, tous ses sens ; il n'était privé que de la faculté de coordonner et de régulariser ses mouvements. Je retranchai jusqu'aux dernières couches du cervelet ; l'animal perdit toute mobilité , toute stabilité régulière (1). »

Ces singuliers effets , reproduits par M. Flourens sur un grand

---

(1) Ouv. cit. , p. 39-40, 139-140.

nombre d'oiseaux et de mammifères , ont été également constatés par Hertwig , M. Longet et surtout M. Bouillaud , dont les expériences à ce sujet sont bien connues (1). Toujours les lésions superficielles ou profondes du cervelet ont troublé plus ou moins la coordination des mouvements volontaires de locomotion, mais sans jamais altérer les fonctions intellectuelles, ni la faculté de sentir, ni celle de vouloir ou de se mouvoir.

Les détails fournis par les expérimentateurs ont une telle similitude , qu'il est impossible d'y découvrir une contradiction ; et les résultats sont si constants , qu'ils obligent à admettre un rapport évident entre les désordres de la locomotion dont je viens de parler et les altérations produites sur le cervelet. Selon la remarque de M. Longet , on ne saurait , d'ailleurs , attribuer le trouble des mouvements dans ces expériences à la gravité seule de la lésion , car on n'observe rien de semblable après l'ablation, au moins aussi grave , des lobes cérébraux. Bien plus, si l'on a respecté le cervelet, la station, la marche ou le vol s'exécutent alors avec une remarquable régularité. D'ailleurs , sous ce rapport , les expériences comparatives faites par M. Flourens sur le cerveau et le cervelet (2) ne laissent subsister aucun doute.

En ce qui concerne l'appréciation même de ces désordres , il ne saurait y avoir d'incertitude. L'hésitation , l'allure chancelante de la démarche, le défaut de mesure des mouvements volontaires, la difficulté de les diriger suivant le but de la volonté , difficulté toujours croissante à mesure que devient plus complète la destruction du cervelet , depuis une légère titubation jusqu'à l'impossibilité absolue de la station debout , de la marche ou du vol , cet ensemble de troubles , dis-je , caractérise bien certainement le défaut ou l'absence de la faculté de coordonner les actions musculaires et de les associer en vue des divers actes locomoteurs. Les phénomènes décrits par MM. Flourens , Bouillaud , Longet , etc. , présentent la plus frappante analogie avec les principaux symptômes de la paralysie du sentiment d'activité musculaire , symptômes constitués , en grande partie , par un défaut d'association et de coordination des actions musculaires qui concourent

---

(1) Recherches expérimentales tendant à prouver que le cervelet préside aux actes de la station et de la progression, etc. Arch. génér. de méd., 1827, t. XV, p. 64 et 225.

(2) Ouv. cit., p. 146-149.

à la préhension , à la marche et aux divers modes de station.

Ainsi , l'ablation partielle ou totale du cervelet altère ou abolit bien réellement la faculté de coordonner les actes locomoteurs. En lui réside donc cette faculté, et de lui dépend, par conséquent, la régularité de la progression et de la station.

Mais qu'on ne se méprenne pas sur le véritable rôle de cet organe : il ne coordonne pas les actions individuelles des muscles ou des groupes musculaires locomoteurs ; les mouvements simples ou composés des diverses parties du corps, considérés isolément, sont déterminés à l'avance , suivant un mécanisme que j'aurai à indiquer plus loin et auquel les ganglions encéphaliques ne participent qu'accessoirement. Le cervelet intervient seulement pour grouper , associer et combiner tous ces mouvements, de manière à constituer la marche ou le vol et à garantir l'équilibre du corps , soit dans les changements de position qui résultent de ces actes, soit dans la station. C'est ce que M. Flourens a judicieusement indiqué dans les conclusions de ses premières expériences : « La faculté d'exciter des contractions et de lier ces contractions en mouvements d'ensemble réside, dit-il, dans la moelle épinière. La faculté de coordonner ces mouvements en marche, saut, vol ou station, dérive exclusivement du cervelet (1). »

Ainsi, les muscles locomoteurs ne dépendent pas plus du cervelet que du reste du système nerveux ; ils tombent sous son influence en tant que prenant part au mécanisme de la locomotion ou de la station , mais ils peuvent entrer dans d'autres combinaisons régies par d'autres centres. Le trapèze, le grand-dentelé , les muscles abdominaux , etc., peuvent concourir à la station, à la locomotion, comme à la respiration. Dans le premier cas, ils relèveront du cervelet ; dans le second , du bulbe ; dans d'autres circonstances , peut-être obéiront-ils encore à d'autres puissances. Le cervelet gouverne le mécanisme des actes locomoteurs, de même que le bulbe et la protubérance gouvernent d'autres fonctions. Nous voulons respirer, aussitôt nous respirons par l'effet d'un automatisme dont le bulbe est le régulateur. Nous voulons marcher , nous marchons en raison d'un mécanisme analogue ; mais ici , le régulateur, c'est le cervelet.

______

(1) Ouv. cit., p. 49.

Il resterait maintenant à déterminer par quelle puissance se modifient les lois primordiales de cet automatisme dans une multitude d'actes par lesquels se révèle l'action cérébrale proprement dite. Comment sommes-nous maîtres de contracter à notre gré tel muscle ou tel autre ? d'imprimer aux membres, aux doigts en particulier, ces mouvements variés qui font la perfection de notre appareil préhenseur ou tactile ? de dissocier même, suivant nos besoins, des muscles normalement associés? etc. Serait-ce, comme le suppose ingénieusement M. Gratiolet (1), qu'une partie du cervelet (lobe moyen) préside aux mouvements automatiques, et une autre (lobes latéraux) aux mouvements que le cerveau détermine ? Hypothèse fondée sur les données fournies par l'anatomie comparée, et qui pourrait, il est vrai, rendre compte des faits dont il est question, mais sur laquelle l'expérience directe n'a pas encore prononcé. J'aurai, du reste, à revenir sur ce point intéressant de la physiologie du mouvement.

Je ne dois pas oublier de noter la tendance au recul signalée par Fodera, Magendie, MM. Flourens, Bouillaud, etc., chez les animaux dont on a profondément altéré ou dont on a enlevé le cervelet. Mais ce phénomène n'étant pas constant, et ne se manifestant même que dans un petit nombre d'expériences, ne paraît pas se rattacher d'une manière précise aux fonctions du cervelet. Cependant, comme il a été interprété autrement que je ne le fais par des physiologistes habiles, j'en parlerai plus longuement dans un autre article.

Fonctions des couches optiques et des corps striés. Les couches optiques et les corps striés ne sont ni sensibles ni excitables, quoique les fibres blanches qui entrent dans leur composition paraissent faire suite aux faisceaux blancs de la moelle prolongés dans l'encéphale à travers la protubérance. Ces deux éminences, cependant, remplissent des fonctions importantes dans les phénomènes sensitifs et moteurs, comme le démontrent les expériences des physiologistes modernes. Disons d'abord, toutefois, que les couches optiques, en particulier, n'exercent pas sur la vision l'influence qui leur avait été attribuée; leur destruction chez les mammifères et les oiseaux n'empêche pas la rétine de rester sensible à la lumière, puisque les iris peuvent

---

(1) Ouv. cit., p. 370, t. II.

continuer à se contracter par l'action de cet agent ; et , d'auti
part , l'ablation des circonvolutions détermine la cécité , malgi
l'intégrité des couches optiques. Ces renflements ne sont dor
ni le siége de l'impressionnabilité à la lumière , ni celui des pei
ceptions lumineuses. Par conséquent , si elles jouent un rôl
dans la vision , ce ne peut être qu'à titre de conducteur.

Mais il paraît en être autrement en ce qui concerne la sensi
bilité générale et la motilité. Enlève-t-on sur un reptile , u
oiseau ou un mammifère , la totalité des lobes cérébraux , e
respectant les corps striés et les couches optiques , ces animau
perdent aussitôt la faculté de percevoir et de vouloir , résultai
sur lesquels j'aurai à revenir bientôt. Cependant, si on les piqu
si on les excite, ils crient et peuvent encore s'échapper en fuyan
Quelques-uns même offrent, dans certains de leurs actes , un
sorte de spontanéité , automatique probablement , mais trè
remarquable. Des poules , des pigeons ont pu encore se prome
ner , se lisser leurs plumes , voler et retomber adroitement su
leurs pieds quand on les jette en l'air , etc....

Si , au contraire , on vient à couper ou à détruire le corps stri
et la couche optique d'un côté , l'animal tombe sur le côt
opposé , les membres étant frappés de paralysie. Si l'on agit d
même sur l'autre corps strié et l'autre couche optique , on para
lyse aussi le côté opposé (1). Alors, quelles que soient les excita
tions , on ne provoque plus d'autres mouvements que ces mou
vements généraux et sans but que l'on observe chez les animau
réduits à leur protubérance ; en un mot , des mouvement
réflexes.

Il faut peut-être s'étonner que les physiologistes qui ont l
mieux aperçu ces faits aient cru devoir placer ailleurs que dan
les corps striés ou les couches optiques le principe incitateur de
mouvements de locomotion. D'après ce qui a été dit , il est certain que la protubérance ne remplit pas , dans les phénomène
généraux de la locomotion , le rôle essentiel qu'on a voult
lui attribuer. Mais les faits qui viennent d'être exposés fixent
sous ce rapport , toute l'attention sur le noyau central des
hémisphères. Dans ces parties du cerveau , et non dans l

---

(1) Chez les lapins, d'après M. Longet , la lésion des corps striés ne produit pas ces effets, qui se manifestent seulement par la destruction de
couches optiques.

mésocéphale, siége réellement le *premier mobile*, le *principe incitateur des mouvements locomoteurs*, puisque ces mouvements persistent dans toute leur intégrité tant que les corps striés et les couches optiques restent saines et adhérentes à la moelle allongée, et sont abolis, au contraire, si l'on détruit ces renflements ou si on les sépare de la protubérance. La grande quantité de substance grise qui entre dans leur composition porte, d'ailleurs, à les considérer comme des centres spéciaux, et les effets observés dans les expériences précédentes tendent à les désigner comme *centres de réflexion des sensations tactiles sur le système locomoteur*. En un mot, sans faire des couches optiques et des corps striés le siége de la perception ni de la volition, je crois logique de reporter sur ces organes tout ce qui a été dit de l'action de la protubérance vis-à-vis de la sensation et de la locomotion. Par cette transposition, aussi simple que rationnelle, disparaîtra le désaccord signalé entre les données physiologiques et l'observation-pathologique.

Saucerotte (1) avait admis que les couches optiques tiennent sous leur dépendance les mouvements des membres thoraciques, et les corps striés ceux des membres postérieurs. MM. Serres (2), Foville (3), Pinel-Grandchamp (4) et Schiff (5) ont adopté la même opinion, s'appuyant sur des expériences et sur l'observation pathologique. Mais, suivant M. Longet (6), la destruction des corps striés et des couches optiques chez les mammifères supérieurs serait suivie d'un affaiblissement égal des quatre membres. M. Longet rejette donc l'opinion de Saucerotte, et cite contre elle l'opinion de M. Andral. M. Andral, en effet, sur *soixante-quinze cas* de lésions cérébrales accompagnées de paralysie, a établi une sorte de statistique, dont voici le résumé :

Quarante fois la paralysie siégeait dans les deux membres d'un même côté ; sur ce nombre, dans *vingt-et-un cas* la lésion

(1) Mém. sur les Contre-Coups dans les lésions de la tête; prix de l'Acad. de Chirurgie, t. IV. Paris, 1819.

(2) Anatom. compar. du cerveau, 1827, t. II, p. 690 et 692.

(3) Foville et Pinel-Grandchamp, Recherches sur le siége spécial des diférentes fonctions du syst. nerveux, mars 1820.

(4) Idem.

(5) De vi motoriâ baseos encephali, p. 14.

(6) Physiol., t. II, 2ᵉ part., p. 228.

occupait le *corps strié*, et dans *dix-neuf cas la couche optiqi*

Vingt-trois fois la paralysie était bornée au seul membre th racique ; sur ce nombre, dans *onze cas* la lésion occupait le *cor strié*, dans *dix cas la couche optique* et dans *deux* le lobule moye

Douze fois la paralysie était bornée au seul membre abdon nal ; dans *dix cas*, elle occupait le *corps strié*, et dans *deux couche optique* (1).

On doit convenir avec MM. Andral et Longet que l'observati pathologique ne confirme pas la localisation indiquée par Sauc rotte. Et cependant, comme le font remarquer M. Andral M. Gratiolet, à voir, dans les affections cérébrales, la paraly; frapper tantôt les bras, tantôt les jambes, il faut bien reconnail que le principe de leur mouvement occupe dans l'encéphale d parties distinctes.

J'ai dit que, d'après M. Longet, la destruction des seuls cor striés chez les lapins n'empêche ni la marche ni la progressio tant qu'on ne touche pas aux couches optiques. Mais chez les ma mifères d'un ordre plus élevé, on détruit la locomotion spontan en désorganisant les corps striés. Chez l'homme, une affection ces mêmes parties peut être suivie de résultats analogues. Tout fois, M. Longet a montré qu'une lésion « du corps strié ou lobule antérieur peut paralyser isolément soit le membre thoi cique, soit le membre abdominal.... soit les deux membres à fois (2) ; » et il en est de même pour la couche optique. Peu être ces faits ont-ils une signification non indiquée par les ph siologistes ; ne faudrait-il pas en conclure que, chez les anima supérieurs et dans notre espèce, le principe incitateur des mo vements de locomotion siége exclusivement, et pour les quai membres, dans les corps striés, puisque les altérations qui l frappent altèrent si profondément la station et la marche, au; bien dans les membres postérieurs que dans les antérieurs? Da cette hypothèse, les couches optiques ne constitueraient plus, égard a la locomotion, que des voies de transmission dont ' lésions agiraient non en compromettant le centre locomotei mais en interrompant la continuité des fibres qui, de ce cent se portent vers la moelle. Dès-lors, dans les questions de loc

---

(1) Clinique médicale, t. V, 2ᵉ édit., p. 357-358.
(2) Anat. et Phys. du syst. nerveux, t. Iᵉʳ, p. 519.

lisation dont Saucerotte a été le promoteur, les recherches devraient porter au-delà de la couche optique exclusivement sur les corps striés, et la formule du problème deviendrait la suivante : existe-t-il un rapport entre le siége de la lésion dans telle ou telle partie des corps striés et le siége de la paralysie ?

Suivant Magendie (1), après l'ablation des deux corps striés, les animaux se précipitent en avant, comme poussés par un pouvoir irrésistible. Cet effet ne se produit pas si la mutilation porte sur un seul côté, ou lorsqu'elle porte seulement sur la matière grise de cet organe. Ce physiologiste a cru pouvoir admettre, comme conséquence du fait qu'il a signalé, l'existence dans les corps striés d'une force qui porte l'animal à reculer et fait équilibre à la puissance propulsive du cervelet. Mais MM. Longet (2), Lafargue (3) et Schiff (4), affirment n'avoir jamais observé dans leurs expériences sur les corps striés cette tendance irrésistible à marcher en avant. Il faut donc reléguer, jusqu'à nouvel ordre, le phénomène indiqué par Magendie au nombre des données au moins incertaines.

Une lésion ou la destruction de l'une des couches optiques détermine, d'après les observations de MM. Longet, Lafargue et Schiff, un mouvement circulaire ou de manége qui s'exécute chez les mammifères sur le *côté opposé* à la lésion, et, chez les grenouilles, sur le même côté (Flourens). M. Longet ne voit dans ce mode de locomotion qu'une manifestation de l'hémiplégie croisée; mais le docteur Schiff a émis un avis différent, que j'aurai à rappeler à l'occasion des pédoncules cérébraux.

Fonctions des lobes cérébraux. Le mode d'action des lobes cérébraux ou cerveau proprement dit, vis-à-vis du mouvement et du sentiment, me paraît être un des points les mieux déterminés de la physiologie nerveuse, grâce aux travaux célèbres de M. Flourens et des expérimentateurs qui, tels que Desmoulins, Hertwig, Gerdy, M. Bouillaud, M. Longet, etc., l'ont suivi dans la même voie. Le cerveau est, bien évidemment, le siége de la *conscience des sensations*, c'est-à-dire de la *perception* et de la faculté

---

(1) Leçons sur les fonct. du syst. nerveux, t. Ier, p. 280.
(2) Anat. et Phys. du syst. nerv., t. Ier, p. 519. — Physiol., t. II, 2ᵉ part., p. 231.
(3) Thèse citée.
(4) De vi motoriâ bascos encephali, p. 4.

de se déterminer après jugement, c'est-à-dire de la *volitio*
Cependant, tous les physiologistes n'ayant pas attribué une vale
aussi décisive à leurs propres expériences, j'exposerai les fai
dont il s'agit et les opinions auxquelles ils ont donné lieu.

« J'enlevai, dit M. Flourens (1), le lobe cérébral droit à i
pigeon : l'animal perdit aussitôt la vue de l'œil opposé. Du rest
il marchait, volait, se mouvait comme auparavant, sauf un pi
de faiblesse qui parut d'abord dans le côté gauche et qui bient
après disparut. J'enlevai l'autre lobe : dès-lors tous les mouvemen
spontanés (c'est-à-dire dus à une volonté-expresse, à la volon
même de l'animal) furent abolis sans retour, et la vue fut perdi
des deux yeux, bien que les deux iris restassent pourtant mobile
L'animal était calme et comme assoupi ; il se tenait parfaiteme
d'aplomb sur ses pattes ; si on le jetait en l'air, il volait ; si c
pinçait avec force les narines, qu'il avait, comme tous les an
maux de son espèce, fort délicates, il se remuait et faisait que
ques pas, sans but ni détermination, mais avec un parfait équ
libre, et s'arrêtait dès qu'on ne l'irritait plus. On avait beau
piquer, le pincer, le brûler, il remuait, s'agitait, marchait, ma
toujours à la même place ; il ne savait plus fuir. S'il rencontrait i
obstacle, il le heurtait et revenait le heurter sans cesse, sai
jamais songer à l'éviter ; tandis qu'il n'est pas de pigeon qu
dans l'état naturel, bien qu'on lui ait bandé les yeux, ne finiss
d'un ou d'autre biais, par échapper à l'obstacle qu'on l
oppose. »   ·

Une poule, que M. Flourens est parvenu à garder dix mo
vivante après l'ablation des lobes cérébraux, s'est comporté
exactement comme le pigeon de l'expérience précédente, et voic
d'après M. Flourens (2), quel était son état cinq mois après l'opé
ration :

« J'ai laissé jeûner cette poule à plusieurs reprises jusqu'
trois jours entiers. Puis j'ai porté de la nourriture sous se
narines, j'ai enfoncé son bec dans le grain, je lui ai mis du grai
dans le bout du bec, j'ai plongé son bec dans l'eau, je l'ai placé
sur des tas de blé : elle n'a·point odoré, elle n'a point avalé, ell
n'a point bu, elle est restée immobile sur ces tas de blé et

---

(1) Ouv. cit , page 33, III.
(2) Même ouv., page 90, V.

serait assurément morte de faim, si je n'eusse pris le parti de revenir à la faire manger moi-même. Vingt fois, au lieu de grain, j'ai mis des cailloux dans le fond de son bec ; elle a avalé ces cailloux comme elle eût avalé du grain. Enfin , quand cette poule rencontre un obstacle sur ses pas , elle le heurte , et ce choc l'arrête et l'ébranle ; mais choquer un corps n'est pas le toucher. Jamais la poule ne palpe , ne tâtonne , n'hésite dans sa marche ; elle est choquée et choque , mais ne touche pas..... Finalement, la poule sans lobes a donc perdu tous ses sens , car elle ne voit , ni n'entend , ni n'odore , ni ne goûte , ni ne touche absolument rien. Elle a perdu tous ses instincts : car elle ne mange plus d'elle-même , à quelque jeûne qu'on la soumette ; elle ne se remise plus, à quelque intempérie qu'on l'expose ; jamais elle ne se défend contre les autres poules : elle ne sait plus ni fuir, ni combattre... Elle a perdu toute intelligence , car elle ne veut , ni ne se souvient , ni ne juge plus. »

Sur les mammifères , mêmes résultats :

« J'enlevai sur un cochon d'Inde les deux lobes cérébraux à la fois ; cette mutilation fut suivie d'abord d'un tel affaissement, que l'animal parut assez longtemps comme mort. Cet affaissement s'étant enfin dissipé , l'animal se releva et se tint d'aplomb sur ses pattes. Il marchait , il sautait , il trépignait quand on l'irritait , et , dès qu'on ne l'irritait plus , il ne bougeait plus. L'audition , la vision , la volition , toutes les perceptions étaient abolies (1). »

Ces résultats ont été constatés par les physiologistes que j'ai précédemment nommés , mais ils ont donné lieu à des appréciations bien différentes.

Pour M. Flourens , l'ablation des lobes cérébraux entraîne à la fois la perte de toutes les sensations , ou plutôt , comme il a soin de le faire observer , l'abolition de la *faculté de percevoir;* car les phénomènes primordiaux , l'impressionnabilité , le sens , en un mot , persiste ; mais la transmission à la conscience , *la perception* , n'a plus lieu. Il en résulte encore la destruction de toute faculté intellectuelle et de la volition. Gall , Gerdy, J. Muller et M. Bouillaud ont admis , au contraire , d'après l'état des animaux soumis à ces mutilations , que la volonté et la faculté de

---

(1) Ouv. cit., p. 53 , XIII.

percevoir subsistent après la destruction des lobes cérébraux
M. Longet ne se prononce pas d'une manière formelle quant au
siége de la volition , mais il pense qu'il faut distinguer les percep
tions sensoriales *brutes* de la perception proprement dite et de
l'attention que lui accorde l'intelligence (1). Pour lui , la percep
tion véritable , à la suite de laquelle les sensations s'élaborent e
prennent une forme distincte , a certainement lieu dans les lobe
cérébraux ; mais la perception *brute* réside dans la protubérance
On sait déjà que , selon Gerdy et J. Muller., la protubérance or
la moelle allongée dans son ensemble est un centre de percep
tion et de volition.

Un tel manque d'accord dans l'appréciation, lorsque les fait
eux-mêmes sont également reconnus exacts , révèle en physio
logie ou d'importantes lacunes , ou une confusion de langag
extrême , ou ces deux causes de divergences à la fois. Pou
décider si tel ou tel phénomène constitue une perception , n
faut-il pas , avant tout , déterminer à quoi se reconnaît une per
ception ? et pour juger qu'un mouvement est volontaire, ne serai
il pas nécessaire d'être fixé sur les caractères distinctifs de
mouvements volontaires ? Malheureusement, sur ces questions
tout est abandonné au hasard du sentiment individuel.

M. Longet a vu de jeunes mammifères « auxquels il n'avai
laissé que la moelle , le bulbe et la protubérance , se frotter l
nez avec leurs pattes antérieures à la suite de l'inspiration de
vapeurs ammoniacales (2) , » et il ne peut s'expliquer ce mouve
ment « sans que ces animaux aient réellement perçu quelque
sensations (3). » — Mais , dit-il ailleurs , ayant vu aussi des gre
nouilles entièrement décapitées diriger leurs pattes postérieure
vers l'anus , que je cautérisais avec l'acide azotique, il ne m
semble guère permis de voir là autre chose qu'un phénomèn
réflexe , et d'en conclure que la volonté ait un autre siége que le
lobes cérébraux (4). » Pourquoi ce dernier effet serait-il simple
ment réflexe , si le premier dénote une perception ? Pourquo
l'impression qui le provoque n'est-elle pas aussi une perception

---

(1) Physiol. , t. II , 2ᵉ partie , p. 36-243.
(2) Id., p. 244.
(3) Id., p. 37.
(4) Id., p. 245.

et pourquoi , dans ce cas , l'un et l'autre ne sont-ils pas volontaires ? J. Muller et Gerdy, sous peine de se contredire eux-
mêmes , auraient certainement considéré comme volontaire et
résultant d'une perception l'action de se frotter les narines chez
ces mammifères , car la protubérance restait intacte ; mais , avec
M. Longet, ils auraient attribué à l'action réflexe les mouvements
des pattes postérieures chez les grenouilles. Qui ne comprend ce
qu'il y a d'arbitraire dans de semblables décisions ? J'ai en ce
moment sous les yeux deux grenouilles. L'une est immobile ,
comme assoupie ; si je la touche , elle se meut ; si je l'excite
plus fortement en la piquant, elle crie et saute comme pour
s'enfuir, puis retombe aussitôt dans son immobilité première.
L'autre a les yeux vifs et est très éveillée , cherche continuellement à m'échapper, mais ne peut y parvenir spontanément ; si
je pince légèrement l'une des pattes postérieures , aussitôt elle
m'échappe, exécute un ou plusieurs sauts vigoureux, puis re-
prend son attitude ordinaire. Ces grenouilles ont-elles perçu, et
leurs mouvements ont-ils été volontaires ? J'ai vu des personnes
attentives ne pouvoir penser autrement. Or, la première était
privée de ses tubercules cérébraux , et chez la seconde la moelle
était complétement coupée en travers depuis plus de quinze jours.
Cette dernière , sans doute , n'avait ni *perçu* l'attouchement , ni
voulu le mouvement.

Qui donc oserait affirmer que la première ait perçu ou voulu ?
Pour ceux qui pourraient le croire , je coupe la moelle de cette
même grenouille au-dessous de la tête , immédiatement la respiration s'arrête. Néanmoins , pendant près d'une heure, le corps
se comporte absolument comme avant la section : il se débat,
saute et semble s'enfuir dès que je touche ou dès que je pique
l'une des pattes ; une seule chose manque , ce sont les coasse-
ments que provoquaient auparavant ces excitations.

En présence de cette expérience comparative si facile à reproduire, je cherche les motifs qui ont cependant déterminé beaucoup
de physiologistes à voir dans les mouvements de cette grenouille
des preuves de perception et de volition , et je ne les trouve
pas. Serait-ce leur caractere ? Mais ils ne diffèrent pas , sous
ce rapport, des mouvements de la seconde, et, je le répète, si
chez la première ils sont volontaires , je ne comprends pas
pourquoi ils ne paraissent pas tels chez cette dernière ; récipro-

quement, s'ils ne sont pas volontaires chez l'une, par quelle raison le semblent-ils chez l'autre ?

Mais j'ai voulu m'assurer par une expérience, selon moi décisive, si, chez la grenouille sans cerveau, il existe quelques déterminations volontaires.

EXPÉRIENCE XV. Je prends deux grenouilles, l'une bien saine, l'autre privée depuis plusieurs jours de ses tubercules cérébraux. Posées toutes les deux sur un plancher, la première s'enfuit aussitôt et cherche à se cacher ; la seconde, après un ou deux sauts, devient et reste immobile. Si je fais du bruit auprès de la première, parfois elle se retourne pour regarder d'où vient ce bruit, parfois elle s'enfuit plus loin ; chez la seconde, il se produit un léger soubresaut, mais elle ne bouge pas. Chez l'une et l'autre la respiration se fait bien, mais plus rapide, plus imperturbable, si je puis dire, chez la grenouille mutilée. Si je leur pince la patte, toutes deux s'enfuient en sautant, et se débattent si je les retiens.

Ces différences ou analogies constatées, je place ces deux grenouilles chacune dans un grand flacon plein d'eau.

La *grenouille saine* exécute aussitôt des mouvements multipliés de natation et va se cacher au fond du bocal. Pendant ce temps, les *mouvements respiratoires ont complétement cessé*. Au bout d'un moment, elle gagne la surface de l'eau et cherche à s'y maintenir pour respirer, mais un point d'appui lui manquant, elle s'épuise en efforts pour se soutenir. Quand je la repousse au fond, elle remonte peu après, et, si je l'en empêche, elle fait son possible pour remonter sur un autre point.

La *grenouille sans cerveau* se comporte tout différemment. Au moment où je la place dans le bocal, elle coule complétement à fond comme une masse inerte, sans chercher à nager. Cependant, quand je l'excite à l'aide d'une tige de bois, elle exécute très bien les mouvements de natation, mais au hasard et sans but ; après quoi elle redevient immobile et coule à fond. Là, les *mouvements respiratoires continuent à s'exécuter* comme dans l'air, avec cette seule différence que le petit opercule membraneux des narines est complétement fermé. L'animal reste tranquillement au fond du bocal, sans chercher à gagner la surface pour respirer, sans témoigner le moindre malaise. Peu à peu les mouvements respiratoires deviennent rares, saccadés, et la grenouille meurt asphyxiée avant d'avoir fait aucune tentative pour respirer, et sans avoir paru souffrir. Tous ses membres ont conservé l'immobilité stupide qu'ils avaient hors de l'eau, et je n'ai même remarqué aucune des convulsions ultimes que je m'attendais à voir survenir.

Ainsi, la grenouille à l'état sain suspend sa respiration dans l'eau, souffre du besoin de respirer, veut le satisfaire et trouve les moyens d'y réussir ; tandis que la grenouille sans cerveau ne sait pas suspendre sa respiration, et aspirerait de l'eau si l'opercule des narines ne se fermait pas automatiquement au contact du liquide ; elle ne souffre pas de l'asphyxie, ne s'en doute pas et ne cherche pas à l'éviter. Rien, il me semble, ne démontre mieux que cette expérience et l'absence réelle de perception, et

'absence de tout phénomène intellectuel , et l'absence de la
volonté. Comment, en effet, si cette grenouille *perçoit* un attouchement et s'enfuit *volontairement* pour 's'y soustraire ; comment,
lis-je, ne percevrait-elle pas les sensations si pénibles de l'asphyxie et ne voudrait-elle pas y échapper ? Et puisque , dans ce
dernier cas , il n'en est rien , il paraît bien certain qu'en elle ,
faculté de percevoir et faculté de vouloir, tout est aboli ; car il ne
peut y avoir ni deux consciences ni deux volontés : l'une pour les
sensations tactiles ou les actes locomoteurs , et l'autre pour les
actes dits de conservation.

Si donc , d'une part , il est prouvé que cet animal ne *perçoit* ni
ne *veut,* et si, d'autre part, les mouvements excités par les sensations tactiles ne diffèrent nullement par leurs caractères des mouvements automatiques, n'est-il pas évident qu'ils sont eux-mêmes
automatiques ? On ne saurait, par conséquent, juger, sur la seule
forme d'un acte , s'il est volontaire ou non , s'il est ou non l'effet
d'une perception , des actes purement automatiques pouvant se
produire avec toutes les apparences des phénomènes voulus.

Aussi, je repousse comme sans valeur les preuves de cet ordre
alléguées par les physiologistes qui veulent assigner à la perception et à la volition , à un degré quelconque, un autre siége que
les hémisphères cérébraux (1). Je rejette également l'opinion
qu'elles sont destinées à appuyer, comme une opinion illogique et
antiphilosophique.

Il est impossible , en effet, de voir dans la volition autre
chose que le résultat d'une opération intellectuelle complexe ,
d'un jugement à propos d'une idée spontanée ou d'une perception. Dès-lors , attribuer à la volonté les actes des animaux sans hémisphères , c'est supposer en eux la persistance
de la faculté de raisonner leurs perceptions et de se déterminer *librement* après jugement ; c'est, en d'autres termes ,
placer le siége de la conscience , de l'intelligence, du *moi ,* ailleurs que dans le cerveau. Je l'ai déjà dit, je ne pense pas que
les physiologistes veuillent accepter de pareilles conséquences,

---

(1) Nous verrons plus loin que les actes automatiques supposent dans les
parties nerveuses dont ils dépendent des phénomènes analogues à la perception
et à la volition , ce qui explique les appréciations erronées que je cherche à
combattre.

et tous s'accordant à localiser les phénomènes psychiques dans le cerveau proprement dit, ils doivent aussi rapporter à cet organe la volonté et la perception, c'est-à-dire la conscience des sensations. Telle est la conclusion obligée des expériences faites jusqu'à ce jour sur les hémisphères cérébraux, et ceux qui ont donné aux résultats de ces expériences une interprétation différente ont évidemment confondu avec la spontanéité volontaire les effets d'une autre puissance, de plus en plus développée et indépendante chez les animaux, à mesure qu'on descend vers les classes inférieures, mais cependant commune à tous, sans en excepter l'homme : je veux parler de l'*automatisme*.

En résumé, comme je l'ai annoncé au commencement de cet article, j'admets, avec M. Flourens, que le cerveau proprement dit est le siége exclusif des perceptions, de la volition et de tous les phénomènes intellectuels ; le centre, en un mot, de la spontanéité psychique.

Fonctions des pédoncules cérébraux. Les pédoncules cérébraux paraissent agir principalement en qualité de conducteurs de l'influence cérébrale aux parties, et des sensations au centre de perception. Chez les animaux, il est difficile d'apprécier leur rôle vis-à-vis de la sensation, puisque, après leur section, des excitations périphériques donnent encore lieu à des cris et à de l'agitation. Mais je me suis déjà expliqué sur la nature de ces manifestations, et je crois avoir prouvé qu'elles ne sont pas les effets d'une perception. Quoique la section complète des pédoncules cérébraux laisse persister des signes de sensibilité, elle abolit bien réellement la transmission des impressions à la conscience. Elle supprime de même l'influence du cerveau sur la motilité dans tout le corps, quand elle porte sur les deux pédoncules, et seulement *du côté opposé* à la lésion, si elle ne porte que sur l'un des pédoncules. Toutefois, les membres ne sont pas paralysés d'une manière absolue, mais ils ne se meuvent plus spontanément, surtout pour concourir à la locomotion.

D'après les expériences de MM. Lafargue (1), Longet (2) et

---

(1) Essai sur la valeur des localisations encéphaliques, sensoriales et locomotrices. Thèse de Paris, 1838, n° 115, page 17.

(2) Anat. et physiol. du syst. nerveux, t. Ier, p. 437, et Traité de Physiol., t. II, 2e partie, p. 218.

Schiff (1), une lésion incomplète de ces mêmes pédoncules produit des résultats fort différents. « Toutes les fois, dit M. Longet, que la lésion partielle a été pratiquée immédiatement au-devant de la protubérance ou un peu au-delà, les animaux ont exécuté un *mouvement circulaire* ou *de manége*, qui a toujours eu lieu du côté opposé à celui de la lésion ; c'est-à-dire que le pédoncule cérébral droit, par exemple, étant blessé, l'animal a accompli l'évolution du manége vers la gauche en tournant fortement son cou et sa tête vers ce même côté. Ces faits ont été confirmés par les expériences ultérieures de Schiff. Le cercle parcouru a été d'autant plus petit que la lésion se rapprochait davantage du bord antérieur de la protubérance, et qu'elle comprenait un plus grand nombre de fibres pédonculaires. Mais tout mouvement circulaire a cessé quand la *section entière* de l'un des pédoncules a été faite immédiatement au-devant de la protubérance, et l'animal est tombé sur le côté opposé à la lésion, quoique, après la chute, les deux membres de ce côté pussent encore accomplir des mouvements très manifestes. » Magendie a observé exactement le même effet après la section latérale « de la portion de moelle allongée qui avoisine en dehors les pyramides antérieures (2). » Seulement alors le mouvement avait lieu du côté même de la lésion.

MM. Lafargue et Schiff ont proposé chacun une explication de ce phénomène. Pour le premier, ce serait le résultat d'une hémiplégie croisée ; suivant le second, il serait produit par un défaut de l'action volontaire des muscles abducteurs de l'un des membres antérieurs et des muscles adducteurs de l'autre. Une telle altération du mouvement semble, il est vrai, devoir déterminer dans la direction du corps, pendant la progression, une obliquité continuelle, et, en définitive, un mouvement de manége. C'est probablement ce qui a porté M. Schiff à adopter cette théorie ; car elle ne repose pas sur les détails mêmes des expériences. M. Gratiolet (3) pense qu'une contracture d'un côté du corps rendrait beaucoup mieux compte de ces évolutions circulaires, et rappelle avec raison qu'en attachant le collier d'un chien à sa queue par

---

(1) De vi motoriâ baseos encephali.
(2) Précis élément. de Physiol. Paris, 1836, t. Ier, p. 413.
(3) Ouv. cit., t. II, p. 360.

un lien qui l'oblige à tenir son corps infléchi , si l'animal est solli
cité à marcher , il tourne en manége sur le côté courbé. Il es
possible que la flexion latérale du cou et de la tête , dans le:
expériences de M. Longet , agisse de la même manière , et cett
flexion , en elle-même , éveille l'idée d'une contracture plutôt qu
celle d'une paralysie. Les lésions incomplètes des faisceau:
médullaires moteurs déterminent , en effet, beaucoup plus ordi
nairement des convulsions ou la contracture que la paralysie.

Je ne dois pas omettre de mentionner l'impulsion en avant qu
M. Flourens dit suivre la section des pédoncules cérébraux (4)
et que Magendie attribue à l'ablation des corps striés (2). M. Lon
get nie formellement les faits avancés par Magendie , et comm
il ne parle pas de l'opinion de M. Flourens , on doit conclure que
dans ses expériences , il n'a pas eu l'occasion d'en constate
l'exactitude. C'est donc un point de physiologie à étudier de nou
veau.

Fonctions des pédoncules cérébelleux moyens. M. Serres (3)
en 1823 , fit connaître l'observation d'un homme chez qui ava
été observé le singulier phénomème d'un *tournoiement* involon
taire sur lui-même, de *droite à gauche.* A l'autopsie , on trouv
une altération considérable du pédoncule cérébelleux moye
droit. Ce fait ayant attiré l'attention , Magendie (4) , M. Flou
rens (5) et plus tard MM. Lafargue (6) et Longet (7), ont pratiqu
la section de ce pédoncule, et ont observé chez les animaux sou
mis à ces expériences, comme chez le malade de M. Serres , un
rotation plus ou moins rapide, *selon l'axe de la longueur d
corps.* En même temps, l'œil du côté opposé était fixé en haut
en arrière. Suivant Magendie , le mouvement de rotation s'exé
cute sur le côté de la section. MM. Lafargue et Longet l'ont vu s

---

(1) **Ouv. cit.** , p. 489.
(2) **Voir** p. 77.
(3) Journal de Physiologie de Magendie, 1823 , t. III , p. 135.
(4) Id. , 1824 , p. 400 , et Leçons sur les fonctions du système nerveu:
t. Ier, p. 257.
(5) Ouv. cit., p. 489.
(6) Thèse citée.
(7) Anat. et Physiol. du syst. nerveux , t. Ier, p. 432 et suiv. — Trai
de Physiol., t. II, 2e partie, p. 212.

produire sur le côté opposé à celui de la section ; c'est-à-dire que si la lésion est à droite , l'animal roule de droite à gauche. Le docteur Schiff (1) a cru concilier ces deux opinions par deux nouvelles expériences, et il dit, en effet , que le mouvement a lieu tantôt sur le côté blessé, tantôt sur l'autre, suivant que la section porte en arrière ou en avant du pédoncule. M. Longet paraît admettre l'exactitude de ces résultats en ce qui concerne les lésions incomplètes de ce pédoncule ; mais dans le cas de section totale , il soutient que la rotation a toujours lieu du côté opposé à celui de la lésion. Quoi qu'il en soit, la section de l'autre pédoncule annule cet effet.

Les fonctions des *pédoncules cérébelleux supérieurs et inférieurs* sont très peu connues. Rolando (2) avait annoncé qu'après la lésion de l'un des pédoncules inférieurs , le corps se recourbe en arc du côté de la blessure, et Magendie (3) dit avoir vérifié le fait indiqué par Rolando. M. Longet rapporte cet effet à la lésion du faisceau intermédiaire du bulbe, et n'attribue aux pédoncules cérébelleux inférieurs qu'un rôle sensitif. Il paraît, cependant , d'après ce dernier physiologiste, que la section de l'un de ces pédoncules détermine une certaine faiblesse dans la faculté locomotrice ; mais cela dépendrait d'un défaut d'appréciation des divers états des muscles.

M. Flourens parle encore d'un mouvement de recul consécutif à la section de ces pédoncules. Cette observation, n'ayant pas été confirmée par les autres physiologistes, doit encore figurer parmi les résultats douteux.

Les effets des sections des divers pédoncules cérébraux ou cérébelleux ont donné lieu à différentes interprétations. J'ai déjà parlé de celles de MM. Gratiolet, Lafargue et Schiff, sur le mouvement de manége déterminé par les lésions du pédoncule cérébral. M. Lafargue a aussi essayé d'expliquer la rotation sur l'axe du corps après le section du pédoncule moyen du cervelet par l'hémiplégie d'un côté du corps et l'activité isolée des deux membres de ce côté. Mais M. Schiff a fait voir que le même mouvement se produit lorsqu'on a lié préalablement les quatre membres. D'après

(1) De vi motoriâ baseos encephali, etc.
(2) Saggio sulla vera struttura del cervello. Sassari, 1809, p. 128.
(3) Leçons sur les fonct. du syst. nerveux, t. Ier, p. 295-299.

cette dernière observation, M. Longet a adopté une autre théorie :
il attribue cette rotation « non à la paralysie des membres d'un
côté et à l'activité persistante des membres de l'autre , mais, suivant les cas, à une paralysie directe ou croisée qui a atteint, dans
un côté, les muscles de la nuque et ceux des portions cervicale
et dorsale de la colonne épinière (1). »

Magendie et M. Flourens ont admis, pour se rendre compte des
phénomènes consécutifs à ces sections des pédoncules , l'existence dans l'encéphale de quatre forces se faisant équilibre :
l'une poussant les animaux à marcher en avant, et qui rési-
derait dans le cervelet ; l'autre les portant à reculer, et qui aurait
pour siége les corps striés ; enfin , deux forces latérales les
poussant à droite et à gauche et s'exerçant par l'intermédiaire
des pédoncules cérébelleux moyens. Ces quatre forces se
feraient équilibre dans l'état normal ; mais l'une venant à prédominer après la section de tel ou tel pédoncule , il en résulterait
ces impulsions singulières du corps en avant ou en arrière , à
gauche ou à droite , que j'ai précédemment signalées. Se fondant
sur des expériences fort curieuses , M. Flourens (2) pense qu'il
existe un rapport entre la direction de ces impulsions et celle des
fibres nerveuses coupées , et que ces fibres sont les agents de
forces modératrices agissant toutes suivant le sens de la direction
des fibres elles-mêmes. « Les fibres postéro-antérieures modèrent
les mouvements en avant ; les fibres antéro-postérieures ou
rétrogrades, les mouvements en arrière ; les fibres transverses ,
les mouvements de rotation , de tournoiement, les mouvements
de gauche à droite et de droite à gauche (3) ». Ces forces réside-
raient tout à la fois et dans les *canaux semi-circulaires* du
rocher , et dans les fibres opposées de l'encéphale. Et , en effet ,
la section des uns ou des autres produirait le même résultat,
c'est-à dire une impulsion dans un sens ou un autre , suivant
qu'on agirait sur le canal horizontal ou sur les fibres horizontales
d'un côté , sur les canaux ou les fibres postéro-antérieurs , sur
les canaux ou les fibres antéro-postérieurs. Ces *forces modératrices* seraient distinctes de l'action régulatrice du cervelet.

---

(1) Physiol., t. II, 2ᵉ partie, p. 217.
(2) Ouv. cit., p. 445-501.
(3) Id. , p. 498.

L'existence de forces opposées dans l'encéphale admise, quoiqu'avec des appréciations différentes, par deux physiologistes aussi éminents que MM. Flourens et Magendie, mérite de fixer l'attention des expérimentateurs plus que par le passé. De nouvelles recherches sont très désirables, soit qu'elles aboutissent à une réfutation formelle des idées dont je viens de parler, soit qu'elles les confirment. Jusqu'à ce jour, l'impulsion latérale consécutive à la section des pédoncules cérébelleux moyens paraît incontestable ; mais il n'en est pas de même de l'impulsion en avant ou en arrière, après la section des pédoncules cérébraux ou des pédoncules cérébelleux inférieurs.

Ici s'arrêtent les considérations physiologiques que je voulais présenter sur le centre nerveux intra-cranien. Nous avons vu que, par le bulbe et la protubérance, il préside aux actes dits de conservation ; par les tubercules jumeaux, au mécanisme de la vision ; par les couches optiques, les corps striés et le cervelet, à celui de la station et de la locomotion ; enfin, par les hémisphères, aux perceptions, à la volition et à tous les phénomènes intellectuels. D'autres actes sont aussi gouvernés par l'encéphale, dont le principe n'a pas encore été localisé ou ne l'est que d'une manière douteuse. La parole, l'ensemble expressif qui indique la joie, l'affliction, la douleur, la haine, l'amour, en un mot les passions, résultent de mouvements musculaires diversement combinés, et à l'excitation desquels la volition est certainement étrangère. Quelles sont les parties du système nerveux qui régissent ces manifestations ? C'est là un problème d'un haut intérêt, et dont la solution est même d'une certaine importance pratique. Peut-être, dans le cours de ce travail, trouverons-nous l'occasion d'éclairer ces questions. Mais je dois rappeler ici l'opinion de M. Bouillaud, qui admet une force propre à coordonner les mouvements de la parole, force ou principe résidant, selon cet auteur, dans les *lobules antérieurs* du cerveau. L'opinion de M. Bouillaud a suscité des objections nombreuses et très sérieuses ; toutefois, si elle n'est pas susceptible d'une démonstration absolue, et si la localisation indiquée par ce pathologiste distingué n'est pas exacte, je ne pense pas qu'il faille complétement abandonner cette manière de voir. Ce n'est pas une vaine hypothèse ; elle procède , au contraire , d'une pensée hautement philosophique.

Je n'ai pas abordé les questions qui se rattachent à diverses parties secondaires de l'encéphale, comme le corps calleux , la voûte, la cloison transparente, etc., les notions physiologiques que nous possédons sur leur compte ne présentant rien de positif, et n'ayant que fort peu de rapports avec le sujet de ce livre. Au moins , ces rapports , s'ils existent , sont-ils inconnus ou incomplétement étudiés , et j'ai cru devoir m'abstenir de faire figurer ici des suppositions inutiles à l'objet que je me suis proposé. Je déplore déjà l'incertitude de quelques-unes des données auxquelles j'ai dû accorder place dans cet exposé. Heureusement, les plus fondamentales , les plus susceptibles d'une application immédiate à la pathologie , sont les moins contestables ; elles sont aussi, il est vrai , les moins nombreuses ; mais elles forment un faisceau bien lié de solutions satisfaisantes pour l'esprit, et qui suffisent à l'intelligence des principaux phénomènes du mouvement ou du sentiment , aussi bien que des troubles dont ces fonctions peuvent être frappées. J'ai fait, en sorte de les grouper en un rapide résumé.

RÉSUMÉ DE LA PHYSIOLOGIE DE L'ENCÉPHALE.

I. L'encéphale est constitué par un ensemble de parties distinctes sous le triple rapport de leur structure, de leurs propriétés de tissu et de leurs fonctions.

II. Cette importante portion du système nerveux présente, au point de vue physiologique, de nombreuses analogies avec le centre nerveux rachidien, mais en diffère par les facultés essentielles qu'elle possède.

III. L'encéphale, comme la moelle, est formée de parties *excitables* et de parties *non excitables.*

IV. Les parties excitables sont : le bulbe, la protubérance annulaire , les tubercules jumeaux , les pédoncules cérébraux et les pédoncules cérébelleux supérieurs et inférieurs.

V. Les parties *non excitables* sont : les hémisphères cérébraux, les couches optiques, les corps striés, le cervelet et les pédoncules cérébelleux moyens.

VI. Parmi les organes excitables, il est généralement difficile à distinguer les parties *sensibles* et les parties *motrices*.

VII. Les pédoncules cérébelleux inférieurs et supérieurs paraissent exclusivement *sensibles*.

VIII. Toutes les autres parties excitables possèdent à la fois la *sensibilité* et la *motricité*; et, comme dans la moelle, la sensibilité semble résider en arrière, la motricité en avant.

IX. Les tubercules quadrijumeaux, en particulier, sont probablement doués de la sensibilité à la lumière.

X. L'encéphale, et particulièrement la moelle allongée, possède un pouvoir réflexe énergique.

XI. L'encéphale exerce une incontestable influence sur l'excitabilité des nerfs, sur l'irritabilité et la nutrition des muscles.

XII. Cette influence provient *exclusivement* de la protubérance et du bulbe, et ne dépend nullement des couches optiques, des corps striés, des hémisphères cérébraux, ni du cervelet.

XIII. Elle s'exerce, *exclusivement* aussi, sur les nerfs craniens et sur les muscles auxquels ces nerfs se distribuent. Elle ne s'étend en aucune manière aux nerfs ni aux muscles du reste du corps.

XIV. Outre les propriétés précédentes, communes à la moelle et à une portion de la masse intra-cranienne, l'encéphale est doué de facultés spéciales, au moyen desquelles il intervient autrement que le cordon rachidien vis-à-vis du mouvement et du sentiment.

XV. Le bulbe est l'organe excitateur et coordonnateur de tout le mécanisme respiratoire.

XVI. Le rôle du bulbe, sous ce rapport, dépend non de l'organe entier, mais d'un de ses segments, dont la limite supérieure est immédiatement au-dessus de l'origine des nerfs pneumo-gastriques, et la limite inférieure à trois lignes à peu près au-dessous de cette origine.

XVII. La protubérance annulaire paraît remplir vis-à-vis de la phonation le même rôle que le bulbe à l'égard de la respiration.

XVIII. Divers actes automatiques, la déglutition, le bâillement, la toux, le vomissement, la succion, l'éternûment, etc., dépendent probablement aussi du bulbe et de la protubérance.

XIX. Les tubercules quadrijumeaux semblent présider ɛ mécanisme général de la vision ; ils sont au moins le centre (réflexion des impressions lumineuses sur les nerfs moteurs dɛ iris.

XX. Dans les couches optiques et les corps striés (plus sp cialement) réside le principe incitateur des mouvements (locomotion.

XXI. Mais la coordination de ces mouvements pour la march le saut, la station, etc., dépend du cervelet.

XXII. Dans les hémisphères cérébraux résident la conscienc l'intelligence, la faculté de percevoir et celle de vouloir.

XXIII. Les divers pédoncules ne paraissent être que des orgɛ nes de transmission ou d'union entre les parties qui compose l'encéphale.

III.

NERFS.

I. *Origine, distribution et terminaison des nerfs.* Les uer sont des cordons destinés à mettre en rapport les centres ne veux avec toutes les autres parties de l'organisme.

Cependant ils ne procèdent pas indistinctement de toutes lɛ portions de l'axe cérébro-rachidien, mais seulement de la moel épinière, du bulbe et de la protubérance, à l'exception des ner olfactifs et optiques.

On doit distinguer l'origine apparente des nerfs de leur origii réelle. L'*origine apparente* est constituée par des racines fibri laires plus ou moins ténues, qui semblent implantées dans substance médullaire. L'*origine réelle* est difficilement appr ciable, et ne peut être déterminée qu'au moyen de patientes diɛ sections et à l'aide du microscope. Mais il s'en faut de beaucoɩ que les recherches entreprises à ce sujet aient donné jusqu'à (jour des résultats satisfaisants.

On admet, en général, que les fibres originelles des ner aboutissent d'une manière plus ou moins directe aux centres (perception ou d'incitation. Ce n'est là, toutefois, qu'une hypɛ thèse, une interprétation dont rien ne démontre l'exactitude et qu'infirment les faits suivants :

1° Les mêmes nerfs moteurs peuvent être excités et associés par différents centres nerveux. Tous ceux, par exemple, dont l'excitation et l'association dépendent de la moelle allongée, quand ils concourent à la respiration, à la déglutition, au vomissement, etc., relèvent du cerveau quand ils doivent intervenir dans les actes volontaires. Si l'on ne peut expliquer l'influence cérébrale sur ces nerfs que par un rapport immédiat, il faudrait donc supposer que chaque fibre primitive se divise en autant de chefs qu'il existe de centres capables de l'exciter. Observation analogue pour les nerfs sensitifs, leurs impressions pouvant réagir sur une multitude de points du système nerveux.

2° Le cervelet agissant comme organe de coordination sur les nerfs locomoteurs, en même temps que les corps striés et les couches optiques comme organes incitateurs, on devrait également admettre, dans la même hypothèse, que ces nerfs ont à la fois une origine cérébrale et cérébelleuse.

3° Il n'est pas probable que les fibres nerveuses des corps striés et des couches optiques qui président à la faculté de sentir et de mouvoir soient les mêmes que celles des nerfs ou de la moelle, puisqu'elles ne possèdent ni la sensibilité ni l'excitabilité de ces dernières.

4° La suppression de l'action encéphalique ne change rien aux propriétés des nerfs; mais ces organes perdent toutes leurs propriétés dès qu'ils ne sont plus en relation avec la moelle.

5° La plupart des actes que peut déterminer l'influence encéphalique peuvent être provoqués par la moelle seule. Les nerfs moteurs et sensitifs ont donc des rapports d'origine très intimes avec la moelle même.

6° Enfin, si toutes les radicules nerveuses remontaient à l'encéphale, la moelle épinière, représentant ainsi et le faisceau de tous les nerfs du corps et la masse de son propre tissu, devrait présenter un volume toujours croissant de bas en haut; ses dimensions à la région cervicale supérieure devraient équivaloir au moins à celles de l'ensemble des nerfs auxquels elle donne naissance, ce qui n'est pas.

Ainsi, les propriétés des nerfs sont les mêmes que celles des cordons médullaires, dont ils émergent, et ces propriétés leur

viennent exclusivement de ces cordons ; la moelle est pour eux
une source d'activité immédiate, indépendamment de l'intervention du centre cérébral. L'hypothèse de la prolongation de leurs
fibres primitives jusque dans le cerveau , pour les nerfs volontaires, est infirmée par les différences de propriétés qui existent
entre elles et les fibres cérébrales ; cette identité, d'ailleurs , ne
rendrait pas compte de l'action de la volonté sur les nerfs , puisqu'ils peuvent relever de plusieurs centres nerveux , suivant les
fonctions auxquelles ils participent. Enfin , il est évident, d'après
le volume de la moelle à sa partie supérieure, qu'elle ne peut
contenir en ce point tout le faisceau des nerfs du corps, dont le
volume serait de beaucoup plus considérable que le sien.

Je me crois autorisé, par conséquent , à nier cette continuité,
qui , je le répète, n'a pour elle aucune preuve positive. Ehren-
berg , il est vrai , a prétendu que les fibres nerveuses peuvent
être suivies jusqu'au cerveau. Mais n'est-il pas impossible de
démontrer une telle assertion ? La vérité est qu'en disparaissant
dans la substance blanche, les fibrilles d'origine se confondent
peu à peu avec elle de manière à n'en être plus distinctes. Le
microscope , cependant , permet de saisir certains rapports des
fibres primitives des nerfs dans l'épaisseur de la moelle. Ainsi ,
les cellules rayonnées ou à queue de la substance grise centrale
paraissent envoyer des prolongements vers les racines sensitives
et motrices (1) ; mais ces convexions ne doivent pas être prises
pour l'origine des nerfs , la substance grise n'étant ni sensible
ni excitable. Dans ces dernières années , MM. Philippeau et Vulpian (2) ont spécialement étudié l'origine des nerfs craniens , et
ont poursuivi la dissection de leurs fibres initiales aussi loin que
possible. Il résulte de leurs recherches que ces fibres se perdent
presque en totalité dans la moelle allongée, et qu'il est impossible
de constater leur prolongation dans le cerveau.

En l'absence de preuves anatomiques établissant ces relations
directes des nerfs sensitifs et moteurs avec le cerveau , et
d'après les considérations que j'ai présentées plus haut , il me
paraît probable que l'origine réelle de tous les nerfs est exclusi-

---

(1) Gratiolet , ouv. cit. , t. II, p. 31.
(2) Vulpian , Recherches sur l'origine de plusieurs nerfs craniens. Thèse
de Paris, 1853.

rement dans la moelle (allongée ou spinale), et non loin , en
général , de leur point d'émergence. L'influence des divers centres
l'incitation et d'association sur les nerfs moteurs , comme leurs
rapports avec les nerfs sensitifs , sont établis par un mode de
connexion encore inconnu , mais qui , certainement , ne consiste
pas en une simple continuité et identité de tissu.

Les fibrilles nerveuses se réunissent par faisceaux qui viennent
se détacher de la superficie de la moelle spinale ou allongée , et
constituent les cordons nerveux en s'accolant les unes aux
autres. Au-delà du canal rachidien, ces cordons marchent isolément ou communiquent par *anastomoses* avec des cordons voisins. Si ces anastomoses sont très multipliées et ont lieu entre
plusieurs troncs nerveux, il en résulte une sorte d'entrelacement
ou réseau compliqué qui a reçu le nom de *plexus*. Les plexus
servent à opérer une sorte de mélange entre des fibres nerveuses d'origine différente, mais dont le trajet et la destination
sont identiques. Les nerfs auxquels ils donnent naissance peuvent
se trouver, en outre, composés d'éléments hétérogènes, et, sous
une même enveloppe, porter aux organes les diverses formes de
l'action nerveuse. Quels que puissent être , d'ailleurs, les entre-
lacements et les mélanges effectués, les anastomoses ne s'opèrent
jamais que par accolement et non par fusion des fibres élémentaires qui , de leur origine a leur extrémité, marchent toujours
indépendantes et distinctes.

Les cordons nerveux se glissent, en général, dans les inters-
tices des muscles ou de leurs faisceaux , marchant à peu près
parallèlement à ces organes. Les branches destinées aux muscles,
en pénétrant dans leur épaisseur , deviennent de plus en plus
obliques , et leurs derniers ramuscules prennent une direction
perpendiculaire aux fibres contractiles. Là, les fibres nerveuses
primitives s'isolent, puis forment un lacis d'anses dont la con-
cavité embrasse les fascicules musculaires, et reviennent sur
elles-mêmes vers le tronc d'où elles sont sorties. Le mode de
terminaison des nerfs sensitifs n'a pas encore été complétement
élucidé ; au moins les micrographes ne sont-ils pas d'accord sur
ce point. La disposition en anses que je viens d'indiquer paraît
cependant exister aussi dans la peau , à quelques modifications
près.

II. *Division fonctionnelle des nerfs*. Depuis Erasistrate, et surtout depuis Galien , les physiologistes et les médecins ont admis deux espèces de nerfs , les uns pour le mouvement , les autres pour le sentiment ; on reconnut ensuite des nerfs chargés de présider aux fonctions de la vie organique. Mais , jusqu'à Ch. Bell , cette distinction fut plutôt une induction probable qu'un fait démontré , et elle ne prit rang au nombre des vérités définitivement acquises à la science qu'après les expériences des physiologistes anglais et celles de Magendie. Aujourd'hui encore, l'existence isolée des nerfs sensitifs et moteurs est seule réellement prouvée : et si , par analogie, on doit également supposer des nerfs spécialement affectés aux actes végétatifs , l'anatomie n'est pas encore parvenue à les distinguer des autres d'une manière suffisamment positive. Je n'ai donc pas à m'occuper de cette troisième espèce.

Ayant déjà indiqué (p. 6 à 8) l'historique de la découverte des racines nerveuses sensitives et motrices , il est inutile d'y revenir. On sait , depuis Ch. Bell (1811), que les racines des nerfs qui émergent des colonnes postérieures de la moelle sont exclusivement sensibles , et celles qui émergent des colonnes antérieures exclusivement motrices. Si l'on irrite les premières , encore adhérentes au cordon rachidien , les animaux soumis à ces expériences paraissent éprouver de vives douleurs ; mais si l'on continue ces excitations après avoir séparé de la moelle ces fibrilles d'origine, on n'observe pas la moindre contraction musculaire. Les mêmes stimulations , au contraire , portées sur les racines antérieures , détachées ou non de la moelle , déterminent des contractions dans les muscles auxquels ces nerfs sont destinés. Dans ce dernier cas , les animaux donnent parfois des signes de douleur, qui avaient fait attribuer une certaine sensibilité à ces racines. Mais il est aujourd'hui bien prouvé que les sensations pénibles provoquées par leur excitation leur sont étrangères et cessent complétement après la section des racines postérieures. M. Brown-Sequard les attribue aux crampes des muscles mis en état de contraction , et cette opinion est très acceptable. Les racines *postérieures* des nerfs sont donc exclusivement *sensitives* , et les *antérieures* exclusivement *motrices;* elles possèdent , par conséquent , les propriétés des faisceaux médullaires qui leur donnent respectivement naissance.

La découverte de Ch. Bell s'appliquait seulement aux nerfs rachidiens ; mais il était probable que la loi nouvelle embrassait aussi les nerfs craniens, et Ch. Bell ne manqua pas de l'admettre, en attribuant l'origine des nerfs moteurs encéphaliques au prolongement dans le crâne des faisceaux médullaires antérieurs et latéraux, et celle des nerfs sensitifs au prolongement des faisceaux postérieurs. S'il se trompa quant aux détails, il émit une idée exacte et que des recherches plus récentes ont confirmée. Il est, en effet, établi, de nos jours, que la plupart des fibres radiculaires des nerfs sensitifs craniens proviennent des corps restiformes, et celles des nerfs moteurs des faisceaux antéro-latéraux continués à travers la moelle allongée. Les nerfs olfactifs et optiques seuls font exception à cette règle.

Parmi les nerfs encéphalo-rachidiens, les uns sont exclusivement formés par les racines sensitives et sont, par conséquent, exclusivement affectés à la sensibilité ; les autres, formés par les racines motrices, ne sont aussi que moteurs. Enfin, la plupart sortent du crâne et surtout du canal rachidien, constitués à la fois par ces deux ordres de racines, et, pour cette raison, ont été appelés *nerfs mixtes*. Ajoutons encore qu'à une certaine distance de leur origine, quelques-uns, primitivement sensitifs ou moteurs, deviennent mixtes par anastomoses avec des filets d'un ordre différent.

On a distingué les *nerfs sensitifs* en nerfs *de sensibilité spéciale* et nerfs *de sensibilité générale*, les premiers affectés aux organes de l'odorat, de la vue, de l'ouïe et du goût, les autres aux phénomènes tactiles. Cette division n'est plus acceptable aujourd'hui sous le rapport physiologique, chacune des sensations tactiles pouvant être considérée comme spéciale et dépendante de filets nerveux particuliers, ainsi qu'on le verra plus loin. Mais elle reste exacte quant à la distribution anatomique de ces nerfs, puisque les premiers sont propres à certains appareils très restreints, tandis que les autres se retrouvent dans toutes les parties du corps. Quoi qu'il en soit, dans l'état actuel de la science, on doit admettre huit espèces de nerfs sensitifs : les nerfs olfactifs, optiques, auditifs, gustatifs, ceux des sensations de contact, de douleur, de température et d'activité musculaire. Probablement aussi faut-il reconnaître pour la soif et la faim des nerfs spéciaux. A la vérité, ceux des trois premières

catégories sont seuls anatomiquement distincts ; tous les autre
sont plus ou moins confondus entre eux ou avec des nerfs moteurs
mais leur existence isolée parait indubitable.

A d'autres points de vue , on a encore divisé les nerfs en *ner*
de la vie animale et *nerfs de la vie organique*, selon qu'ils sor
ou non subordonnés à l'influence du cerveau , et suivant que le
impressions sensitives qu'ils transmettent parviennent ou non
la conscience. Certains nerfs , assurément , peuvent être, sou
ce double rapport , classés à juste titre dans la seconde catégc
rie ; mais il ne faudrait pas croire que tous les actes organique
s'effectuent au moyen de nerfs toujours indépendants de l'in
fluence cérébrale et essentiellement distincts des nerfs de la vi
animale. Ce serait une erreur : la respiration , par exemple
fonction organique , a pour agents des muscles et des nerf:
subordonnés à la volonté. Les mèmes nerfs moteurs et sensitit:
(probablement au moins) peuvent contribuer tantôt à des acte:
de la vie organique , tantôt à des actes de la vie de relation
pourvu qu'il n'y ait pas incompatibilité entre la nature de ces acte:
et leurs propriétés particulières. Seulement , en pareil cas , l'inci
tation qui les met en jeu et les associe ne provient pas du mêmc
centre nerveux.

III. *Mode d'action des cordons nerveux vis-à-vis du sentiment
et du mouvement.* 1° Les *nerfs moteurs* sont chargés de transmettre
aux muscles l'influence excitante des faisceaux antérieurs de la
moelle. Après leur section , en effet , tout mouvement spontané
est aboli dans les parties auxquelles ils se distribuent ; mais il
est encore possible d'y provoquer des contractions en irritant
d'une manière artificielle leur bout périphérique. Cette propriété,
identique à celle que nous avons constatée dans les colonnes
excito-motrices du cordon rachidien , porte aussi le même nom :
c'est la *motricité* ou *excitabilité*. Toutefois, tandis qu'elle est
inhérente aux faisceaux blancs antérieurs de la moelle, elle est
seulement communiquée aux nerfs moteurs par ces faisceaux, et
s'éteint en eux peu de temps après qu'ils ont été séparés du
centre nerveux spinal. Nous avons vu (p. 42) qu'elle disparait
complétement au bout de *quatre jours* accomplis.

Les diverses stimulations physiques ou mécaniques, capables
de mettre en jeu l'excitabilité motrice de la moelle, peuvent agir

de même sur les nerfs moteurs, tant qu'ils conservent leur propriété de tissu. Le contact d'un acide, d'un alcali caustique, leur
pression entre les branches d'une pince, leur écrasement, leur
section, l'action d'un courant électrique, etc., provoquent des
contractions musculaires. De tous les excitants, le plus énergique ou le mieux approprié est la force propre de l'axe cérébro-
rachidien. J'ai vu fréquemment des nerfs, rendus inaptes à
réagir sous l'influence de courants électriques intenses, transmettre encore le principe du mouvement volontaire. Quand un
nerf de grenouille a été plongé dans une solution de cyanure de
potassium ou de nicotine, les parties immergées restent inexcitables à l'électricité ; cependant les muscles dans lesquels ce
nerf se ramifie se contractent parfois encore volontairement, quoique très faiblement.

L'excitation d'un point quelconque d'une fibre motrice agit
exclusivement par l'intermédiaire de son extrémité périphérique.
Bien qu'il soit impossible de déterminer si l'impression produite
en elle se propage dans tous les sens ou dans un seul, il est
certain que ses effets ne se manifestent qu'à son extrémité musculaire, et ne provoquent jamais aucune réaction immédiate du
côté de la moelle. Dès-lors, l'irritation d'un tronc nerveux
moteur n'entraîne de contractions que dans les muscles situés
au-delà du point irrité, et jamais dans ceux qui reçoivent leurs
nerfs d'une partie de ce cordon plus rapprochée de son origine. Un
courant électrique dirigé, par exemple, sur le nerf sciatique dans
le creux poplité, excitera des contractions dans les muscles de la
jambe, mais non dans les muscles de la cuisse.

2° Les *nerfs sensitifs* répandent la faculté de sentir ou d'être
sensible dans toutes les parties du corps, et les lésions qui en
interrompent la continuité ont pour effet d'abolir la sensibilité
dans les organes auxquels ils se rendent. Chaque espèce de
nerfs sensitifs est destinée à transmettre une seule espèce de sensation : les nerfs optiques, les sensations de lumière ; les nerfs
olfactifs, les sensations d'odeur ; les nerfs auditifs, les sensations de son, etc. C'est là une vérité universellement reconnue,
et, de plus, on est d'accord que les excitations, quelles qu'elles
soient, agissant directement sur ces nerfs, ne donnent lieu qu'à
l'espèce de sensation particulière à chacun d'eux. La section du
nerf optique, dans l'extirpation de l'œil, fait percevoir au malade

de la lumière ; et quand on parvient à comprendre les nerfs audi
tifs dans un courant électrique , ou produit une sensation de soi
plus ou moins intense. Les irritations immédiates des nerfs dits
de sensibilité générale ne déterminent que des impressions confuses ; mais il importe de remarquer que, dans ce cas , il se produit une douleur intense, capable de masquer les sensations d'un
autre ordre.

Les excitations portées en un point quelconque d'une fibre sensitive sont rapportées par la conscience à l'extrémité périphérique de cette fibre. Ainsi, les contusions du nerf cubital au coude
sont senties comme picotements, fourmillements, le long du bord
interne de la main, dans le petit doigt et l'annulaire, dans la peau
desquels s'épuisent ses ramifications cutanées. Des affections de
la moelle agissant sur l'extrémité centrale de ces mêmes fibres
peuvent déterminer des sensations qui seront également rapportées à son extrémité périphérique. De là les fourmillements, l'en-
gourdissement, les douleurs dans les orteils, les doigts ou d'autres
parties des membres, qu'on observe souvent dans les maladies des
centres nerveux.

Nous trouverons dans ce fait des données importantes pour le
diagnostic. Nous utiliserons de même une autre particularité dont
on n'a pas compris toute la portée : chez certains paralytiques , la
sensibilité est abolie dans des organes animés par un tronc nerveux qui , lui-même, reste sensible. Les doigts auriculaire et
annulaire peuvent n'être plus impressionnables aux diverses
excitations extérieures ; cependant la compression du nerf cubital au coude, ou l'application de l'électricité , déterminent des
sensations très pénibles dans ces mêmes doigts. Dans ces cas ,
la seule partie périphérique des fibres nerveuses a perdu son
impressionnabilité , ou , par suite de quelque lésion , n'est plus
en communication avec le reste du tronc ou le centre sensitif.
Lorsque, par exemple, on produit une anesthésie locale au moyen
du chloroforme ou d'un mélange réfrigérant , bien que les extrémités nerveuses de la partie anesthésiée ne soient plus impressionnables, les fibres auxquelles elles appartiennent n'en restent
pas moins sensibles , et toute excitation dirigée sur un point
quelconque de leur trajet sera encore sentie , comme si elle pro-
venait des surfaces anesthésiées. Ces symptômes des paralysies
et une multitude d'autres , facilement explicables aujourd'hui,

sont autant d'éléments de diagnostic dont il sera question ailleurs.

La stimulation d'un tronc nerveux ne réagit jamais sur les branches qui naissent de ce tronc au-dessus du point excité. Les cordons nerveux, en effet, ne sont pas des organes compactes, mais, comme je l'ai dit, un faisceau de fibres parfaitement distinctes entre elles à leur origine et dans toute leur longueur. Les branches ou faisceaux secondaires qui se sont séparés du tronc vers sa partie supérieure ne sauraient donc participer à l'excitation des parties plus inférieures.

3° Les *nerfs mixtes*, formés par l'association de fibres motrices et sensitives, partagent les propriétés et le mode d'action des nerfs des deux premières catégories.

Après la section d'un nerf sensitif, moteur ou mixte, le sentiment seul, la motilité seule, ou ces deux facultés à la fois se trouvent perdues dans les parties animées par le nerf coupé, et, en même temps, les phénomènes réflexes y sont complétement abolis. Mais, outre ces effets immédiats, au bout d'un certain temps, il s'en manifeste d'autres qui portent sur les actes organiques, et qui révèlent, de la part des cordons nerveux, un troisième mode d'action. Ces résultats secondaires, bien étudiés par M. Longet, varient, d'après ce physiologiste, selon que la section porte sur un nerf mixte, sur un nerf moteur ou sur un nerf exclusivement sensitif.

IV. *Influence des nerfs sur la nutrition et l'irritabilité musculaire. 1° Nerfs mixtes.* M. Longet, après avoir réséqué le nerf sciatique chez des chiens, a constaté qu'au bout de *quinze jours* les muscles « se contractent encore *vivement* sous l'action d'un stimulus immédiat; qu'après un mois, son aptitude à la contraction est encore assez prononcée, quoique bien moindre; et qu'enfin, vers la septième semaine, elle est à peine appréciable. A dater de cette époque, les muscles de la jambe, déjà décolorés, semblent éprouver une sorte de dégénérescence, et bientôt ils cessent peu à peu de se contracter, même avec les stimulants immédiats les plus forts (1). » Muller et Sticker avaient, de même,

______

(1) Rech. sur les conditions nécessaires à l'entretien et à la manifestation de l'irritabilité muscul. Paris, 1841, — et Traité de Physiol., t Ier, fasc. III, p. 28; t. II, 2e partie, p. 59.

fort bien vu l'irritabilité disparaître dans les muscles dont le
nerfs avaient été coupés ou réséqués. Chez des chiens et de
lapins, cette propriété était abolie de cinq à neuf semaines apré
l'opération ; mais il n'est pas fait mention de l'état anatomique d
tissu musculaire.

J'ai reproduit très fréquemment ces mêmes expériences sur de
quadrupèdes et des grenouilles. Quant aux faits principaux, j'
obtenu les mêmes résultats que Muller, Sticker et M. Longel
seulement, j'ai à signaler des différences de détail auxquelle:
il est vrai, j'attache une certaine importance. Suivant M. Longe
les muscles se contractent encore *vivement quinze jours* après
résection de leurs nerfs. Ils se contractent, cela est exact,
d'une manière très marquée, même avec des courants élec
triques réellement faibles, mais sensiblement moins qu'ε
moment de l'opération. Chez les chiens et les cochons d'Ind
aussitôt après la résection du nerf sciatique, une pince électriqu
de Pulvermacher, trempée dans l'eau acidulée et déviant l'aiguil
d'un galvanomètre de 75° à 80°, a produit des oscillations fo
apparentes dans les fibres musculaires. Du cinquième au sixièm
jour, ces oscillations étaient à peine appréciables avec le mêm
courant ; du huitième au dixième jour, il fallut, pour les produir
tremper la pince dans du vinaigre concentré, et ce courant de
viait l'aiguille aimantée de 90°, après lui avoir imprimé un mot
vement de rotation rapide. Au quinzième jour, le dernier coura
déterminait à peine quelques légers frémissements. A cet
époque, cependant, les plus faibles courants de l'appareil Mor
et Legendre donnaient lieu à des contractions assez puissante
mais réellement moindres que du côté sain, quand on faisε
l'expérience comparative. A partir de ce moment, les change
ments de l'irritabilité ont été de plus en plus manifestes, et, ε
bout de six semaines à deux mois, des courants énergiques
provoquaient que de légères oscillations fibrillaires. Alors, le
muscles de la jambe paralysée étaient moins volumineux et plu
pâles que ceux de la jambe restée saine, et, au microscope, on
découvrait les signes caractéristiques des premiers degrés
l'atrophie. D'ailleurs, à la douzième semaine, ils n'étaient pε
complétement inertes sous l'influence de l'électricité.

Après la section des nerfs mixtes, chez les quadrupède:
l'irritabilité musculaire commence donc à diminuer du cinquièn

au dixième jour, est très altérée après un mois, et disparaît complétement de la sixième à la douzième semaine.

Chez l'homme, les recherches de M. Duchenne (de Boulogne) ont appris que les muscles paralysés du mouvement et du sentiment par la lésion d'un nerf mixte perdent leur irritabilité et s'atrophient comme chez les animaux. L'époque à laquelle se montre cette modification n'a pas été suffisamment étudiée. M. Duchenne (1) a trouvé dans un cas l'irritabilité diminuée *quatre ou cinq* jours après une luxation de l'humérus dans laquelle les nerfs axillaires avaient été contus ou déchirés. J'ai vu également, après une luxation du même os, la contractilité du deltoïde sensiblement affaiblie dès le matin du *sixième* jour. Dans l'espèce humaine, par conséquent, l'irritabilité musculaire commencerait à diminuer du cinquième au sixième jour après la lésion des nerfs mixtes.

Suivant M. Duchenne (2), au bout de *dix jours*, les muscles ne se contractent plus sous l'influence du *courant électrique le plus intense.* Cette assertion contient une erreur. Même après quinze jours, un mois, six semaines, j'ai pu obtenir des contractions dans des muscles qui plus tard se sont atrophiés, en faisant usage de l'électro-poncture; contractions, il est vrai, de plus en plus faibles et partielles, mais très réelles. Je puis affirmer que chez un chauffeur, paralysé des muscles postéro-externes de l'avant-bras à la suite d'une plaie contuse profonde et intéressant le nerf radial, j'ai obtenu, au moyen de l'électro-poncture, après onze semaines, et dans des muscles déjà très atrophiés, des contractions fibrillaires qui se traduisaient par les oscillations des aiguilles implantées dans le tissu musculaire. Par conséquent, les choses se passeraient chez l'homme à peu près comme chez les animaux.

L'atrophie musculaire se manifeste déjà par un léger degré d'émaciation au bout du premier mois; après six semaines elle est mieux caractérisée, et enfin très prononcée après douze semaines. C'est aussi approximativement vers la même époque qu'elle devient appréciable chez les quadrupèdes.

Chez les grenouilles, les phénomènes dont il est question

---

(1) Traité de l'Electrisation localisée. Paris, 1855, obs. 113, p. 646.
(2) Même ouvrage, même observation.

apparaissent d'une manière plus tardive ; l'irritabilité musculaii ne commence à diminuer qu'aux environs du vingtième jour, e au bout de trois mois accomplis, elle n'est pas complétemei éteinte, quoique presque nulle. Les muscles sont en même temp un peu moins colorés que ceux des membres non paralysés ; mai leur nutrition ne paraît pas essentiellement altérée, au moins l'œil nu.

En résumé : *1° Chez les animaux supérieurs, l'homme y com pris, la section d'un cordon nerveux mixte détermine la perte a l'irritabilité des muscles paralysés et l'atrophie de ces organe:*

2° L'irritabilité commence à diminuer du cinquième a sixième jour, et s'éteint complétement à partir de la sixièm semaine, absolument comme dans les muscles privés de l'in fluence de la moelle par destruction du tissu de cet organe.

3° L'atrophie du tissu musculaire devient sensible un mois six semaines après la lésion nerveuse.

2° Nerfs moteurs. M. Longet (1), ayant réséqué les trois branche du nerf facial chez des chiens avant leurs anastomoses avec le filets sensitifs de la cinquième paire, a trouvé, *au bout de dou semaines*, tous les muscles faciaux bien contractiles et bie colorés. Il en a conclu que les nerfs moteurs n'exercent par eu) mêmes aucune influence sur l'irritabilité musculaire, et que dans les nerfs mixtes, les fibres motrices ne sont pas les ageni de cette influence. Nous devons prendre acte de ces résultats ils démontrent, en effet, que la perte de la contractilité, aprè la section d'un nerf mixte ou après la destruction de la moelle provient d'un changement dans certaines conditions vitales, e non, comme on l'a prétendu, de la seule inaction des muscle paralysés. D'autre part, ils infirment la valeur attribuée pa M. Cruveilher à l'atrophie des racines motrices, observée dan l'atrophie musculaire progressive, ou sont eux-mêmes infirmé par ce fait. Je laisse la solution de ce problème en suspens, m réservant d'y revenir quand tous les éléments en auront él étudiés.

3° Nerfs sensitifs. M. Longet a déterminé, au contraire, u

---

(1) Physiologie, t. Ier, fasc. III, p. 27 ; t. II, 2e partie, p. 51.

certain degré d'atrophie avec diminution de l'irritabilité des muscles de la face en réséquant toutes les branches faciales du trijumeau. Ces modifications étaient bien évidentes *six semaines* après l'opération. En même temps, les poils de la lèvre supérieure tombèrent, et celle-ci devint le siége d'un léger empâtement, signe probable d'un trouble de nutrition (1).

Suivant ce physiologiste, l'action du système nerveux sur la contractilité et la nutrition des muscles serait donc exercée par l'intermédiaire des nerfs sensitifs ou des fibres nerveuses de la vie végétative qui s'adjoignent à eux.

Cette expérience, je dois l'avouer, ne me semble pas suffisamment décisive. « *Six semaines* après (la section des branches faciales de la cinquième paire), est-il dit, les muscles furent trouvés décolorés, *et pourtant irritables, mais à un degré beaucoup moins marqué que ceux du côté sain.* » Cette altération est loin, paraît-il, d'être comparable à celle qui suit la section des nerfs mixtes, puisque, dans ce dernier cas, selon les expressions de M. Longet lui-même, « vers la septième semaine, l'irritabilité musculaire est à peine appréciable. » Il en est déjà ainsi vers la sixième semaine, époque à laquelle la section des nerfs exclusivement sensitifs n'a produit qu'une diminution de cette propriété. Ces nerfs n'agiraient pas, par conséquent, avec la même puissance que les nerfs mixtes, et on peut se demander si le conflit des diverses espèces de fibres nerveuses n'est pas nécessaire à l'entretien de l'irritabilité, sinon de la nutrition des muscles. Je ferai, d'ailleurs, observer que, dans l'hypothèse de M. Longet, la paralysie des branches faciales du trijumeau devrait entraîner à la longue la perte du mouvement par atrophie musculaire, ce qui n'a peut-être jamais été observé. Il existe, au contraire, des faits d'atrophie avec abolition de l'irritabilité musculaire, dans des cas de lésions intra-craniennes portant sur des nerfs exclusivement moteurs, tels que l'hypoglosse et la petite racine du trifacial. D'après ces considérations, les résultats annoncés par l'habile expérimentateur dont je reproduis l'opinion ne sont pas à l'abri de toute contestation.

Quoi qu'il en soit, la plupart des nerfs étant mixtes dès leur origine, ou le devenant à peu de distance de la moelle épinière

---

(1) Physiol., t. Ier, fasc. III, p. 28.

et de la moelle allongée, il était surtout intéressant de connaître
l'influence des nerfs mixtes sur la nutrition et l'irritabilité des
muscles. Selon toutes probabilités , les fibres sensitives et motrices n'interviennent pas en propre dans les phénomènes de ce
ordre , et il faut supposer l'existence dans les cordons nerveux
d'une troisième espèce de fibres présidant aux actes végétatifs
mais nous ignorons si elles s'accolent plus spécialement aux
fibres sensitives , comme le pense M. Longet , ou aux fibres
motrices , comme le ferait supposer la coïncidence de l'atrophie
des racines de cet ordre avec l'atrophie musculaire , dans un cas
publié par M. Cruveilher.

En somme , on doit conclure de tout ce qui précède que la
section d'un cordon nerveux détermine , quant au mouvement
au sentiment , à la nutrition et à l'irritabilité musculaire , enfin
quant à sa propre excitabilité , absolument les mêmes modifica
tions que la destruction de la moelle. *Les nerfs empruntent don*
leurs propriétés et leur mode d'action à ce centre nerveux
et ne sont , par conséquent , que de simples conducteurs.

IV.

MARCHE DE L'ACTION NERVEUSE ET DES IMPRESSIONS SENSITIVES A TRAVERS LE SYSTÈME NERVEUX.

En étudiant le mode de propagation des impressions sensitives et de l'action nerveuse à travers les organes qu'elles parcou-
rent , on perd trop généralement de vue les fonctions spéciales
des parties dont on analyse le rôle sous ce rapport, pour les con
sidérer exclusivement comme de simples conducteurs. La moelle
et la moelle allongée sont, il est vrai, des voies de transmission
pour les sensations qui se rendent à des portions plus élevées du
système nerveux, ou pour l'influence qui en vient ; mais elles
sont, avant tout, des centres par elles-mêmes , et l'action qui en
émane doit être bien distinguée de celle qui la traverse seulement. La première, en effet, se comporte autrement que la
seconde sous le rapport de sa marche, et cela nous expliquera
les discussions des auteurs et la contradiction réelle des faits

relativement à l'influence directe ou croisée de certaines parties nerveuses. Nous comprendrons de même quelques phénomènes obscurs des paralysies. Dans la plupart des traités spéciaux, l'exposé de cette portion de la physiologie ne met pas assez en évidence les données susceptibles d'applications pratiques, et de là l'incertitude de la pathologie sur ce sujet. J'essaierai d'éviter l'obscurité que je signale, en employant une méthode plus appropriée à l'objet de ce livre.

On doit considérer l'axe cérébro-rachidien comme double, ce qui est exactement vrai. Chacune de ses moitiés, formée d'organes similaires, correspond à une moitié du corps. Or, les parties dont elle se compose exercent leur influence *propre*, les unes sur le côté du corps opposé à celui qu'elles occupent, les autres sur le côté même auquel elles appartiennent. Dans le premier cas, leur action est dite *croisée*; dans le second, elle est *directe*. Parmi les principaux segments nerveux, l'influence du cerveau est évidemment croisée; celle de la moelle épinière est généralement reconnue comme directe. Enfin, des contestations se sont élevées au sujet du cervelet, du bulbe, de la protubérance et des tubercules quadrijumeaux. Je vais m'occuper successivement de ces divers organes.

I. *Moelle épinière.* 1° *De son influence propre sur le mouvement et le sentiment.* A. Si, après avoir pratiqué une section transversale de la moelle entière à la région dorsale, on irrite ses faisceaux antérieurs, il se produit des convulsions dans les muscles situés au-dessous. Quand l'irritation porte seulement à droite, les convulsions ont lieu à droite; si elle porte à gauche, les convulsions ont lieu à gauche (1). En quelque point de la moelle épinière qu'on agisse, les résultats sont les mêmes, et ils sont encore identiques quand le cordon rachidien a été séparé en deux moitiés latérales. *Sous le rapport de la motricité, l'action propre de la moelle est donc directe.*

B. Quant à la sensibilité, *l'intervention propre de la moelle* (2) *dans les phénomènes de cet ordre paraît être également directe.*

---

(1) Flourens, ouv. cit., p. 112 et suiv.

(2) On verra dans le second chapitre ce que j'entends par ces mots : *Intervention propre de la moelle* vis-à-vis des phénomènes sensitifs.

Sur des quadrupèdes ou des grenouilles, dont la moelle était coupée en travers depuis plusieurs semaines, et chez qui l'action réflexe était très développée, j'ai divisé le segment caudal du centre nerveux spinal en deux moitiés par une section pratiquée dans le sillon médian. Les mouvements réflexes ont été plus ou moins affaiblis, mais non abolis ; seulement ils se limitaient toujours aux muscles du côté sur lequel portait l'excitation ; si je pinçais la patte gauche, cette patte seule se mouvait; si je pinçais la droite, la droite seule était agitée. La persistance de ces effets réflexes prouve bien que la sensibilité d'où ils procèdent est communiquée à chaque moitié du corps par la moitié de moelle qui lui appartient, c'est-à-dire d'une manière *directe*. Car, si elle était croisée, la division longitudinale de la moelle interrompant la transmission des impressions périphériques d'un côté du corps aux faisceaux sensitifs du côté opposé, les mouvements réflexes ne pourraient plus être excités. La proposition énoncée plus haut est, par conséquent, exacte.

2° *Influence de la moelle considérée comme organe conducteur du principe du mouvement volontaire et des impressions sensitives.* A. C'est un fait connu depuis Galien que les lésions artificielles ou spontanées de l'une des moitiés latérales de la moelle capables de troubler le mouvement agissent sur le côté correspondant du corps. Une section tranversale de la moitié gauche de l'organe abolit le mouvement dans toute la partie gauche du corps située au-dessous ; quand la section porte sur la moitié droite, la paralysie siége à droite (1). Ainsi, *la transmission du mouvement volontaire à travers la moelle s'effectue d'une manière directe.*

B. On est loin d'être aussi bien fixé en ce qui concerne la marche des impressions sensitives dans cet organe. Supposée directe jusqu'à ces dernières annécs, elle serait, au contraire, croisée, d'après des expériences récentes dues à M. Brown-Sequard.

J'ai rappelé (p. 10 et suiv.) les effets des sections pratiquées sur les faisceaux blancs postérieurs de la moelle par Fodera, Schœps, Rolando, Stilling, MM. Brown-Sequard, Schiff, etc... On sait que cette lésion, loin de produire l'abolition de la sensi-

____

(1) Flourens, ouv. cit., p. 114-115.

bilité dans les parties situées en arrière, détermine une hypéresthésie notable. Fodera (1) et Van Deen (2) avaient vu, en outre,
qu'après la section transversale d'une moitié latérale de la moelle,
l'hypéresthésie occupe exclusivement le côté mutilé, tandis que,
suivant Fodera (3), la sensibilité est obtuse du côté sain. En 1850,
M. Brown-Sequard, ayant observé les mêmes résultats à la suite
d'expériences analogues, en conclut que la transmission des
impressions sensitives à travers la moelle se fait principalement
d'une manière croisée (4), conclusion qu'il a développée et
appuyée sur de nouvelles expériences dans des publications ultérieures (5). Voici les faits les plus importants sur lesquels repose
l'appréciation de ce physiologiste :

Après la section transversale d'une moitié latérale de la moelle
épinière à la hauteur de la dixième vertèbre costale (mammifères),
le membre postérieur du côté de la section est non seulement
très sensible, mais manifestement plus sensible qu'à l'état normal ; au contraire, le membre postérieur de l'autre côté est notablement moins sensible qu'à l'état normal. Si l'on fait plusieurs
sections complètes d'une même moitié latérale de la moelle, on
trouve que la sensibilité n'est nullement altérée du côté coupé,
tandis qu'elle est presque abolie du côté opposé.

Lorsqu'on divise longitudinalement la région lombaire de la
moelle en deux moitiés latérales, on abolit la sensibilité (6) dans
les deux membres postérieurs.

Si l'on coupe transversalement la moitié droite de la moelle
lombaire, le membre postérieur droit est hypéresthésié ; pratique-
t-on ensuite une section semblable de la moitié gauche de l'organe aux environs de la troisième vertèbre cervicale, ce même

---

(1) Recherches expérimentales sur le syst. nerveux ; Journal de Physiol.
expérim., t. III, p. 191.

(2) Recherches sur la physiol. de la moelle épinière. Leyde, 1841.

(3) Loc. cit., expér. 6 et 7.

(4) Mém. sur la transmission des impressions sensitives dans la moelle épinière ; Comptes-Rendus de l'Acad. des Sciences, t. XXXI, p. 700.

(5) Recherches expérimentales sur la distribution des racines postérieures
dans la moelle épinière et sur la voie de transmission des impressions sensi-
ives dans cet organe ; Mémoires de la Société de Biologie pour 1855, p. 77.

(6) La perception, au moins ; car les phénomènes réflexes peuvent encore
e manifester, comme on l'a vu.

membre droit devient tout-à-fait insensible. Suivant M. Schiff pourtant, la sensibilité se rétablit après quelques jours, mai reste très obtuse.

En résumé, *l'hémisection de la moelle exalte la sensibilité d côté de la lésion, et l'abolit, ou, tout au moins, l'affaiblit du côl opposé.*

Ces résultats, que les expériences de M. Brown-Sequard (celles du docteur Schiff (de Francfort) (1) semblaient avoir mi hors de doute, ont été contestés par M. A. Chauveau, d'après de vivisections pratiquées sur une grande échelle (2). Ces objection ont donné lieu à une polémique assez vive entre M. Brown Sequard et son contradicteur, et je crois devoir exposer les motil allégués par ces deux physiologistes en faveur ou contre l'entre croisement des impressions sensitives dans la moelle.

M. Chauveau coupe en travers la moitié *droite* de la moell lombaire chez un pigeon, et trouve alors que la patte *droite* es paralysée à la fois du mouvement et du sentiment, tandis que dans la patte gauche, la motricité et la sensibilité sont parfaite ment conservées. Ce fait semble donc infirmer toute la théori de l'entre-croisement. M. Brown-Sequard, sans en conteste l'exactitude, ne lui attribue pas cette valeur ; chez les pigeons l'entre-croisement des impressious sensitives serait seulemen moins complet que chez les mammifères et se ferait plus hau dans la moelle (3).

En effet, de l'aveu de M. Chauveau, les choses se passent diffé remment chez les mammifères. Par une section d'une moitié laté rale de la moelle au niveau de l'espace occipito-atloïdien ou à l région lombo-dorsale, il a paralysé du mouvement toutes le parties du corps situées en arrière, mais ces parties sont restée parfaitement sensibles, surtout chez les petits mammifères ; tout fois, il n'a jamais observé l'insensibilité du côté opposé à la lésior et nie l'entre-croisement par ce premier motif, et, en outre, dan la conviction que les signes de douleur provoqués au moyen d

---

(1) Sur la transmission des impressions sensitives à travers la moelle épi nière ; Comptes-Rendus de l'Acad. des Scienc., 1854, 1er semestre, p. 926.

(2) Expér. sur les fonct. de la moelle ; Monit. des Hôpitaux, 1857 p. 1065.

(3) Mém. lu à l'Acad. de Méd., séance du 6 oct. 1857 ; Monit. des Hôp taux, 1857, p. 967.

l'excitation du côté paralysé n'y démontrent pas la persistance de la sensibilité. M. Chauveau fait remarquer qu'après l'hémisection de la moelle, l'action réflexe s'exagère dans le segment de l'organe situé en arrière de la lésion. De là, suivant lui, la grande facilité avec laquelle on détermine des réactions de cet ordre, qui, se propageant aux muscles du côté sain, y donnent lieu à des contractions douloureuses et produisent *secondairement* une souffrance réelle. Ainsi, la douleur ne proviendrait pas de l'excitation des parties situées au-dessous de la lésion, mais de sa transmission par réflexion à des muscles encore en rapport avec le centre de perception. Quant aux organes situés du côté de l'hémisection, ils seraient bien véritablement insensibles.

Si cette interprétation est valable, on se demande pourquoi, chez les pigeons, en qui l'action réflexe est si puissante, on n'observe pas les mêmes phénomènes ; pourquoi, au moins, ils sont très peu appréciables. En outre, M. Brown-Sequard fait remarquer (1) 'qu'après la section latérale de la moelle, quand on pince les parties du corps en arrière et du côté de la section, les animaux crient très souvent avant ou sans que les membres non paralysés s'agitent, ce qui détruirait l'explication de M. Chauveau. Mais, dans le but de répondre plus complétement aux objections qui lui ont été faites, M. Brown-Sequard a annoncé des expériences décisives et la publication prochaine de faits pathologiques à l'appui de sa doctrine. De son côté, M. Chauveau se proposant d'apporter de nouvelle preuves contradictoires dans cette importante discussion, il est impossible de se décider dans un sens ou dans un autre. Dans l'état actuel des choses, la transmission croisée des impressions sensitives à travers la moelle réunit certainement en sa faveur des preuves importantes, et les esprits semblent généralement incliner vers l'opinion de M. Brown-Sequard ; mais il serait prématuré de l'adopter sans réserve.

M. Brown-Sequard admet d'ailleurs, pour les impressions sensitives, une marche très compliquée dans le canal rachidien. Ce sujet étant encore à l'étude, et la solution admise par le physiologiste ingénieux que je viens de nommer reposant sur des résultats dont l'appréciation ne peut être qu'incertaine jusqu'à nouvel

---

(1) Monit. des Hôpitaux, 1857, p. 1088.

ordre, je ne m'en occuperai pas davantage. J'aurai d'ailleurs
exposer plus loin une partie des faits qui semblent propres
l'autoriser. J'ajouterai seulement que, dans la théorie (
M. Brown, les racines postérieures des nerfs, après s'être plor
gées dans les faisceaux blancs postérieurs, en sortent ensui
pour se porter dans la substance grise, où a lieu l'entre-croise
ment.

II. *Cerveau* (1). Comme on l'a vu, l'ablation d'un lobe céré
bral, celle d'un des corps striés, d'une des couches optiques, c
la section de l'un des pédoncules cérébraux, détermine so
seulement un peu de faiblesse, soit l'abolition des mouvemen
volontaires dans le *côté opposé* du corps. Si, par exemple, l
mutilation a eu lieu à droite, le trouble du mouvement est
gauche, et il est à droite quand la lésion occupe le côté gauche
On sait encore que les effets des affections cérébrales, dan
l'espèce humaine, sont exactement ceux observés sur les ani
maux soumis à ces expériences. Chez l'homme, lorsque la sen
sibilité est altérée dans le cours d'une maladie cérébrale, c
trouble fonctionnel porte aussi, dans la plupart des cas, sur l
côté du corps opposé à celui où se trouve la lésion, et il en est d
même chez les quadrupèdes et les oiseaux après la destructio
de l'un des hémisphères cérébraux.

*Vis-à-vis du mouvement et du sentiment, l'intervention d
cerveau est donc croisée.* Cet'e loi, cependant, parait susceptibl
de quelques exceptions, exceptions rares, il est vrai, liées peut
être à des anomalies de structure, et qui ne sauraient infirme
l'énoncé général qui précède.

Les effets croisés des maladies ou des blessures du cervea
étaient déjà connues au temps d'Hippocrate, et Arétée les avai
expliqués par l'entre-croisement des nerfs à leur origine dan
l'encéphale. Au commencement du dix-huitième siècle (1709
1710), Mistichelli et Pourfour-du-Petit annoncèrent l'existenc
dans la moelle allongée d'une disposition correspondant à l'hypo
thèse d'Arétée, portant toutefois non sur les nerfs eux-mêmes
mais sur la partie des faisceaux blancs antérieurs du bulbe dési

---

(1) Sous le nom de cerveau je désignerai dans cet article le cervéa
anatomique, c'est-à-dire les hémisphères, les corps striés et les couche
optiques.

gnée sous le nom de *pyramides*. Cette découverte, contestée par les uns, confirmée par les autres, est aujourd'hui presque universellement acceptée comme exacte.

L'entre-croisement des pyramides antérieures paraît rendre compte de la transmission croisée de l'influence motrice du cerveau, au moins pour ce qui concerne les parties du corps dont les nerfs prennent naissance dans la moelle, au-dessous du bulbe.

Mais ce même croisement de l'action cérébrale se faisant sentir aussi dans les organes dont les nerfs moteurs viennent du bulbe et de la protubérance même, il fallait supposer que la décussation des fibres nerveuses ne se borne pas aux seules pyramides. M. Foville a décrit, en effet, un entre-croisement supplémentaire dans l'épaisseur de la protubérance, jusqu'à la commissure antérieure des pédoncules cérébraux, et qui aurait lieu entre les *faisceaux intermédiaires* du bulbe. Cette décussation, mise en doute par MM. Cruveilher et Hirschfeld, a été admise par MM. Valentin, Longet, Gratiolet, Philippeau et Vulpian. Ces deux derniers anatomistes auraient même pu suivre, à l'aide du microscope, les fibres d'origine des principaux nerfs craniens jusqu'au sillon médian du quatrième ventricule, et là, les voir passer d'un côté à l'autre, en s'entre-croisant avec des fibres semblables venues de l'autre côté, dans le point même où M. Foville a indiqué la décussation supplémentaire dont je parle (1).

Ces dispositions anatomiques seraient donc bien réelles, et la décussation des pyramides, en particulier, a été décrite et représentée par la plupart des anatomistes avec des détails tellement circonstanciés et identiques, qu'on ne saurait mettre en doute son existence. Le rôle des arrangements dont il est question vis-à-vis des effets croisés semble d'ailleurs établi et par leur coïncidence avec le phénomène qu'ils servent à expliquer, et par leur siége dans la partie du système nerveux où s'accomplit ce phénomène.

De sérieuses difficultés s'élèvent néanmoins à ce sujet. Nous allons voir bientôt que la transmission des impressions sensitives au cerveau et celle de la volonté s'effectuent probablement au moyen de la substance grise, et cependant l'entre-croisement

---

(1) Vulpian, Thèse citée.

anatomique est constitué par des faisceaux de fibres·blanches
D'autre part, une portion seulement des faisceaux blancs moteur
de la moelle participant à la décussation, et l'autre portion parais
sant remonter d'une manière directe vers le lobe cérébral d
même côté, l'action du cerveau devrait être en partie directe, e
partie croisée ; or , elle est croisée en totalité. Comment concilie
ces données ?

Il est à supposer que nous ne connaissons pas les véritable
éléments de cette décussation. Suivant l'opinion la plus accré
ditée , les cordons blancs de la moelle n'étant que le faisceau de
nerfs rachidiens qui se rendent au cerveau , l'entre-croisemen
aurait lieu entre les fibres radiculaires des nerfs eux-mêmes
Mais c'est là une appréciation dénuée de toute preuve et contr
laquelle , pour ma part , je me prononce formellement. J'ai déj
cherché à établir que les nerfs ne sauraient procéder du cervea
même, et que leurs origines réelles sont dans la moelle (spinal
et allongée), non loin de leurs origines apparentes. Les cordon
blancs de la moelle ne représenteraient donc pas le faisceau de
radicules nerveuses , et, par conséquent, la décussation de
pyramides porterait sur des fibres d'une autre espèce.

Les recherches de MM. Philippeau et Vulpian , auxquelles j
viens de faire allusion , ont été présentées à tort comme démou
trant l'entre-croisement direct des racines des nerfs crâniens. Le
détails fournis par ces anatomistes distingués ne justifient e
rien une semblable conclusion. Une partie des fibres nerveuse
radiculaires, en effet, se perd toujours dans le côté de la moell
allongée auquel elles appartiennent ; quant à celles qui paraissen
passer du côté opposé, elles subissent préalablement une trans
formation notable par l'interposition de globules de substanc
grise. Ce changement de structure , signalé par M. Vulpian pou
le nerf oculo-moteur commun et pour la cinquième paire (1), n
peut être considéré comme exceptionnel , et rien ne prouve qu'i
ne soit pas le signe d'un changement complet de nature. Il es
très possible , il est même probable que le point où il commence
se manifester est l'indice d'une anastomose avec des élément
d'une autre espèce.

M. Gratiolet , dont les études sur la structure des centres ner

---

(1. Thèse citée, p. 10 , 22, 25 et 26.

veux et sur l'origine des nerfs ont été très approfondies, n'a pas constaté les entre-croisements que M. Vulpian a indiqués; il considère les fibrilles nerveuses comme aboutissant, en définitive, soit dans la moelle, soit dans le bulbe; à la substance grise centrale, où elles se mettent en rapport avec les expansions des cellules multipolaires de cette substance.

MM. Philippeau et Vulpian n'auraient-ils pas pris ces anastomoses pour des entre-croisements? Dans tous les cas, les véritables fibres nerveuses cessent où leur structure change : les linéaments gris que l'on a considérés comme leur prolongement sont des éléments de nature différente, avec lesquels elles ont des connexions sans doute, mais dont elles ne procèdent pas d'une manière absolue. Persister à soutenir une telle opinion serait méconnaître une des lois les plus positives de l'histologie et de la physiologie. Entre les divers éléments anatomiques il n'existe pas de transition, et une structure différente correspond à des propriétés différentes.

Ainsi, les fibres radiculaires des nerfs ne prendraient aucune part à l'entre-croisement de l'influence cérébrale, et, probablement, ce phénomène s'accomplirait par l'intermédiaire de la substance grise, à laquelle paraissent aboutir ces radicules. Ces résultats seraient conformes aux idées nouvellement répandues sur le rôle conducteur de l'axe gris central; mais il resterait à expliquer le but de la décussation des pyramides. On le voit, ces questions sont bien complexes et bien obscures.

Au point de vue pratique, heureusement, il importe moins de connaître les organes de l'entre-croisement que le lieu où il s'effectue. Bornons-nous donc à constater qu'il s'accomplit, en ce qui concerne le mouvement, dans toute l'étendue de la protubérance, depuis son bord postérieur jusqu'à la commissure antérieure des pédoncules cérébraux. Les physiologistes ne professant pas sur cette question des idées identiques, l'énoncé qui précède exige une démonstration, et je me réserve de la présenter en étudiant la moelle allongée comme organe de transmission.

On n'a pas déterminé d'une manière aussi positive dans quelle partie du système nerveux s'entre-croisent les impressions sensitives, et, jusqu'à ces dernières années, les physiologistes ont à peine abordé cette question. A l'exemple de Ch. Bell, on assignait vaguement pour théâtre à ce phénomène fonctionnel le plancher du quatrième ventricule , et l'annonce d'une décussation réelle des fibres nerveuses à ce niveau sembla confirmer cette opinion.

M. Longet a pourtant énoncé une manière de voir un peu différente. Admettant que les corps restiformes se bifurquent , une partie restant directe , l'autre plongeant dans le cervelet , pour en ressortir ensuite sous le nom de *processus cerebelli ad testes* et s'unir de nouveau à la portion directe , il pense que ces faisceaux s'entre-croisent , après cette réunion , au niveau du bord antéro-supérieur de la protubérance , et peut-être aussi , partiellement , dans l'épaisseur du lobe médian du cervelet (1). Dans cette hypothèse , les corps restiformes , prolongement des faisceaux blancs postérieurs de la moelle , seraient les conducteurs de la sensibilité ; supposition peu soutenable après les expériences de M. Brown-Sequard. La section des corps restiformes , en effet , ne change rien à la transmission des impressions sensitives , et , après cette opération , la sensibilité est même exaltée dans les parties des cordons postérieurs situées au-dessous ou en arrière de la section , tandis qu'elle est très affaiblie dans les parties situées en avant , et en particulier dans les pédoncules cérébelleux inférieurs (portion réfléchie des corps restiformes). Les corps restiformes ne peuvent donc être les organes de l'entre-croisement des impressions sensitives , au moins si les résultats indiqués par M. Brown-Sequard sont exacts. D'ailleurs , dans le cas où la théorie générale de ce dernier auteur sur le mode de transmission des impressions sensitives serait confirmée , une décussation de la moelle allongée deviendrait inutile , si ce n'est pour les fibres sensitives propres à cette portion de l'axe nerveux. On se rappelle , en effet , que , suivant M. Brown-Sequard , l'entre-croisement des impressions aurait lieu dans toute la longueur de la moelle et dans son axe gris central , opinion énergiquement soutenue par ce physiologiste distingué , et qui repose sur des faits de nature à entraîner la conviction.

Néanmoins , dans l'état actuel de la science , les conclusions suivantes seules sont acceptables :

1° L'intervention du cerveau vis-à-vis du mouvement et la

---

transmission à cet organe des impressions périphériques s'effectuent d'une manière croisée.

2° Pour le mouvement, cet entre-croisement a lieu au niveau de la moelle allongée, depuis la commissure antérieure des pédoncules cérébraux jusqu'au bord postérieur de la protubérance.

3° Pour la sensibilité, il est possible qu'il ne se produise pas en un point limité du système nerveux, mais dans toute l'étendue de la moelle, du bulbe et de la protubérance. Sous ce rapport, la physiologie n'est pas encore fixée.

III. *Cervelet.* L'action du cervelet sur le mouvement volontaire paraît être croisée comme celle du cerveau. Cela résulte, au moins, des expériences de M. Flourens (1) sur cet organe et d'un assez grand nombre de cas pathologiques où la paralysie siégeait du côté opposé à l'hémisphère cérébelleux malade.

Mais la pathologie fournit une autre série de faits qui, sans annuler complétement les données que je viens d'indiquer, atténuent de beaucoup leur valeur. Quand, par exemple, il y a simultanément apoplexie de l'hémisphère cérébral droit et de l'hémisphère cérébelleux gauche, la paralysie n'occupe pas les deux côtés du corps, mais un seul, et c'est le côté opposé à l'hémisphère cérébral frappé (2). D'une autre part, les altérations organiques qui atteignent à la fois le cerveau et le cervelet siégent toujours dans les hémisphères opposés de ces organes. Ainsi, lorsque l'hémisphère droit est atrophié, l'atrophie frappe l'hémisphère cérébelleux gauche; dans les cas où elle porte en même temps sur le cervelet (3). Il semble donc exister un rapport croisé entre le cerveau et le cervelet, ce qui rend très difficile de comprendre l'action croisée du cervelet seul. M. Turner, en signalant ces phénomènes singuliers, a soulevé une question complexe et dont, pour ma part, je n'entrevois pas la solution en face des faits non moins positifs dont j'ai d'abord parlé.

IV. *Moelle allongée* (protubérance et bulbe). — Des opinions

---

(1) Ouv. cité, p. 115, etc.

(2) Andral, Clinique médicale, 1833, t. V, p. 675 et suiv.

(3) Turner, de l'Atrophie partielle ou unilatérale du cervelet, etc. Thèse de Paris, 1856, n° 4.

contradictoires ont été émises sur la marche de l'influence nerveuse à travers la moelle allongée. Lorry avait observé que les blessures d'un côté de la moelle allongée déterminent toujours des *con
vulsions du côté mutilé et la paralysie dans la moitié opposée du
corps*. Cette assertion fut formellement attaquée par M. Flourens.
« J'ai découvert , dit-il , la moelle allongée sur un pigeon.... et
j'ai ensuite irrité séparément les deux moitiés latérales. Les irritations de la *moitié droite* ont constamment provoqué des *convulsions à droite* ; celles de la *moitié gauche* , *à gauche* ; celles du
centre, à la queue. J'ajoute pareillement que les mutilations de la
moitié droite affaiblissaient surtout le *côté droit* ; celles de la
moitié gauche, le *côté gauche* ; celles du centre, la queue... *La
moelle épinière et la moelle allongée n'ont donc qu'un effet
direct...* Les mammifères sont , quant au croisement d'effet,
soumis aux mêmes règles que les oiseaux. Dans les uns comme
dans les autres , la moelle épinière et *la moelle allongée n'on
qu'un effet direct* (1). » L'opinion de M. Flourens , appuyée par
des expériences d'Hertwig et de Magendie , ne fut pourtant pas
unanimement acceptée. Fodera (2) répéta , à l'exemple de Lorry ,
que la blessure d'un côté de la moelle allongée « produit souvent des convulsions du même côté , et la paralysie du côté
opposé. » Selon M. Calmeil , « il existe dans la moelle allongée
des effets directs et des effets croisés , directs dans les faisceaux postérieurs , croisés dans les faisceaux antérieurs (3). »
M. Longet, dans son *Traité de Physiologie* (4), a adopté les idées
de M. Calmeil.

J. Muller, en comparant les résultats obtenus par Lorry et ceux
indiqués par M. Flourens, Hertwig et Magendie , ajoute judicieusement : « Il faut prendre en considération que la plupart
de ces expériences n'ont été faites que sur les *cordons latéraux*
de la moelle allongée qui ne se croisent pas , et il est très
vraisemblable que quand une blessure atteint les pyramides
au-dessus de l'entre-croisement, il y a aussi croisement des

---

(1) Ouv. cit , p. 116, 119, 121 et 122.

(2) Recherches expérim. sur le syst. nerveux, in Journal de Physiologie
expérimentale, t. III, p. 193.

(3) Recherches sur la structure , les fonctions et le ramollissement de la
moelle épinière , in Journal des Progrès , 1821, t. XI, p. 100.

(4) Traité de Physiologie, t. II, 2° partie, p. 210.

effets (1). » La réflexion de Muller équivaut à attribuer une influence croisée à la protubérance et directe au bulbe. Il est certain qu'on n'a pas suffisamment distingué le mode d'action de ces deux organes. Sous le nom de moelle allongée, les physiologistes ont désigné tantôt le bulbe seul, tantôt le bulbe et la protubérance, et il est difficile de décider d'une manière précise sur quelles parties ont porté leurs expériences. Dans tous les cas, celles d'Hertwig et de Magendie (2) ont été pratiquées sur les faisceaux du bulbe seul, et ces deux auteurs, comme M. Flourens, ont déterminé une hémiplégie directe. M. Vulpian, après la section d'une moitié du bulbe en avant du point vital, a trouvé le mouvement affaibli, mais non aboli, et la faiblesse prédominait du même côté que la lésion (3).

L'action du bulbe sur le mouvement serait donc directe comme celle de la moelle, et je ne connais aucun fait pathologique contraire à cette donnée expérimentale. Quant à la transmission des impressions sensitives à travers cette portion de l'axe nerveux, elle serait, au contraire, croisée, d'après les recherches de M. Brown-Sequard. Ces résultats différeraient beaucoup, par conséquent, de ceux auxquels MM. Calmeil et Longet disent être parvenus.

EXPÉRIENCE XVI. Curieux d'agir non plus sur les faisceaux du bulbe, mais sur la protubérance seule, j'ai enlevé la voûte du crâne chez un jeune chien, puis l'occipital. Après ce premier temps de l'opération, l'animal parut mort pendant quelques instants ; mais il se remit bientôt et put se tenir sur ses quatre pattes et marcher. J'ouvris alors les méninges, je soulevai le cervelet, et, à l'aide d'un fin scalpel bien tranchant, je pratiquai sur la moitié *droite* de la moelle allongée une section commençant sur le bord externe du bulbe, immédiatement en arrière de la protubérance, et se dirigeant obliquement de dehors en dedans et d'arrière en avant, jusqu'à la ligne médiane, en empiétant beaucoup sur la protubérance même, mais sans couper toute l'épaisseur du pont-de-varole. Pendant la section, l'animal poussa des cris, s'agita convulsivement, surtout du *côté droit ;* puis il resta immobile pendant quelques minutes, d'ailleurs respirant bien. Les phénomènes consécutifs furent extrêmement nets : quand le chien revint à lui, il chercha à se soulever, mais sans le pouvoir : il resta couché sur le côté *gauche,* toute cette moitié du corps étant évidemment paralysée. Si je le poussais, si je lui piquais les narines, les membres *droits* s'agitaient et cherchaient à soulever le corps ; les membres *gauches* restaient complétement immobiles. A

---

(1) Physiologie du système nerveux, t. Ier, p. 424.
(2) Leçons sur les fonctions du système nerveux, t. Ier, p. 285, 293.
(3) Thèse citée, p 54 et suiv.

l'aide d'une aiguille recourbée, je cherchai à irriter les faisceaux antéro-la[
raux au-dessous de la section ; des convulsions se manifestèrent constamme[
du côté irrité : à *droite* quand l'irritation portait à *droite*, à *gauche* qua[
elle portait sur les *faisceaux gauches*. La vie s'est maintenue près d'u[
heure, et, pendant tout ce temps, les mêmes effets ont persisté.

Cette expérience, la seule de ce genre que j'aie faite sur [
moelle allongée, m'a donc fourni des résultats identiques à ce[
obtenus par Lorry et Fodera : *convulsions directes, paraly[
croisée du mouvement volontaire*. Or, quant au croisement d'e[
fets, l'observation pathologique conduit exactement aux mêm[
données. J'ai réuni douze cas d'affections d'un seul côté de [
protubérance ; dans tous, sans exception, il y avait hémiplé[
du *côté opposé,* au moins pour les parties du corps situées [
dessous de la tête. Ces faits démontreraient, par conséquer[
l'influence croisée du mésocéphale sur le mouvement volo[
taire.

Ainsi, *pour ce qui concerne le mouvement,* les lésions pra[
quées sur les pédoncules, les hémisphères cérébraux et la pr[
tubérance déterminant toujours la paralysie croisée, et cell[
pratiquées sur le bulbe déterminant la paralysie directe, il [
évident que la décussation s'effectue en totalité dans l'épaiss[
de la protubérance.

Lorsque *la sensibilité* a été frappée dans les exemples path[
logiques que je viens de mentionner, l'anesthésie, comme [
paralysie du mouvement, a toujours été *croisée* pour les memb[
et le tronc.

Mais, pour la tête, paralysie du mouvement et paralysie [
sentiment ont été tantôt directes, tantôt croisées, et plus so[
vent directes que croisées. On pourrait supposer, d'après ce[
que la transmission de l'influence cérébrale s'effectue autrem[
pour les parties céphaliques que pour le reste du corps. Il n'[
est rien pourtant : les affections d'un hémisphère ou d'[
pédoncule cérébral paralysent toujours la face de l'autre côt[
de plus, la décussation s'opère pour elle aussi bien que pour[
membres à travers le mésocéphale, puisque des altérations [
cet organe peuvent déterminer l'hémiplégie faciale crois[
Comment donc faut-il comprendre la paralysie directe dans [
cas auxquels je fais allusion ?

M. Gubler, dans un travail important dont il sera question p[

loin (1) , explique la paralysie directe des muscles de la face en supposant que les fibres originelles du nerf facial sont atteintes avant leur décussation , dans leur trajet à travers la moitié de la protubérance qui correspond au côté paralysé. Dans cette hypothèse, il suppose le cas où la lésion atteignant ces fibres après leur entre-croisement, dans l'autre moitié de la protubérance, produirait une hémiplégie croisée de la face. Il admet aussi , et avec raison, la possibilité d'une hémiplégie faciale double par altération unilatérale de la protubérance , chaque moitié de cet organe contenant à la fois les fibres des deux nerfs faciaux, celles de l'un avant leur décussation , et celles de l'autre après.

L'appréciation de M. Gubler , parfaitement plausible , suppose acquis à la science un fait très contestable : la décussation des racines nerveuses mêmes. J'ai discuté ailleurs (p. 114) cette dernière question, et je l'ai résolue négativement. Si ma manière de voir paraît acceptable, il faudrait donc modifier l'explication précédente. Selon toutes probabilités , chaque moitié de la protubérance contient deux sortes d'éléments : 1° des éléments du système spinal , à *action directe* comme dans la moelle épinière , desquels procèdent les nerfs et les propriétés qu'ils possèdent, leur sensibilité , leur motricité , leur influence sur la nutrition et l'irritabilité musculaire , etc. ; 2° des éléments à *action croisée*, appartenant au système cérébral , et qui transmettent l'influence de l'hémisphère correspondant aux nerfs du côté opposé. La paralysie sera croisée quand la lésion portera sur les éléments cérébraux , et elle sera directe quand les éléments spinaux seront plus particulièrement atteints. Lorsque je traiterai des paralysies par affection de la protubérance , on verra que je ne substitue pas sans de puissants motifs cette théorie à celle de M. Gubler , et j'espère alors la faire adopter.

Ainsi , considérée comme voie de transmission entre les parties et le cerveau, la protubérance exercerait une action croisée ; considérée comme centre de motricité et de sensibilité, son action serait directe. Or , comme voie de transmission, le mésocéphale étend son influence à la totalité du corps ; mais , comme centre moteur et sensitif, son influence ne dépasse pas les organes

---

(1) De l'Hémiplégie alterne, etc... Mémoire extrait de la Gazette hebdomadaire de Médecine et de Chirurgie, 1856.

auxquels elle fournit des nerfs, l'excitation motrice et la sensibilité procédant, pour chaque partie du corps, exclusivement du segment de l'axe nerveux d'où lui viennent ses nerfs. On comprend maintenant pourquoi les lésions de la protubérance, produisent toujours l'hémiplégie croisée pour les membres et le tronc, tandis que pour la face elles déterminent tantôt l'hémiplégie croisée, tantôt l'hémiplégie directe. On comprend enfin pourquoi l'hémiplégie ne peut être directe que pour la tête seule.

Concluons de ce qui précède que :

1° Il faut distinguer l'action de la moelle allongée, comme centre sensitivo-moteur, de son action comme voie de transmission de l'influence cérébrale ;

2° Comme centre sensitivo-moteur, son action est directe et limitée aux parties animées .par les nerfs craniens ;

3° Comme voie de transmission, son action s'étend à la totalité du corps ; celle du bulbe est directe pour le mouvement, et probablement croisée pour le sentiment ; celle de la protubérance est croisée à la fois pour le sentiment et le mouvement ;

4° Les lésions d'une moitié du bulbe détermineront donc *toujours* une paralysie directe du mouvement, et probablement une anesthésie croisée ;

5° Les lésions d'une moitié de la protubérance produiront constamment une hémiplégie croisée pour les membres et le tronc ; pour la tête, tantôt une hémiplégie croisée, tantôt une hémiplégie directe, ou simultanément une paralysie des deux côtés ;

6° Toutefois, les effets peuvent être directs pour la totalité du corps, s'il s'agit non de paralysie, mais de convulsions ou de contractures.

V. *Tubercules quadrijumeaux*. Chez les oiseaux et les quadrupèdes, l'ablation des tubercules jumeaux d'un côté produit la perte de la vue du côté opposé. Si la mutilation porte sur le côté gauche, la vue est abolie de l'œil droit ; si elle porte a droite, c'est l'œil gauche qui perd ses fonctions. *L'influence des tubercules bijumeaux sur la vision est donc croisée* (1).

(1) Flourens, ouv. cit., p. 142 et suiv. — Longet, Anat. et Physiol. du syst. nerv, t. Iᵉʳ, p. 469.

Leur action sur les mouvements de l'iris , lorsqu'on les excite d'un seul côté, se fait sentir dans les deux yeux à la fois, et non exclusivement dans l'un où l'autre (1). Les mouvements de la pupille provoqués par ces stimulations paraissant être de nature réflexe , comme je l'ai établi (p. 54 et 68), ce double effet s'explique facilement.

VOIES SUIVIES PAR L'ACTION NERVEUSE A TRAVERS L'AXE
CÉRÉBRO-SPINAL.

A l'occasion de la physiologie de la moelle , on a vu que les faisceaux blancs antérieurs et postérieurs, considérés comme les conducteurs de la volonté aux muscles et des impressions au cerveau, ne remplissent pourtant pas ce rôle , qui leur avait été attribué par simple induction et sans preuves expérimentales. Reste donc à déterminer la voie parcourue par la volition et les impressions , ou , en d'autres termes , les organes de leur propagation.

I. *Impressions sensitives.* Les études récentes entreprises sur ce sujet ont eu surtout pour objet la transmission des impressions sensitives à travers la moelle. J'ai déjà tracé l'historique de cette importante question (p. 9 et suiv.); sans revenir sur ces détails , je rappellerai les faits qui ont été le point de départ des idées nouvelles , ou qui ont servi à leur démonstration.

On sait , d'abord , qu'après la section des cordons blancs postérieurs, la sensibilité , loin d'être abolie dans les parties situées en arrière ou au-dessous de la section, est plutôt augmentée ; on sait aussi que la section des cordons antéro-latéraux ne change rien à la faculté de sentir ; enfin, qu'après la section complète de la moelle, moins les cordons postérieurs ou moins les cordons antéro-latéraux , la sensibilité est , au contraire, abolie. Il est donc bien évident que la substance blanche ne participe pas à la transmission des impressions sensitives ; et, par voie d'exclusion , on arrive ainsi à rapporter les phénomènes de conduction à la substance grise. Les expériences suivantes paraissent confirmer entièrement l'une et l'autre de ces propositions.

____

(1) Longet, Anat. et Phys. du syst. nerv. , t. Ier, p. 473, et t. II, p. 61.

EXPÉRIENCE XVII (1). Si l'on enlève une portion des cordons postérieu
à la région dorsale, en laissant la substance grise intacte, la sensibili
persiste en arrière et dans les membres pelviens, et même elle est au
mentée.

EXPÉRIENCE XVIII. Si, après avoir enlevé les deux cordons postérieurs, (
coupe un peu plus haut ou un peu plus bas les deux cordons antéro-lât
raux, on observe les mêmes phénomènes.

EXPÉRIENCE XIX (2). A l'aide d'un instrument spécial, M. Brown-Sequa
a réussi à détruire dans une certaine étendue la substance grise centrale (
la moelle épinière à la région dorsale sans léser beaucoup la substance bla
che, et il a trouvé la sensibilité perdue dans les membres postérieurs.

EXPÉRIENCE XX. Après avoir enlevé les cordons blancs postérieurs, comm
dans l'expérience XVII, la sensibilité reste intacte et même exaltée en arriè
mais si on détruit graduellement la substance grise, ainsi mise à nu, la se
sibilité diminue, et disparaît pour toujours quand on a découvert la face sup
rieure des cordons antéro-latéraux.

Ainsi, la transmission des impressions continue à s'effectu
normalement tant que la substance grise est respectée ; mais el
cesse d'avoir lieu du moment où cette portion centrale de l
moelle est interrompue dans sa continuité. L'axe gris serait, pe
conséquent, le véritable conducteur des impressions au cervea
Telle est, en effet, l'opinion de Van Deen, Kürschner, Stillin
Brown-Sequard. M. Schiff affirme qu'après la section des faisceau
antérieurs et de toute la substance grise, la sensibilité, d'abo
abolie, finit par se rétablir au bout de quelques heures, et
admet la possibilité d'une conduction par la substance blanc
postérieure (3). Des expériences de Stilling (4), celles (
M. Brown-Sequard et de MM. Philippeau et Vulpian (5), faites é
vue de contrôler l'assertion du docteur Schiff, l'infirment com
plétement, et il est probable que ce physiologiste n'avait pe
détruit ou coupé toute la substance grise, une lame très min
pouvant encore servir à la transmission.

---

(1) Les expériences XVII, XVIII et XX sont empruntées à M. Schif
Mém. cit., Comptes Rendus de l'Acad. des Scienc., 1854, 1er semestr
p. 927-928.

(2) Mém. de la Société de Biologie, 1855, p. 73, expér. VIII.

(3) Mém. précédent, loc. cit., p. 927.

(4) Recherches sur les fonctions de la moelle et des nerfs. Leipzig, 184
p. 181-183.

(5) Mém. de la Société de Biologie, 1855, p. 69-70.

M. A. Chauveau (1) a nié récemment la propagation des
npressions sensitives par l'intermédiaire de la substance grise.
es expériences sont loin de présenter la précision de celles exé-
utées par les physiologistes précédemment nommés; dans les
ermes où elles sont présentées, elles ne sauraient même inspirer
'hésitation. D'autre part, M. Longet refuse à la substance grise
i faculté de conduire les impressions, en considération, surtout,
e son insensibilité complète; objection seulement spécieuse,
ar, comme le fait très justement remarquer M. Brown-Sequard,
i faculté de transmettre au cerveau les modifications des parties
ensibles est bien distincte de la faculté de sentir.

En réalité, les objections dirigées contre la théorie si habile-
lent soutenue par M. Brown-Sequard laissent subsister tous les
iits décisifs annoncés par ses promoteurs.

Pour moi qui, l'un des premiers, le premier peut-être, dans la
resse parisienne (2), ai protesté contre la signification extrême
rop hâtivement donnée aux expériences de M. Brown-Sequard,
adopte aujourd'hui, comme il y a trois ans, les conclusions for-
nulées par cet habile physiologiste :

« 1° Ce n'est pas par les cordons postérieurs de la moelle épi-
ière, comme on l'admet généralement en France, que s'opère
n dernier lieu la transmission à l'encéphale des impressions
ensitives reçues par le tronc et les membres.

» 2° C'est par la substance grise de la moelle épinière, et sur-
out par sa partie centrale, que cette transmission s'opère en der-
ier lieu (3). »

II. *Volition.* Van Deen (4) et Stilling (5) attribuent à la subs-
ince grise vis-à-vis du mouvement volontaire le même rôle
u'à l'égard du sentiment. Pour eux, la transmission de la
olonté s'effectue par l'intermédiaire de la substance grise et à
exclusion des faisceaux blancs antérieurs. Le docteur Schiff
met une opinion analogue, mais non aussi absolue : il admet
ans la substance grise des fibres destinées à la transmission du

---

(1) Moniteur des Hôpitaux, 1857, p. 1067.
(2) Idem, 1855, p. 807.
(3) Mém. de la Société de Biologie, 1855, p. 75.
(4) Loc. cit.
(5) Loc. cit.

principe du mouvement volontaire et qu'il nomme *kinéso(*
ques (1); cependant il pense que la substance blanche peut-a
à elle seule comme conducteur. M. Brown-Sequard n'a [
exprimé sa manière de voir à ce sujet. Dans une courte conver(
tion que j'ai eue avec lui, j'ai cru comprendre qu'il ne parta
pas les idées de Van Deen et de Stilling, mais j'ignore quels s(
ses motifs. L'expérience III (p. 13), qui lui est emprunté
semble pourtant très favorable à la théorie de ces physiologist(
Moi-même, j'ai plusieurs fois pratiqué la section totale de
moelle, moins les faisceaux blancs antérieurs ; plusieurs f
aussi, j'ai enlevé la substance blanche postérieure et détruit
substance grise sous-jacente, sans toucher aux cordons bla(
antérieurs, et j'ai vu, dans ces deux cas, le mouvement vol(
taire non seulement altéré, mais aboli dans le train de derriè

M. Duchenne (de Boulogne) rapporte une observation dans
même sens : c'est celle d'un malade dont les mouvements étai(
profondément altérés et chez lequel, à l'autopsie, on const
pour toute lésion la disparition de l'axe gris de la moelle.

Ces faits et les assertions concordantes de Van Deen, de Stilli
et même de Schiff, autorisent à considérer la substance gr
comme jouant un rôle important dans le mécanisme du mou'
ment volontaire. L'analogie, en outre, et l'induction prononc(
en faveur de cette appréciation ; car si le cerveau et les aut
centres encéphaliques déterminent la nature d'une multit(
d'actes, incitent et associent en vue de cet acte, leur influe(
ne s'exerce certainement pas d'une manière immédiate (
chaque fibrile nerveuse et sur chaque faisceau musculaire. J'(
père démontrer, au contraire, que les fonctions individuelles (
muscles et leur association par groupes dépend de la moelle(
probablement, de sa substance grise, source de son activ
propre, dans l'opinion des physiologistes. Il n'est donc pas dé(
sonnable, il est même rationnel d'admettre qu'entre la volo(
et les muscles l'intermédiaire est surtout la substance grise.

En conséquence, l'exécution des ordres de la volonté se(
subordonnée à l'intégrité de la substance grise, tout aussi b(
que la transmission des impressions sensitives.

---

(1) Comptes-Rendus de l'Acad. des Sciences, 1854, 1er semestre, p. 93(

III. *Pouvoir conducteur de la substance blanche.* — Si les rapports entre les parties et le centre de volition et de perception exigent l'intervention de l'axe gris de la moelle, on ne saurait contester cependant un certain pouvoir de transmission à sa substance blanche.

On sait que la stimulation des cordons blancs antérieurs à la région bulbaire détermine des mouvements convulsifs des quatre membres. L'effet de cette irritation s'est propagé, par conséquent, dans toute la longueur de ces faisceaux, de haut en bas, c'est-à-dire dans une direction centrifuge. Mais on pense, en général, qu'elle ne peut être transmise de bas en haut, c'est-à-dire dans une direction centripète. Or, à cet égard, les expériences de Marshall-Hall (1), de M. Flourens (2), et celles que j'ai pu faire moi-même sont positives : si l'on irrite ces faisceaux à égale distance du renflement lombaire et du renflement cervico-brachial, des mouvements éclatent dans les quatre membres. La transmission des excitations s'effectue donc dans les faisceaux moteurs de la moelle suivant une direction centripète comme suivant une direction centrifuge. Et les phénomènes réflexes observés dans un tronçon isolé de l'organe prouvant qu'elle a lieu aussi de l'axe gris vers la superficie, il est évident qu'elle peut se produire indistinctement dans tous les sens, à la manière du calorique dans les corps conducteurs.

Même loi absolument pour les cordons blancs postérieurs, d'après les expériences de MM. Stilling, Schiff et Brown-Sequard. M. Brown-Sequard (3) coupe en travers les deux cordons blancs postérieurs et dissèque ces cordons, à partir de la section, de bas en haut et de haut en bas, dans une longueur de deux ou trois centimètres. Il obtient ainsi deux lambeaux se continuant avec la moelle, l'un par son extrémité supérieure ; l'autre par son extrémité inférieure. Dans chacun de ces lambeaux, la sensibilité est affaiblie, mais persiste. Les impressions auxquelles on le soumet sont donc transmises à travers la substance blanche, et aussi

---

(1) Aperçu du Système spinal. Paris, 1855, p. 43, exp. XVI.

(2) Ouv. cit., p. 113, III.

(3) Mém. de la Société de Biologie pour 1855, p. 78, expér. Ire. — Expérience analogue de Schiff, in Comptes-Rendus de l'Académie des Sciences, 1854, 1er semestre, p. 926.

bien de haut en bas que de bas en haut. Selon M. Brown-Sequar
le lambeau inférieur serait même plus sensible que le supérieu

On remarquera, sans doute, qu'il y a je ne dirai pas incon
patibilité, mais apparente contradiction entre ces faits et les exp
riences de M. Brown-Sequard sur le rôle de la substance gris
Si, en effet, ces lambeaux de substance blanche postérieu
sont capables de transmettre des impressions sensitives, on
comprend pas pourquoi, après la section de la totalité de la moel
moins les faisceaux postérieurs, les impressions faites en arriè
de la section ne sont pas transportées au segment antérieur
travers l'espèce de pont formé par ces cordons restés intacts.
dire de M. Schiff, cela aurait lieu, en effet, puisqu'après la de
truction des cordons antérieurs et de la substance grise dans u
certaine étendue, les faisceaux postérieurs étant respectés, il
toujours vu la sensibilité revenir au moins en partie dans les co
dons postérieurs, peu de temps ou plusieurs heures après l'op
ration. Mais, comme je l'ai déjà fait remarquer, probableme
M. Schiff n'avait pas détruit toute la substance grise, car l
expériences faites en France n'ont pas fourni les résultats qu
indique, et la sensibilité a été définitivement abolie dans les pa
ties situées en arrière de la section opérée sur l'axe gris.

Ainsi, la difficulté que je signale subsiste : d'une part,
substance blanche postérieure est propre à conduire des impre
sions sensitives ; de l'autre, la sensibilité est complèteme
détruite par la section de la substance grise médullaire, quoiq
les faisceaux blancs soient intacts. Entre ces deux propositio
ainsi formulées il existerait une incompatibilité absolue, et
suis étonné qu'elle n'ait pas soulevé une vive opposition cont
les idées nouvelles.

Cette incompatibilité disparait, au moins en partie, si les fai
annoncés par M. Brown-Sequard sont confirmés ; la faculté
transmission de la substance blanche postérieure ne serait p
illimitée et ne s'étendrait même qu'à une petite distance. Un lar
beau de cette substance détaché du reste de la moelle et n'y adh
rant que par l'une de ses extrémités est, parait-il, d'autant pl
sensible qu'il est plus court ; si sa longueur dépasse quelqu
centimètres, son bout libre n'est plus du tout sensible (1). C

---

(1) Mém. de la Société de Biologie, 1855, p. 79.

s'expliquerait ainsi pourquoi les impressions faites sur la moelle, en arrière d'une section comprenant les faisceaux antéro-latéraux et la substance grise , ne sont pas transmises à travers les faisceaux postérieurs. Le pouvoir conducteur de ces derniers organes ne s'exerçant que dans des limités assez restreintes , il est clair que les stimulations , agissant un peu en arrière du niveau de la section, ne parviendront plus à l'encéphale.

Le fait que j'indique , d'après M. Brown-Sequard , autoriserait à penser que les fibres des nerfs sensitifs , après avoir pénétré dans les cordons postérieurs, se perdent dans l'axe gris au bout d'un court trajet. Il est bon de signaler un rapport frappant entre cette donnée physiologique et d'intéressants détails de structure propres à la moelle découverts par M. Gratiolet (1). Chez beaucoup d'animaux supérieurs on voit très manifestement que les cordons postérieurs sont constitués par un groupement successif de fibres, donnant naissance à des faisceaux qui s'atténuent ensuite graduellement de bas en haut et dans l'ordre suivant lequel ils se sont formés. Les faisceaux de la région caudale , par exemple , disparaissent complétement vers le sommet de la région lombaire ; ceux de cette dernière région, à leur tour, vont en s'effilant dans la région dorsale et sont tout-à-fait épuisés vers le cou , etc....

Mais si l'on peut concilier les données contradictoires dont il vient d'être question en ce qui concerne les faisceaux postérieurs, c'est une tâche plus difficile pour ce qui est des faisceaux antérieurs. Le pouvoir conducteur de ces derniers n'est pas limité, et les excitations artificielles se propagent sans obstacle dans toute leur longueur. Pourquoi donc ne transmettraient-ils pas les excitations volontaires? Il n'est pas certain, en effet, qu'il n'en soit pas ainsi. Cependant , prouver que les stimulations artificielles réagissent d'un point à l'autre de leur longueur ne suffit nullement pour faire admettre un rapport immédiat entre eux et la volition ou les autres centres d'incitation. Et, en supposant même la réalité de ce rapport , peut-être l'exécution des ordres de la volonté n'en exige-t-elle pas moins la participation de la substance grise, comme je l'ai déjà dit (p. 126). Il se pourrait que l'influence du cerveau s'exerçât directement sur les faisceaux

<hr>

(1) Ouv. cit., t. II, p. 21.

antérieurs comme stimulation, bien que l'axe central de la moel
soit indispensable à l'accomplissement des actes coordonnés c
des fonctions.

Je n'ai pu m'abstenir de présenter un aperçu des notion
encore vagues et incertaines, qui ont vivement excité l'attentic
du monde médical dans ces dernières années. Mais il me semb
encore difficile de constituer un corps de doctrine avec ces élé
ments mal liés. Un seul fait se présente avec un caractère c
probabilité frappante et même d'utilité pratique : je veux parl
du rôle de la substance grise comme intermédiaire entre le
centres encéphaliques et les faisceaux sensitivo-moteurs. Bie
que je me sois borné à présenter les preuves expérimentales q
établissent cette importante donnée, j'aurais pu l'appuyer égale
ment sur des observations pathologiques. Dans beaucoup c
cas, des lésions considérables des faisceaux antérieurs ou pos
térieurs n'apportent aucun trouble au mouvement ou au sentime
dans les parties situées au-dessous ; dans d'autres, au contrai
des altérations portant sur la substance grise seule entraine
des modifications considérables, ou même l'abolition de c
deux facultés.

Je rappellerai l'observation de M. Duchenne (de Boulogne
dont il a été question (p. 126), et je citerai encore un c
emprunté par Ollivier (d'Angers) (1) à M. Andral, dans lequ
une paralysie des quatre membres coïncidait avec la destructic
de l'axe gris de la moelle. « Nous voyons dans cette observatio
dit Ollivier, la démonstration de ce fait pathologique et d
conséquences physiologiques que j'ai déduites de l'organisati
de la moelle épiniere. En effet, j'ai avancé, contrairement
l'opinion de plusieurs physiologistes, que la substance gri
centrale n'était point aussi etrangère à la production du mou
ment et de la sensibilité qu'on a cherché à l'établir, d'apr
diverses expériences et quelques faits d'anatomie comparativ
j'ai dit qu'elle partageait avec les faisceaux de substance blanch
auxquels elle correspond, la propriété départie à chacun d'eu
et que les connexions réelles des nerfs rachidiens avec la subs
tance grise venaient à l'appui de cette opinion. L'observation q

---

(1) Traité des Maladies de la moelle. Paris, 1837, t. II, p. 388 et suiv.

précède justifie donc pleinement cette manière de voir, puisqu'il y avait ici paralysie du mouvement et du sentiment, et que la substance grise centrale était la seule partie de la moelle épinière qui fût désorganisée. » Cette citation ferait, en outre, remonter jusqu'à Ollivier (d'Angers) la priorité des idées actuellement soulevées sur les fonctions de l'axe gris de la moelle.

V.

DE LA FORCE NERVEUSE.

I. *Théories anciennes et modernes sur la nature et le mode d'action de la force nerveuse. — Opinions personnelles de l'auteur. Non-existence de cette force comme agent distinct des propriétés de tissu du système nerveux.—* Depuis Hippocrate jusqu'à nos jours, trois systèmes principaux ont été soutenus pour expliquer l'action nerveuse. Dans l'un de ces systèmes, dont l'origine est antérieure à Galien, mais qui a compté parmi ses sectateurs quelques médecins plus rapprochés de nous, entre autres Ch. Pison, les nerfs étaient considérés comme des cordes solides agissant par leurs vibrations, à la manière de celles des instruments de musique. Galien combattit cette doctrine ; mais, par une inconséquence difficile à justifier, lui-même compara souvent les nerfs à des cordes tirant les muscles dans leur direction.

Le second système, auquel s'attachent les noms de Van Helmont, de Claude Perrault, Swammerdam, et surtout de Stahl, suppose que l'âme préside directement, dans toutes les parties du corps, au mouvement, au sentiment et aux actes de la vie organique.

Mais des trois théories que je dois signaler, celle à laquelle ont adhéré presque tous les médecins ; qui remonte à Hippocrate lui-même et figure encore aujourd'hui dans la science, consiste à admettre dans les nerfs l'existence d'un agent particulier, par l'intermédiaire duquel l'excitation motrice parvient aux muscles. et la sensation au cerveau. Toutefois, l'idée mère de ce système a été présentée aux diverses époques de la médecine sous des formes notablement différentes.

Hippocrate, comme d'ailleurs Galien, pensait que l'air parvient directement au cerveau par le nez, et qu'en outre une autre
partie, passant d'abord par les poumons et les veines, lui est
apportée par le sang, après avoir subi une sorte d'élaboration.
L'air et le sang déposaient dans les ventricules le principe de
l'intelligence, du sentiment et du mouvement, l'*impetum faciens*
(σωματα ωρμοντα), qui, de là, agissait sur l'ensemble du corps.

Galien, malgré sa manière d'apprécier l'action ultime des nerfs
dans quelques-uns de ses traités, admettait un agent ou *pneuma
psychique* sécrété par le cerveau, enfermé d'abord dans les ventricules latéraux, puis distribué à tous les nerfs par le *conduit*
(aqueduc de Sylvius), au gré de la volonté qui disposait de
l'épiphyse vermiculaire (*vermis inferior* du cervelet) comme
d'une soupape permettant ou empêchant le passage du *pneuma*.

A l'époque de la renaissance médicale, les *esprits animaux*
remplacèrent le *pneuma* de Galien et l'*impetum faciens* d'Hippocrate. Cette expression nouvelle reflétait les opinions qui pré-
dominèrent alors sur la nature de l'agent nerveux. On voit, en
effet, le principe du mouvement et du sentiment assimilé à un
produit chimique préparé par le cerveau comme par un alambic;
comparé par Sylvius et Willis à un alcool subtil, ou au nitre de
l'air par Mayow. La dénomination imaginée sous l'influence des
tendances chimiques du seizième et du dix-septième siècle sur-
vécut aux doctrines qui l'avaient inspirée ; mais l'idée qu'elle
représentait alla se modifiant au contact des diverses écoles.
Boerhaave repoussa toute comparaison des *esprits animaux* avec
les corps même les plus épurés de la chimie, et leur trouva plutôt une analogie avec l'eau, en raison de sa facilité à se mêler aux
autres liqueurs, de sa douceur, de sa simplicité et de son inélas-
ticité ; car les qualités physiques de la force nerveuse étaient
alors un grave sujet de méditations, comme naguère ses qualités
chimiques. Ces esprits, séparés de la plus pure partie du sang,
au contact des dernières artérioles avec la substance corticale
du cerveau, étaient poussés à chaque instant de la vie par l'action
du cœur et des artères dans les nerfs, et, par leur canal, dans tous
les points du corps ; « circulation, dit Boerhaave, aussi réelle et
aussi continuelle que celle du sang artériel et de la lymphe (1). »

____

(1) Institut. médic., trad. franç. de La Mettrie. Paris, 1743, t. III, p. 207.

Ainsi, suivant le médecin de Leyde, les esprits animaux. sont. liquides, et le cerveau n'est plus qu'une sorte de glande ou de filtre (pour conserver ses images mécaniques), à travers lequel se tamisent les parties les plus pures du sang. Le corps est parcouru par une troisième circulation, celle du fluide nerveux, dont le cœur est encore le premier mobile. Nous verrons plus loin quel rôle il lui réserve dans le mouvement. Presqu'à la même époque, une autre idée, également mécanique, était émise par Baglivi et Pacchioni sur les prétendues oscillations du fluide des nerfs, qu'ils attribuaient aux contractions supposées de la dure-mère.

Après Boerhaave, on continua à discuter sur l'existence des *esprits animaux*, qui pourtant était à peu près. universellement reconnue, puis sur leur mode de sécrétion, sur leur mise en jeu et sur leur nature. Un auteur anglais cité avec éloge par Tissot, Fleming, établit que le fluide nerveux est composé- « d'eau, d'huile, de sel animal 'et d'une terre, le tout aussi atténué et aussi intimement mêlé qu'il est possible (1). » Haller a jugé également nécessaire d'étudier les esprits animaux en eux-mêmes, *quant à ce qu'ils doivent être ou ne pas être* (2). Il faut, pense-t-il, qu'ils soient très mobiles, très fluides et très ténus, pour osciller avec rapidité ; sans aucune qualité qui puisse affecter les sens, sans saveur, sans odeur, etc., car alors ils rendraient toujours à l'âme les sentiments de leurs propres qualités. Il faut qu'ils se meuvent sans le secours du cœur, par la seule force de la volonté ou par les impressions externes, et qu'ils puissent opérer d'assez grands mouvements. D'autre part, ils ne peuvent être ni albumineux ni visqueux ; ils ne sont ni un esprit acide, ni un nitre aérien, ni un sel volatil huileux, ni un esprit-de-vin très subtil, ni aériens, ni de nature éthérée. Tissot reproduit presque textuellement Haller en s'assimilant ses idées : mais il discute, en outre, l'analogie de l'agent nerveux avec l'électricité, analogie qu'il n'accepte pas (3), et il y voit avec Haller un fluide spécifique qu'il ne faut comparer à aucun autre. Enfin, Robert Whytt, qu

(1) Tissot, OEuvres complètes, édition de Hallé. Paris, 1810, t. V p. 335-336.
(2) Elementa Physiologiæ.
(3) Loc. cit., t. V, p. 345-349.

dans son remarquable *Traité des Vapeurs* (1), a longuement insisté sur le même sujet, considère les esprits animaux comme une liqueur animale fine, ténue et subtile.

Les médecins et physiologistes du siècle dernier attachaient sans doute à ces questions une haute importance, si l'on en juge d'après la multiplicité des écrits sur cette matière et d'après l'étendue des commentaires qu'ils leur ont consacrés. Malheureusement, toutes ces discussions sur les propriétés physiques ou chimiques d'un agent qui ne tombe même pas sous les sens, de l'aveu de ses partisans, paraîtraient de frivoles puérilités, si elles n'étaient soutenues par des hommes de génie, et elles ressemblent plutôt aux anciennes querelles sur l'acescence et l'alcalescence des humeurs qu'à des questions dignes de fatiguer l'intelligence de ces maîtres.

Tous ceux qui ont admis la réalité des esprits animaux ont été naturellement conduits, à quelques exceptions près, à considérer les nerfs comme des canaux charriant ce fluide. La plupart aussi ont attribué une certaine mobilité à cet agent. Toutefois, l'idée d'une véritable circulation, avec le cœur comme centre d'impulsion, idée émise par Boerhaave, ne paraît pas avoir été généralement adoptée. Robert Whytt, cependant, croyait à une circulation continue, mais tout-à-fait indépendante du cœur. Haller et Tissot pensaient, au contraire, que les esprits animaux sont immobiles tant que le cerveau ou les impressions extérieures ne leur impriment pas un mouvement, et que ces influences même aboutissent à de simples déplacements plus ou moins considérables.

On sait ce qu'est devenue toute cette mécanique nerveuse. L'existence de ces prétendus canaux, dont personne n'était parvenu à démontrer les cavités, même à l'aide du microscope, après avoir suscité quelques doutes isolés, fut enfin formellement niée d'une manière presque unanime par les micrographes modernes. Il fallut donc chercher encore une théorie conforme à ces nouveaux progrès.

Il est d'ailleurs très difficile de suivre la marche des changements qui s'opérèrent alors, et de saisir les causes qui amenèrent l'abandon si rapide et si complet des idées anciennes. Déjà, à la

---

(1) Traduct. de Lebègue de Presle. Paris, 1767, p. 65.

ı dernier siècle, l'expression d'*esprits animaux* ne se re-
e plus que rarement dans les écrits médicaux, et, dans la
ction de Cullen par Bosquillon (1787), elle est remplacée
n mot de création nouvelle, celui de *puissance nerveuse.* Dès
nmencement de ce siècle, les termes traditionnels consacrés
l'années auparavant sont complétement effacés du langage
tifique, et l'usage y substitue bientôt les vagues désignations
'incipe, agent ou *fluide nerveux*, de *force nerveuse* et de
'ipe actif des nerfs.

ncienne théorie des esprits animaux laissa après sa chute
profonde lacune dans la physiologie nerveuse ; mais on ne
ıit se passer d'une hypothèse, et Cuvier fut un des pre-
ı à en proposer une, s'il n'en fut pas le seul promoteur.
y a une grande apparence, dit-il, que c'est par un fluide
ndérable que les nerfs agissent... (1). » Cuvier ouvrit le
p à de nouvelles suppositions ; car rien n'est plus remar-
e, dans l'histoire des connaissances humaines, que l'ince des mots sur les idées.

avait déjà rapproché les effets de la force nerveuse de ceux
lectricité ; on en vint bientôt à assimiler ces deux agents
manière plus ou moins absolue, d'après des faits et des
iences que J. Muller et surtout M. Longet ont habile-
discutés et réduits à leur juste valeur. Les conclusions de
eux physiologistes sont analogues, sinon tout-à-fait iden-
s : « La force nerveuse, suivant Muller, est totalement diffé-
de l'électricité (1). » M. Longet, en réservant la question
analogie lointaine, établit que « le fluide électrique et la
nerveuse ne sont point identiques (2). » Les hypothèses
e mentionne ici ont pu d'ailleurs fixer l'attention et exciter
echerches, même considérables ; mais elles n'ont jamais
urs en physiologie et ne sont acceptées que par le très
nombre. Aujourd'hui on s'accorde, en général, à considérer
ce nerveuse comme un agent impondérable et *sui generis*,
le mode d'action est inconnu. Ainsi, après plus de deux
ans, la science en revient à son point de départ, à une

Règne animal, t. Iᵉʳ, p. 31. Paris, 1817.
Physiol. du syst. nerv., t. Iᵉʳ, p. 84.
Traité de Physiologie, t. II, 2ᵉ partie, p. 142.

puissance incorporelle comme l'*impetum faciens* ou le *pneuma* d
anciens.

Mais cette puissance, cette force , cet agent, sont-ils do
nécessaires à l'intelligence des phénomènes de la vie ? Existen
ils réellement ? Les propriétés du tissu nerveux ne rendent-ell
pas suffisamment compte du mouvement , du sentiment et d
actions organiques ? Telles sont les questions qu'inspire un ex;
men sérieux des faits , à une époque où les données positiv
tendent de plus en plus à prendre la place des abstractions. Qu
me soit permis d'envisager sous ce nouveau point de vue c
antique problème.

Si l'on irrite un muscle dénudé avec la pointe d'un scalpe
les portions excitées se contractent, et la contraction s'effect
simultanément dans toute la longueur des fibres sur lesquell
porte le stimulus , bien que l'irritation ait été limitée à un se
point de leur étendue. Certes, dans ce cas , il paraîtra inutile
tout le monde de faire intervenir un agent particulier pour expl
quer la contraction et sa propagation à toutes les parties de
fibre musculaire. La spécialité de l'agent n'est donc pas la raiso
déterminante de la contraction ; cette raison déterminante, c'e
l'*impression*. On peut comprendre, par conséquent, comme sim
ple impression, l'action immédiate des nerfs moteurs sur le
muscles, sans qu'il soit nécessaire de recourir à l'idée d'une forc
spécifique

Mais encore , quelle est la cause de cette impression ? L
rapport physique entre les fibres nerveuses et les fibres muscu
laires reste invariablement le même. Comment expliquer le
effets différents de ce rapport dans l'état de repos et de con
traction ? Il faut évidemment admettre dans les extrémités ne
veuses un changement quelconque dont le muscle soit impres
sionné.

Reste à chercher la nature de ce changement.

Nous l'ignorons, sans doute ; mais nous n'avons aucun mot
pour l'attribuer aux oscillations d'un fluide. Et n'est-il que cet
hypothèse pour rendre compte des réactions qui s'opèrent a
conflit de deux tissus ? Il est tout aussi possible, par exemple
que la stimulation d'un nerf provoque en lui une modificatio
matérielle de nature à déterminer une impression sur le muscle

quoique inappréciable pour nos sens ; il est possible aussi que cette modification ne corresponde à aucune des idées actuellement acceptées sur les diverses manières d'être de la matière en général et de la matière organisée en particulier, sans que, pour cela, elle consiste en l'émission ou la vibration d'un agent impondérable.

Qu'on y prenne garde : en voulant toujours assimiler les faits, de quelque ordre qu'ils soient, aux notions actuelles, apprécier leur nature d'après les théories dominantes d'une époque, on impose au progrès des bornes artificielles auxquelles, avec le temps, les esprits s'accoutument, et qu'ils n'osent franchir. L'histoire de la médecine est là pour le prouver. Les hypothèses de la physique envahissent aujourd'hui le domaine de la physiologie, comme dans d'autres siècles celles de la chimie ou de la mécanique. *Fluide impondérable* est une conception conforme aux tendances du moment, comme *esprits animaux* répondait aux préoccupations du seizième siècle. Vienne une autre théorie de la lumière, de la chaleur, de l'électricité, etc., et l'abstraction qui nous satisfait sera vide de sens.

Parmi les phénomènes les mieux connus de la physiologie, il en est un qui, par son importance, a de tout temps fixé plus spécialement l'attention, et dont l'étude est devenue le point de départ des principales découvertes modernes : je veux parler de l'irritabilité ou contractilité musculaire. Ce fait en recouvre un autre qui, si je ne me trompe sur sa portée, est de nature à donner la clef d'une multitude d'actions organiques inexplicables encore.

On n'a pas assez réfléchi à la contraction en elle-même et au mécanisme de sa production, quel que soit le tissu dans lequel on l'observe. Au moins ne paraît-on pas avoir été frappé d'un résultat étrange, mis en évidence par ce phénomène. La contraction musculaire révèle, comme personne n'en doute, un changement dans les dispositions moléculaires de la fibre charnue. Il est donc démontré que de simples impressions, n'agissant ni en vertu des lois chimiques, ni en vertu des lois physiques ordinaires, peuvent déterminer des modifications *matérielles* dans quelques-uns des tissus organisés. Une fois ce fait constaté d'une manière aussi irrécusable, bien qu'il ne corresponde à aucune des données actuellement reçues, il ne répugne plus à l'esprit d'admettre

la possibilité de modifications analogues dans les divers tissu
également considérés comme excitables.

A la première lecture de cet énoncé, on pourra croire que j
me dispose à soutenir une proposition paradoxale. Je prie d
suspendre un tel jugement, ou de ne pas le prononcer sans avoi
réfléchi à l'opinion que je viens d'émettre. Elle est, en effet, tou
aussi soutenable en elle-même, et en l'absence de toute preuv
certaine, que les hypothèses du fluide nerveux en physiologie o
des vibrations de l'éther en physique. Mais elle se présent
appuyée d'une observation positive et incontestable. Sans aucu
doute, la fibre musculaire se raccourcit au moment de sa con
traction, et cela ne peut s'effectuer qu'à la faveur d'un change
ment dans ses dispositions moléculaires, ou, pour ne rien hasar
der, d'un changement matériel. Cela est plus qu'une vérité
c'est, en logique, une sorte de pléonasme. Et si, contre tout
évidence, quelqu'un pouvait nier l'exactitude de cette assertion
en ce qui concerne la fibre musculaire dont le raccourcissemen
résulte de sa flexion en zigzag, je répondrais d'abord que cett
flexion elle-même ne saurait s'expliquer sans une modificatio
antérieure et insaisissable pour nous. Je rappellerais, en outre
que l'économie animale présente d'autres tissus contractiles don
le raccourcissement est bien réel, et que les mouvements de
folioles de la sensitive, à la suite d'une impression, dépenden
certainement d'un changement produit dans les rapports de
parties élémentaires qui constituent le tissu contractile de cett
plante (1).

Je le répète donc, *certains tissus vivants, ou conservant le
qualités que leur communique la vie, peuvent subir des modifica
tions matérielles par l'effet de simples impressions qui n'agissen
ni en vertu des lois physiques, ni en vertu des lois chimiques
mais en vertu des lois vitales.*

Dans les organes contractiles, *l'excitabilité* ne consiste qu'e
la possibilité de ces modifications portant sur l'arrangemen
moléculaire, et dont le résultat est de rapprocher entre elles le
diverses parties de ces organes. Qu'y aurait-il maintenant d'ab
surde à supposer que l'excitabilité, dans les différents tissus qu
en sont doués, consiste en une aptitude analogue? A se repré

---

(1) Voir J. Muller, Physiol. du syst. nerv., t. Ier, p. 461 et suiv.

senter *l'excitation* dans un nerf, par exemple, comme l'expression d'un changement matériel, ou, pour me tenir dans des termes moins absolus, d'un *changement d'état ?* L'analogie, au moins, constitue une puissante présomption en faveur d'une telle hypothèse, tandis que celle d'un fluide nerveux ne repose sur aucune donnée physiologique.

Qu'est-il besoin, d'ailleurs, de cette fiction pour expliquer le transport de l'excitation d'un point à un autre des fibres excitables ? Si l'on irrite à l'un de ses bouts le muscle couturier, il se contracte dans toute son étendue ; si l'on touche une seule foliole de la sensitive, au loin toutes les folioles se replient, et personne ne prétend pour cela qu'un agent spécial ait été mis en jeu, indépendamment de l'aptitude propre du tissu contractile. Ne saurait-on aussi comprendre l'action des parties nerveuses les unes sur les autres ou sur les muscles, sans supposer l'existence d'un fluide particulier ? Je l'ai déjà dit, il est possible que l'état d'excitation d'un tissu soit une cause d'excitation pour les autres.

Le changement qui constitue cet état dans un nerf moteur ne peut-il déterminer, par lui-même, une impression sur les fibres musculaires, sans le secours d'un fluide ou d'un agent quelconque ? Nous ne connaissons complétement ni l'impressionnabilité des divers tissus, ni toutes les influences capables de l'exciter, et s'il en est dont nous ne puissions nous former une idée distincte, ce n'est pas une raison pour les nier ou leur substituer des créations imaginaires. Sans doute, un principe ou agent nerveux était l'indispensable élément des théories anciennes, quand les propriétés des muscles et des nerfs étaient encore inconnues, et quand rien ne pouvait rendre compte du mécanisme du sentiment et du mouvement. Qu'on expliquât alors l'action du cerveau sur les parties et des parties sur le cerveau par un échange de fluides à travers des canaux inertes, comme entre le cœur et les organes, on ne saurait s'en étonner. Mais qu'il en soit de même aujourd'hui, quand la physiologie a prouvé que les nerfs sont de véritables expansions des organes centraux et qu'ils participent eux-mêmes à la sensibilité, à la motricité et aux autres propriétés de ces organes, je ne conçois plus un tel anachronisme, et je cherche au moins une théorie conforme aux données exactes de ce siècle.

Je nie, comme hypothèse insoutenable, l'existence d'un fluide indépendant des propriétés du tissu nerveux ; je la repousse, en outre, comme tout-à-fait inutile à l'intelligence des actes vitaux. Pour moi, les réactions successives qu'entraîne une impression initiale partie des centres nerveux ou de la périphérie représentent une série d'impressions déterminées sur les parties excitables par les parties en état d'excitation.

L'état d'excitation d'un nerf moteur, par exemple, devient, pour le muscle, la source d'une impression qui le sollicite à se contracter. De même, l'état d'excitation d'un nerf sensitif devient pour la moelle, puis pour le cerveau, une cause de réaction. L'impression, dans ces divers cas, a pour cause les modifications actuelles des tissus excités, et, pour résultat, un changement analogue dans les tissus sur lesquels elle porte. Quant à la transmission de l'excitation, je l'attribue non aux oscillations ou à la circulation d'un fluide impondérable, mais à une propriété méconnue des tissus excitables.

Il faut admettre, en effet, dans les tissus excitables une propriété en raison de laquelle les modifications éprouvées par un point quelconque d'une fibre se transmettent de proche en proche à toute sa longueur. La propagation de l'irritation d'un point limité d'un muscle à sa totalité, d'une foliole de la sensitive aux folioles voisines, sont des manifestations remarquables de cette propriété, et qui suffisent pour la démontrer. Je la désignerai sous le nom de *conductibilité organique* ou *vitale*, car elle rappelle le pouvoir conducteur des corps bruts, mais en diffère quant aux conditions de son existence. Dans les corps bruts, elle correspond à certaines dispositions moléculaires ou à certaines compositions chimiques non encore définies ; chez les êtres organisés, elle dépend, sans aucun doute, de conditions physiques analogues, mais elle est surtout une des manifestations de la vie et s'anéantit après la mort. Elle est inséparable de l'excitabilité ; car comment se transmettrait une excitation à travers des tissus inexcitables ? Mais elle en est bien distincte, l'excitabilité étant l'aptitude à subir des modifications à la suite d'une impression, tandis que la conductibilité est la faculté de propager au loin ces modifications. Elle constitue donc réellement une propriété vitale particulière, comme dans les métaux la conductibilité est différente de leur aptitude magnétique, électrique, etc.

, si dans un seul tissu excitable la transmission de l'exci-
s'effectue à la faveur d'une propriété organique et ne
même s'expliquer autrement, pourquoi n'en serait-il pas
ème dans le tissu nerveux, et pourquoi substituer des con-
ns chimériques à un fait évident? Sans aucun doute, dans
éments nerveux, comme dans les éléments des organes
actiles, les excitations peuvent s'étendre d'un point à un
par simple propagation de molécule à molécule, et il est
nel de réduire à ce simple mécanisme tous les phénomènes
nsmission propres à l'appareil nerveux.

prévois une objection grave à la théorie que j'expose, au
; au mode de transmission que j'admets : la propagation par
ctibilité du tissu nerveux devrait s'opérer non dans un sens
ant, comme cela a lieu, mais dans tous les sens indistinc-
it, ce qui n'est pas. Cette objection n'est que spécieuse. Il
rtain, d'abord, que le transport de l'excitation ne peut s'ef-
r qu'à travers le tissu nerveux, si ce n'est aux extrémités
ales des nerfs, où la pulpe propre de ces organes paraît se
e en contact direct avec les parenchymes auxquels ils sont
és. Dans le reste de leur trajet et jusque dans les centres,
rilles primitives sont isolées par des membranes qui ne
ipent pas à leurs propriétés spéciales. La transmission ne
lonc avoir lieu que suivant la longueur des nerfs. Or, ne
l se faire que des dispositions particulières des éléments
ux favorisent cette propagation dans telle direction plutôt
ans telle autre? Mais quand il n'en serait pas ainsi, rien ne
erait que l'excitation d'un point quelconque d'une fibre ner-
ne s'étende pas à la totalité de cette fibre, aussi bien au-
s qu'au-dessous du lieu de l'impression. Prétendre qu'une
lation portée sur un nerf moteur séparé de son muscle ne
pas une marche centripète, c'est affirmer un fait non sus-
le de démonstration. Donner comme preuve l'absence de
ction dans les muscles animés par des parties de ce nerf
eures au point excité, c'est oublier que les éléments fibril-
sont isolés aussi bien à leur origine que dans leur par-
, et ne peuvent, par conséquent, se communiquer leurs
Mêmes réflexions au sujet des nerfs sensitifs. Comment
r que les excitations ne prennent pas, effectivement, une
on centrifuge aussi bien que centripète? Quand on a

séparé un nerf sensitif de la moelle , comment s'assurer si
bout périphérique transmet ou non des impressions ?

Il est donc impossible de déterminer si réellement , dans
nerfs , l'excitation se propage dans tous les sens , ou exclusi
ment dans un seul. Et fût-il vrai qu'en effet elle peut se tra
mettre à la fois à la totalité d'une fibre , quel que soit le p
excité , il ne paraît pas probable que cela ait quelque importan
car l'effet moteur ou sensitif sera toujours le même. Il est
possible, dès-lors, que l'excitation d'une partie de la fibre l'affe
tout entière. Ceux qui ont attribué à l'action nerveuse une m
che constamment centrifuge dans les nerfs moteurs, et centrip
dans les nerfs sensitifs, n'ont eu aucun motif pour exprimer ce
opinion. Par conséquent, l'objection dont j'ai parlé plus h
n'est pas fondée en principe , et, fût-elle fondée, elle ne sau
infirmer ma manière de voir, certains arrangements intimes
la fibre nerveuse pouvant diriger l'excitation dans un sens plu
que dans un autre.

En résumé :

1° *La force nerveuse n'existe pas comme puissance indép*
dante des propriétés de tissu.

2° *Elle consiste en l'action des parties excitées sur les part*
excitables, l'état d'excitation des premières agissant com
impression ou stimulation sur les secondes.

3° *La transmission des excitations s'opère non au moyen d*
agent spécial, mais par propagation de l'excitation de moléc
à molécule, et à la faveur d'une propriété de tissu, **la condu**
tibilité organique.

4° *Il est évident, comme corollaire de ce qui précède, que*
force nerveuse ne doit pas représenter une idée simple , m
l'ensemble des propriétés et facultés du système nerveux.

J'ai cru devoir soumettre cette théorie à l'appréciation
physiologistes et des médecins, non comme susceptible d'u
démonstration absolue, mais comme plus conforme aux donne
de la physiologie moderne. J'ai voulu surtout essayer de déto
ner les esprits de cette vieille et malheureuse entité qu'on nom
le fluide ou l'agent nerveux, et sur laquelle se sont épuise
en d'inutiles efforts tant d'intelligences distinguées. Cepend
l'opinion que je viens d'émettre n'est pas un simple jeu

l'imagination , et elle sera développée dans un travail particulier, auquel je renvoie tous les détails qu'il m'est impossible de faire figurer ici.

II. *Des conditions qui président à l'entretien des propriétés du système nerveux, et des causes qui peuvent les altérer.* 1° Les propriétés du système nerveux correspondent. sans aucun doute, à des dispositions spécifiques du tissu des organes, et chacune d'elles, probablement, a des modifications de structure que l'anatomie miscrocopique a entrevues plutôt qu'indiquées. Outre l'intégrité de ces arrangements matériels', qui constitue là condition essentielle de leur existence et de leur manifestation normale, elles ne paraissent dépendre que de l'abord régulier d'un sang normal et capable d'entretenir la nutrition des tissus auxquels elles appartiennent. Cette proposition , toutefois, concerne seulement les centres nerveux , et non les nerfs qui en émergent. Au moins l'excitabilité des cordons moteurs ne saurait-elle se maintenir plus de quatre jours , quand ils sont séparés de la moelle, chez l'homme et les animaux supérieurs. Elle relève donc à la fois et de l'action du. sang et de l'influence de la moelle. Les centres nerveux, au contraire, sous le rapport de leurs propriétés de tissu , ne dépendent que de la circulation et sont tout-à-fait indépendants entre eux. J'ai montré, en effet, qu'ils peuvent être séparés les uns des autres ; que la moelle, en particulier, peut être divisée en plusieurs segments isolés, sans qu'il se manifeste aucune altération des forces spéciales à chacune de ces parties. Mais si le cordon rachidien ou l'encéphale cessent dé recevoir le sang qui leur est naturellement destiné, si ce sang a subi quelque changement dans ses qualités vitales ou dans sa composition chimique, s'il charrie certains agents délétères , l'action de chacun des organes-nerveux peut se trouver profondément modifiée, ou même tout-à-fait annihilée. L'étude des causes capables de porter de semblables perturbations dans les forces nerveuses nous fera mieux apprécier les conditions nécessaires à leur entretien et à leur exercice.

2° *Effets des troubles de la circulation sur le système nerveux.* A. *Obstacles au cours du sang veineux.* Les causes de cet ordre ayant pour résultat la congestion et la dilatation des vaisseaux , la stase dans le tissu nerveux d'un sang chargé des produits de

l'hématose, ou enfin des transsudations séreuses dans l'épai
seur des organes, produisent des effets connus de tout le mond
J'ai eu l'occasion d'observer des accidents apoplectiformes rema
quables chez un homme dont le tronc de la veine cave supériéu
était complétement oblitéré. Mais j'ignore s'il existe aucune exp
rience sur l'état des propriétés nerveuses dans les cas de
genre.

B. *Obstacles au cours du sang artériel.* Swammerdam (1
Sténon (2), Vieussens (3), Lecat (4), Lorry (5), Haller (6
J.-Ph. Kay (7), MM. Ségalas (8), Longet (9), Brown-Sequard (1
et beaucoup d'autres expérimentateurs, ont déterminé une par
lysie plus ou moins complète des membres postérieurs en inte
ceptant la circulation artérielle par la ligature de l'aorte abdom
nale ; paralysie qui disparait rapidement dès que l'on a enle
la ligature. Mais, parmi ces physiologistes, un petit nombre seul
ment s'est occupé de l'état du tissu nerveux dans les partie
privées du mouvement, et cette négligence sur une question aus
importante est faite pour étonner, surtout depuis la découver
de l'irritabilité. Heureusement, les rares données que nous pos
sédons à ce sujet sont très précises, et les seuls phénomènes de
expériences dont je parle permettent de prononcer avec certitud
Nous verrons plus loin que les muscles privés de l'abord d
sang perdent leur contractilité. On pourrait donc attribuer la par
lysie à cette modification du tissu contractile. Ce serait pourta

---

(1) Tractatus Phys. med. de respiratione, etc. Leyde, 1667, p. 62.

(2) Biblioth. anatom. de Manget, t. II, de Motu musculari.

(3) Neurographia universalis. Lugduni, 1685, in-4°, p. 247.

(4) Traité du fluide des nerfs et du mouvem. muscul. Berlin, 1665
p. 9 et suiv.

(5) Recueil périodique d'observations, par Vandermonde, janvier 1757
t. VI, p. 15 et 16.

(6) Mém. sur le Mouvem. du sang. traduct. Lausanne, 1756, in-18, p. 203

(7) Journal des Progrès, 1828, t. X et XI : Expér. physiolog. et observa
tions sur la cessation de la contractilité du cœur et des muscles dans le ca
d'asphyxie, chez les animaux à sang chaud.

(8) Journal de Physiol. expérim., t. IV, 1824.

(9) Recherches sur les conditions nécessaires à l'entretien et à la manifesta
tion de l irritabilité musculaire. Paris, 1841 ; — et Traité de Physiologie
t. Ier, fascic. III, p. 36.

(10) Gazette Médicale, 1851, p. 379, 421, 619, Mém. divers.

mal interpréter les faits , car l'irritabilité musculaire persiste toujours *une ou deux heures* au moins après la ligature , tandis que la
paralysie se produit après un temps beaucoup plus court. Lecat a
vu la paralysie survenir chez un chien au bout de .sept ou huit
minutes, et chez un autre au bout de vingt minutes ; Lorry ,
au bout de quelques minutes, et Bichat « tout-à-coup. » Suivant Legallois, cet effet s'est produit chez de jeunes lapins en
« deux minutes et un quart (1). » M. Longet , qui a expérimenté
sur des chiens , a obtenu l'abolition du mouvement volontaire en
un quart-d'heure, et M. Brown-Sequard en dix ou douze minutes
sur des lapins.

Si l'irritabilité musculaire n'est modifiée que bien plus tard
dans ces diverses expériences , il est évident que la paralysie
dépend d'une autre cause, et cette cause ne saurait résider
ailleurs que dans le système nerveux. Et , en effet, la motilité
n'est pas seule frappée ; la sensibilité est également atteinte,
selon Legallois et M. Brown-Sequard. M. Longet signale aussi
la diminution, mais non l'abolition de la sensibilité chez les
chiens. Les assertions de Legallois et de M. Brown-Sequard étant
très positives, on doit penser qu'il y a eu quelque différence entre
leurs procédés d'expérimentation et ceux de M. Longet. En tout
cas , la divergence ne porte que sur le degré de l'anesthésie , et
sa production n'est pas contestée. L'arrêt de la circulation agit ,
par conséquent , sur le système nerveux lui-même.

Legallois a constaté alors l'absence d'excitabilité de la moelle.
« Je passai , dit-il (2) , un fil sous l'aorte , et je liai au-dessous de
l'artère cœliaque, ce qui correspond à peu près au commencement
des vertèbres lombaires. Le mouvement et la sensibilité dispa-
rurent dans le train de derrière au bout d'environ deux minutes
et un quart. » Legallois chercha ensuite à détruire la moelle lombaire au bout de quinze minutes. « L'animal parut très sensible
à l'introduction du stylet dans le canal vertébral entre la dernière
vertèbre dorsale et la première lombaire , mais il ne témoigna
plus aucune douleur dès que l'instrument eut pénétré sur les
premières vertèbres lombaires ; et cette destruction, qui est toujours accompagnée de fortes convulsions dans le train de derrière

---

(1) Loc. cit., t. Ier, p. 117.
(2) Loc. cit., t. Ir, p. 117-118.

quand la moelle jouit de la plénitude de son action au momei
où elle est pratiquée , ne produisit pas le plus léger mouvemen
preuve certaine que toute cette moelle était morte. » M. Browr
Sequard s'est également assuré que , dans ces expériences, le
nerfs perdent leur excitabilité et leur sensibilité avant qu
l'irritabilité musculaire soit abolie (1).

Suivant cet expérimentateur , la sensibilité se perd d'abord ,
mouvement volontaire deux minutes après environ, puis l'ex
citabilité des nerfs disparait, et , en dernier lieu , à une époqu
plus éloiguée , l'irritabilité musculaire. Si on vient à lâcher
ligature de l'aorte, on remarque des phénomènes inverses : l'irr
tabilité musculaire reparait, puis l'excitabilité des nerfs , le moï
vement volontaire, et enfin la sensibilité. Je montrerai ailleuï
que, chez l'homme , l'analgie est le plus fréquent et le premiï
des effets de l'anémie spontanée ou des grandes hémorrhagies.

Ce qui précède se rapporte à la moelle et aux cordons neï
veux ; mais on ne possède pas d'expériences aussi directe
sur le cerveau. Cependant on a eu de fréquentes occasioi
d'observer les effets d'un arrêt de la circulation artérielle sur (
viscère. A. Cooper (2) a pratiqué sur les animaux de nombreuse
ligatures des artères carotides et vertébrales , isolément (
simultanément. Toutes les fois que la circulation cérébrale a é
complétement suspendue , et lorsque la mort n'est pas arrivé
immédiatement, il s'est manifesté des accidents nerveux grave
de la faiblesse du train antérieur, et . une fois entre autres, chï
un chien, du coma, des convulsions et une hémiplégie. C
animal se rétablit. Chez l'homme , la ligature de la carotide pr
mitive a été fréquemment suivie de phénomènes analogues , (
coma, de délire , de convulsions et de paralysie du côté du corí
opposé au côté opéré. Comme on trouvera la plupart de ces faï
rapportés dans la seconde partie de cet ouvrage , je me dispen
de les reproduire ici.

Les propriétés des parties contenues dans le crâne n'ayant p
été directement examinées par A. Cooper chez les animaı

---

(1) Gaz. Méd. de Paris , 1851 , p. 380.

(2) Recherches sur la ligature des artères carotides et vertébrales et (
nerfs pneumo-gastrique , phrénique et grand-sympathique; Gaz. Méd
de Paris, 1838 , p. 100.

objets de ses expériences , il n'est pas possible de décider quel a pu être leur véritable état ; on doit supposer des modifications analogues à celles que les nerfs et la moelle subissent en semblables circonstances. Plusieurs fois , à l'autopsie , on a constaté un ramollissement plus ou moins considérable de quelques-uns des organes intra-craniens. Mais ces lésions ne doivent pas être considérées comme la cause des désordres fonctionnels signalés pendant la vie , ces désordres ayant toujours suivi de trop près la ligature de la carotide pour qu'une altération matérielle ait eu le temps de se produire.

Ainsi , *l'action nerveuse s'affaiblit ou s'abolit dans les parties du système nerveux qui ne reçoivent plus de sang. Les nerfs et la moelle , en particulier , perdent leur excitabilité (motricité et sensibilité). L'afflux du sang artériel est donc indispensable à l'action nerveuse.*

Les pertes abondantes de sang ou même des hémorrhagies peu considérables , mais se produisant avec une grande rapidité , peuvent aussi donner lieu, du côté du système nerveux , aux différents désordres dont il vient d'être question. J'espère prouver encore , dans le cours de ce travail , que de simples altérations de la composition du sang sont capables d'entraîner les mêmes résultats. Parmi les phénomènes qui accompagnent l'arrêt de la circulation , les grandes hémorrhagies où seulement des modifications dans les qualités du sang , il importe de signaler les convulsions qui précèdent fort souvent la période d'affaissement. C'est un fait bien anciennement connu, que Blundell a mentionné dans ses expériences sur la transfusion du sang (1), et sur lequel M. Ph. Bérard (2) appelle à juste titre l'attention.

3° *Influence de divers agents toxiques sur le système nerveux.* A. *Strychnine.* Marshall-Hall place la strychnine parmi les stimulants du principe excito-moteur (pouvoir réflexe) (3). Cette substance augmente, en effet, d'une manière énorme, l'énergie des phénomènes réflexes. Si l'on en fait avaler une petite quantité à des chiens, ou si l'on en dépose quelques gouttes sur la peau d'une grenouille, peu de temps après ces animaux tombent

---

(1) London med. chirurg. Transactions, 1818 , t. XIV.
(2) Traité de Physiologie. t. III , p. 206.
(3 Aperçu du système spinal. Paris, 1855 , p. 57.

dans un état d'agitation extrême , et les moindres attouchemen
provoquent en eux des secousses convulsives ou une roideur tét
nique générale. Mais à cette période d'excitation succèdent ph
ou moins rapidement l'anesthésie et la paralysie du mouvemen

D'après ces phénomènes, Marshall-Hall et M. Claude Bernard (
admettent avec raison que la période d'excitation a pour résult
d'*épuiser* la force nerveuse. M. Cl. Bernard pense, en outre, qı
l'action de la strychnine porte principalement sur les nerfs sens
tifs, et il a cherché à le prouver par une expérience ingénieuse.
coupe les racines postérieures des nerfs rachidiens chez des gre
nouilles, puis il les empoisonne avec de l'extrait de noix vomiqu(
Ces animaux succombent comme d'ordinaire , mais sans avo
présenté de convulsions. Au lieu de les couper toutes, si l'on ε
laisse intactes trois ou deux , ou même une seulement, les cor
vulsions se produisent comme lorsque les racines sensibles soι
toutes intactes, et le tétanos est général (2). M. Cl. Bernaι
suppose, en conséquence, que l'effet toxique, se produisaι
d'abord à la périphérie du système sensitif , se transmet à l
moelle, et , par son intermédiaire, aux nerfs moteurs.

Si , à la période de paralysie, on examine directement l'étι
des organes nerveux , on trouve les racines postérieures dε
nerfs insensibles , et la galvanisation de ces racines et de l
moelle ne donne plus lieu à aucun mouvement. Cependant l'exc
tation électrique des racines antérieures et des muscles détermin
encore des convulsions (3). L'excitabilité des nerfs moteurs pe
siste donc , mais elle est évidemment affaiblie.

Ainsi, la strychnine épuiserait les propriétés des tissus nerveu
par excès d'excitation ; elle agirait primitivement sur le systèm
sensitif, et secondairement sur l'appareil nerveux moteur.

B. *Ether sulfurique et chloroforme.* Les propriétés de l'éth(
sulfurique et du chloroforme ont été l'objet de recherches impoι
tantes, surtout de la part de MM. Flourens et Longet. Parmi lε
travaux publiés sur le même sujet , je dois citer encore divει
écrits importants au point de vue des applications pratiques , (
dus , en Angleterre, à MM. Snow et Simpson ; en France ,

---

(1) Leçons sur les effets des substances toxiques. Paris, 1857, p. 386-387
(2) Id., p. 357-358.
(3) Cl. Bernard , loc. cit., p. 359.

MM. Jobert (1), A. Robert (2) et Yvoneau (de Blois) (3). Je me suis aussi livré à des expériences multipliées, dans le but de déterminer le mode d'action du chloroforme sur l'organisme, et je vais faire rapidement connaître les résultats auxquels je suis parvenu. Je signalerai , en premier lieu , des différences considérables dans les effets de cet agent , suivant qu'il est employé en applications externes ou en inhalations. Dans l'un, et l'autre cas , il détruit le mouvement et le sentiment , mais non par le même mécanisme.

Applications externes. On connaît l'influence anesthésique locale du chloroforme dans l'espèce humaine. Le peu d'étendue de l'insensibilité doit faire supposer qu'elle est alors exactement limitée à la périphérie nerveuse , et qu'elle dépend non d'une modification fonctionnelle des centres nerveux , mais d'une action restreinte aux extrémités terminales des nerfs. Il est , effectivement , facile de le démontrer.

EXPÉRIENCE XXI. Je plonge la patte d'une grenouille vivante dans une éprouvette contenant quelques gouttes de chloroforme, dont l'évaporation forme dans le vase une atmosphère anesthésique. Au bout de huit à douze minutes, la sensibilité du membre soumis à l'expérience est complétement abolie. On peut le piquer, en couper la peau, sans que l'animal, d'ailleurs bien vif, témoigne qu'il s'en aperçoive. Si je pique de même l'autre patte, la grenouille se débat et cherche à m'échapper. Je mets alors à nu le nerf sciatique. Au moindre attouchement de ce tronc ou de ces branches, la grenouille donne les signes d'une vive douleur.

Chez une autre grenouille, au lieu de plonger seulement l'un des membres pelviens dans la vapeur de chloroforme, j'y plonge toute la partie postérieure du corps jusqu'à la racine des membres thoraciques. En dix minutes , insensibilité complète de cette portion du corps. Cependant tous les cordons nerveux, à une petite distance de la peau, restent très sensibles, et l'introduction d'une aiguille dans le canal rachidien, à la région dorsale, détermine les manifestations ordinaires de la douleur.

Le chloroforme en applications topiques agit donc sur la périphérie du système nerveux.

Inhalations. Chez l'homme, on doit distinguer trois périodes dans les effets du chloroforme en inhalations. Dans la première ,

---

(1) Gaz. méd., 1853.
(2) Bulletin de la Société de Chirurgie, 1853.
(3) De l'Emploi du chloroforme et de ses différentes applications. Paris, 1853.

il se manifeste une sorte d'exaltation cérébrale , une véritable ivresse , dont tout le monde connaît les phénomènes variés, et à laquelle succède bientôt un état opposé. La seconde période est souvent marquée par une agitation convulsive involontaire ; elle peut manquer. La troisième est caractérisée par la perte absolue du mouvement et du sentiment , avec résolution complète des membres. Chez les animaux , les choses se passent d'une manière identique , et l'on peut observer l'état des propriétés nerveuses à ces diverses périodes.

EXPÉRIENCE XXII. Après avoir mis la moelle à découvert sur plusieurs chiens, je me suis assuré que des irritations mécaniques ou un courant électrique portés sur cet organe provoquaient de vives douleurs et des convulsions. L'administration du chloroforme a été commencée ensuite. Tout le temps qu'a duré la période d'excitation ou d'agitation , les moindres attouchements des faisceaux médullaires déterminaient de violents soubresauts, des convulsions et des cris , plus facilement encore qu'avant les inhalations. Mais du moment où l'affaissement a commencé à se produire , il a été de plus en plus difficile puis tout-à-fait impossible, d'exciter les mêmes effets. J'ai pu alors électriser, couper, déchirer la moelle épinière, sans donner lieu à la moindre manifestation de douleur ou à la plus légère contraction musculaire , même en agissant sur les faisceaux antérieurs. J'ai mis à nu le tronc du sciatique et je l'ai irrité avec un scalpel : aucun signe de sensibilité , mais quelques contractions dans les muscles de la jambe. Ce même nerf a été coupé ensuite et son bout périphérique a été soumis à l'action d'un courant de l'appareil électrique de Morin et Legendre ; tous les muscles auxquels il se distribue se sont vivement contractés. Les muscles paraissaient aussi avoir conservé toute leur irritabilité. Cependant l'excitabilité des cordons nerveux était manifestement moindre qu'à l'état normal et s'est rapidement abolie après la mort au bout d'une demi-heure à trois quarts-d'heure, les muscles n'étaient plus contractiles. L'électricité , appliquée à quelques-uns d'entre eux , a épuisé leur irritabilité en peu d'instants.

Le chloroforme en inspiration agit donc sur le système nerveux central , d'abord en excitant ses facultés , puis en abolissant ses propriétés de tissu ; son action sur les nerfs et les muscles est , au contraire, fort peu marquée. Cette double influence , stimulante et stupéfiante , d'un grand nombre d'agents, est un fait physiologique important à connaître au point de vue de la pathologie, et sur la réalité duquel l'expérience suivante ne laissera aucun doute.

EXPÉRIENCE XXIII. J'ai fait respirer du chloroforme à des chiens, des cochons d'Inde et des grenouilles dont la moelle était coupée en travers depuis plusieurs semaines, et qui présentaient une paralysie complète du mouvement et du sentiment, avec augmentation considérable de l'action réflexe dans

la partie postérieure du corps. Chez presque tous ces animaux, l'action réflexe, déjà si développée dans les membres paralysés, a pris, pendant les
premières périodes, une intensité nouvelle. Bientôt tout le corps a été agité
de convulsions spontanées ; mais ces convulsions ont acquis une énergie
remarquable dans le train postérieur, et en même temps ce singulier caractère de régularité que j'ai signalé dans d'autres expériences (1). Elles ont,
en outre, persisté dans les membres pelviens bien plus longtemps que dans
les membres thoraciques. Enfin, elles se sont affaiblies peu à peu et ont
cessé complétement. Dès ce moment, les excitations périphériques les plus
énergiques n'ont pu provoquer aucun mouvement réflexe. J'ai électrisé
et déchiré la moelle sans déterminer la moindre contraction musculaire ;
cependant les cordons nerveux et les muscles restaient irritables.

Ainsi, dans cette expérience, l'action excitante du chloroforme vis-à-vis des propriétés du tissu nerveux n'est pas contestable. On ne saurait attribuer, en effet, à des tentatives
volontaires les convulsions des membres postérieurs chez ces
animaux, puisque les parties de la moelle d'où proviennent les
nerfs des muscles paralysés étaient entièrement séparées du
cerveau. Le chloroforme a donc réellement agi d'abord comme
un stimulant énergique avant la production de ses effets stu-
péfiants.

Les propriétés excitantes des agents anesthésiques ont peu
frappé l'attention des expérimentateurs, et leur influence dépres-
sive a été surtout observée. M. Flourens (2), l'un des premiers,
a signalé l'abolition de la sensibilité et de l'excitabilité des faisceaux de la moelle chez les animaux éthérisés. Mais M. Longet,
dans un travail (3) un peu antérieur à celui de M. Flourens, nie,
au contraire, ces changements dynamiques du côté de la motricité, et dit avoir trouvé les cordons antérieurs de la moelle constamment excitables pendant toute la durée de ses expériences, et
même après la mort des animaux qui en étaient le sujet. Les
expériences de M. Longet, ayant été faites exclusivement au moyen
de l'éther sulfurique, ne sauraient infirmer les résultats que j'ai
obtenus à l'aide du chloroforme. Il est possible que l'éther ne
détruise pas l'excitabilité des faisceaux moteurs, ce qui rendrait

______

(1) Ces effets, à peu près constants chez les grenouilles, se produisent plus
rarement chez les mammifères. Chez eux, on les obtient beaucoup mieux au
moyen du cyanure de potassium.

(2) Arch. génér. de Méd., t. XIV, 1847, p. 389.

(3) Expériences relatives aux effets de l'éther sulfurique sur le syst. nerveux des animaux ; Arch. génér. de Méd., 1847, t. XIII, p. 374.

compte, en partie, de sa plus grande innocuité ; quant au chloroforme, ses effets sont bien tels que je les ai précédemment indiqués, si l'on a soin de prolonger suffisamment les inhalations, et surtout lorsque les animaux succombent.

C. *Curare.* On doit à M. Cl. Bernard des expériences d'un grand intérêt sur la manière d'agir de cette substance (1). Parmi les corps capables de modifier les manifestations de la vie , il en est peu dont les effets soient aussi dignes d'attention que le curare. Cet agent *abolit l'action des nerfs moteurs sur les muscles, sans altérer la contractilité de cet organe ni la sensibilité.* M. Cl. Bernard a démontré cette remarquable propriété par une série d'expériences dont voici l'analyse résumée :

L'introduction d'un fragment de curare sous la peau d'un animal peut déterminer la mort d'une manière très rapide, sans la moindre convulsion. Si la dose de poison est insuffisante pour entraîner la mort, l'animal se rétablit promptement , mais après avoir passé par un état de paralysie générale. Dès que les effets toxiques commencent à se produire , les mouvements deviennent moins vifs, diminuent peu à peu d'intensité , puis cessent tout-à-fait, et le corps entier reste dans une immobilité complète. Si l'on galvanise alors les muscles, on les trouve parfaitement contractiles, et ils conservent leur irritabilité après la mort bien plus longtemps que chez un animal tué de toute autre manière. Porte-t-on ensuite le courant électrique sur les cordons nerveux ou la moelle elle-même, ces stimulations ne provoquent plus la moindre contraction musculaire. L'excitabilité nerveuse est , par conséquent, tout-à-fait éteinte. La sensibilité paraît également abolie ; mais il n'en est rien : les mouvements par lesquels elle se manifeste d'ordinaire manquent seuls.

Voici comment M. Cl. Bernard a découvert ce fait curieux : ayant lié les vaisseaux de l'un des membres postérieurs d'une grenouille, il introduisit une petite quantité de curare sous la peau du dos, et, quelques moments après, l'immobilité était absolue. Cependant, si l'on venait à pincer l'une des pattes antérieures, la patte postérieure dont les vaisseaux étaient liés se remuait. Les nerfs sensitifs n'étaient donc pas dans le même état que ceux du mouvement. Mais il s'agissait de mettre ce phénomène plus en

_____

(1) Loc. cit. , p. 338 et suiv.

évidence, et M. Cl. Bernard y est parvenu par une expérience très concluante : il lie sur une grenouille , dans l'abdomen , tous les vaisseaux qui portent le sang aux membres postérieurs, et il introduit du curare sous la peau de la partie antérieure du tronc. Bientôt les membres thoraciques perdent complétement la faculté de se mouvoir ; on pince alors ces membres , et aussitôt les pattes postérieures exécutent des mouvements énergiques. Que ces contractions soient réflexes ou volontaires, il est évident que les nerfs sensitifs transmettent très bien les impressions périphériques, tandis que les nerfs moteurs des parties soumises à l'influence toxique ne sont plus aptes à provoquer les contrac-- tions musculaires.

L'action du curare porte donc spécialement sur le système nerveux moteur. En outre, elle s'exerce sur la partie périphé- rique, et non sur la partie centrale de ce système. Chez la gre- nouille dont on avait lié seulement les vaisseaux de l'un des membres postérieurs , les mouvements provoqués dans ce membre par l'excitation des autres pattes prouvent bien , en effet, que les fonctions de la moelle n'étaient nullement compromises. Remarquons aussi que l'influence du curare est immédiatement stupéfiante et ne détermine pas de convulsions préalables, comme la strychnine et le chloroforme.

Je crois inutile de pousser plus loin l'étude de ces influences délétères. J'ajouterai seulement que la sensibilité, la motricité, les facultés cérébrales, etc., peuvent être affectées par une mul- titude d'autres substances introduites dans la circulation. Or, on a vu que la strychnine, le chloroforme et le curare ont chacun un mode d'action particulier et s'adressent plus spécialement à l'une ou à l'autre des propriétés nerveuses, aux parties centrales ou périphériques du système nerveux. D'autres agents paraissent avoir une action élective analogue. Suivant M. Flourens, l'opium, la belladone et l'alcool porteraient surtout, le premier sur les lobes cérébraux, les deux autres sur le cervelet. Tout le monde connaît aussi l'influence de la belladone sur le nerf optique et les mouve- ments des iris. Ces faits, que la thérapeutique a su mettre à profit, constituent d'utiles enseignements : ils nous permettent de comprendre les effets de diverses causes pathogéniques qui ont été longtemps et qui sont encore un objet d'étonnement et même de doute.

4° *Modificateurs divers de l'action nerveuse*. Aux modificateu
de l'action nerveuse dont il vient d'être question il faudrait ajo
ter maintenant diverses influences physiques, mécaniques, phy
siologiques ou pathologiques. Parmi les influences physiqu
devraient figurer surtout l'*électricité* et *le froid;* mais je n'insis
terai pas sur les effets de ces agents, qui seront étudiés dans
seconde partie d'une manière plus opportune et avec plus de détai
que je ne pourrais le faire ici. Je m'occuperai aussi, dans d'autre
articles, des changements que déterminent dans les fonctioi
nerveuses l'activité excessive, les ébranlements violents des o
ganes et leurs altérations de tissu. Je dois pourtant appeler dé
à présent l'attention sur les résultats remarquables de certaine
lésions.

Les changements subis par les organes nerveux dans lei
constitution anatomique ou histologique ont, à peu près constan
ment, pour conséquence l'affaiblissement ou l'abolition des pr
priétés et facultés dont ces organes sont le siége. Cependant, le
ne sont pas toujours les effets produits, et ils peuvent être mên
directement inverses. Ainsi, les premiers degrés de l'inflamma
tion ou du ramollissement du tissu nerveux déterminent un
surexcitation extrême de la sensibilité, de la motricité et du po
voir réflexe. On sait également que les facultés cérébrales soi
très exaltées au début de quelques affections encéphalique
Mais jamais ces phénomènes ne sont aussi caractérisés, aus
frappants qu'après les sections transversales, totales ou pa
tielles, de la moelle.

Immédiatement après la section complète du cordon rachidie
chez les mammifères, et surtout chez les oiseaux et les reptile
l'action réflexe se substitue à l'action de la volonté. Les jours su
vants, les mouvements réflexes acquièrent une intensité tou
jours croissante et deviennent de plus en plus faciles à provo
quer. La sensibilité réflexe des parties postérieures est alors bie
plus développée que la sensibilité des parties situées en avant c
la section. L'attouchement, qui suffit pour exciter des contrac
tions dans les premières, éveille à peine l'attention des animau
quand il agit sur les dernières. Une grenouille ou un chien do
la moelle est intacte ne donnent aucun signe de sensatic
quand on effleure légèrement la face plantaire des pieds avec
pointe d'une épingle; chez les mêmes animaux, quelques jou

après la section de la moelle, la même influence détermine des mouvements réflexes très vifs.

Quelle que soit la hauteur de l'axe nerveux à laquelle on pratique ces sections, les effets sont identiques, mais d'autant plus généraux, d'autant plus remarquables que la solution de continuité est plus rapprochée du cerveau. Inutile même d'agir sur la moelle ; il suffit de pratiquer l'ablation des seuls hémisphères cérébraux pour obtenir ces curieux résultats. L'accroissement du pouvoir réflexe se produit alors dans toute l'étendue de la moelle spinale et de la moelle allongée.

Ces faits, observés en gros, portent à attribuer l'augmentation d'activité de la moelle au défaut de l'influence cérébrale, car on n'observe rien de semblable dans les parties qui restent adhérentes au cerveau et dont le tissu n'est pas altéré. Aussi Marshall-Hall a-t-il fondé sur cette appréciation une théorie explicative de ces phénomènes, considérant le cerveau comme destiné à user les forces propres de la moelle, ou, conformément aux doctrines de la physiologie contemporaine, à consommer le fluide nerveux sécrété par cet organe. Dans cette hypothèse, en effet, on pourrait comprendre l'accroissement de l'action médullaire par l'accumulation graduelle du fluide nerveux. Il est certain, au moins, qu'on épuise très bien le pouvoir réflexe par des excitations prolongées ; les mouvements de cet ordre, d'abord faciles à déterminer et très vifs, s'affaiblissent et cessent de se produire quand on les a provoqués pendant quelques instants. Il faut alors attendre un temps plus ou moins long pour en obtenir de nouveaux.

Toutefois, cette théorie, que Marshall-Hall, du reste, n'a pas généralisée, est incompatible avec les données fournies par une observation plus rigoureuse. L'exaltation fonctionnelle de la moelle, quoique se manifestant dans les parties séparées du cerveau, ne paraît pas dépendre du défaut d'action cérébrale, puisqu'elle a lieu également dans des portions qui conservent leurs communications avec les hémisphères.

J'ai parlé précédemment de l'hypéresthésie déterminée par la section des faisceaux blancs postérieurs dans les parties du corps situées en arrière de la lésion. (Voir p. 109.) Bien évidemment cette mutilation ne sépare pas du cerveau le segment postérieur des cordons sensitifs, puisque les animaux continuent à

percevoir les impressions qui portent sur eux ou sur la portio[n]
corps à laquelle ils fournissent des nerfs. Cependant la sensib[ilité]
y est exaltée absolument comme après la section complète d[e la]
moelle. Fréquemment aussi, chez l'homme, on trouve l'ac[tion]
réflexe considérablement accrue dans des parties qui restent
sensibles, ou même qui sont hypéresthésiées, et sur lesquelle[s la]
volonté n'a pas perdu tout son empire. On ne saurait alors e[xpli]-
quer cet effet par le défaut d'influence cérébrale.

Reconnaissons donc que la cause véritable du phénomène [dont]
il est question nous est complétement inconnue, et bornons-r[ous]
à le constater. La section totale de la moelle augmente l'acti[on]
de toutes les parties de cet organe situées au-dessous. [Si la]
section est partielle, cette modification porte seulement su[r la]
portion correspondante de l'organe, au-dessous de la sect[ion.]
Ainsi, une section de la moitié droite détermine l'augment[ation]
de l'action réflexe et l'hyperesthésie à droite seulement. [La]
même mutilation à gauche produit les mêmes effets à gau[che.]
Ces faits sont aujourd'hui hors de doute, et, si nous ne pou[vons]
encore les expliquer, nous verrons combien il est importa[nt de]
les connaître au point de vue de la pathologie.

L'étude des conditions qui président à l'entretien de l'ac[tion]
nerveuse et des causes capables d'en modifier l'exercice est l'[élé]-
ment fondamental de la physiologie pathologique du système [ner]-
veux, et tous les auteurs qui ont écrit sur les maladies de [cet]
appareil, particulièrement Boerhaave, Whytt et Tissot, ont c[om]-
pris la portée de ces questions et leur ont consacré de longs [dé]-
veloppements. Malheureusement, sous ce rapport comme [sur]
beaucoup d'autres, la science en est encore à ses premiers [pas,]
et les données exactes qu'il m'a été possible de réunir ne ré[pon]-
dent pas, tant s'en faut, à tous les détails d'un tel sujet. [Elles]
suffiront cependant pour faire apprécier les conditions les [plus]
générales de la vie des organes nerveux, et donneront une [idée]
de la nature des modifications que peuvent subir leurs propri[étés]
de tissu.

En somme, comme on l'a vu, ces propriétés sont su[bor]-
données : 1° dans toute l'étendue de l'appareil, à l'intégrité [his]-
tologique des organes auxquels elles appartiennent ; 2° pour [les]
centres, à l'influence exclusive du sang ; 3° pour les nerf[s,]

influence combinée du sang et de la moelle ; en d'autres termes,
lles dépendent simultanément de conditions matérielles et dyna-
niques. Or, personne n'ignore que les atteintes portées à la
tructure du système nerveux ont pour résultat habituel d'en
ltérer plus ou moins profondément les facultés. Mais j'ai montré,
n outre , que des causes variées peuvent modifier les fonctions
erveuses en agissant seulement sur les forces que leur commu-
ique la vie.

Parmi les influences perturbatrices dont les effets sont pure-
nent dynamiques, nous avons vu figurer les changements sur-
enus dans la circulation locale ou générale, dans la quantité ou
a composition du sang, l'introduction dans l'économie de subs-
ances toxiques , et certaines actions physiologiques, physiques
u mécaniques. De ces-influences , les unes agissent par sous-
raction du principe, générateur des propriétés nerveuses, le sang
obstacles à la circulation artérielle, anémie, etc.); les autres, en
ertu d'une puissance délétère qui leur est propre (curare, narco-
iques, anesthésiques, strychnine); d'autres enfin, en épuisant les
ropriétés des organes nerveux (électricité , activité excessive),
u en leur imprimant des changements de nature inconnue (com-
notions, etc.) Ajoutons encore que parmi ces agents il en est qui
ccroissent, d'autres qui frappent d'inertie les forces et les facul-
ès nerveuses; il en est aussi qui possèdent une action élective
ur telle ou telle partie du système nerveux.

Tous ces effets , la pathologie des paralysies nous en offrira
es exemples, et , en m'appuyant sur les données qu'elle fournit,
e chercherai à compléter une étude à laquelle ne pourrait suffire
a seule physiologie expérimentale. J'aurai à parler alors de cer-
iines modifications de l'action nerveuse qui appartiennent essen-
ellement à la pathologie, et dont, à dessein , je n'ai pas encore
rononcé le nom : je veux désigner les *sympathies* , causes de
erturbations purement dynamiques, mais dont le mécanisme est
ien différent de ce que nous connaissons jusqu'ici.

CHAPITRE II.

I.

DE LA SENSATION.

1. *Acception du mot sensation.* Gerdy a signalé avec raiš
l'abus de cette expression dans le langage usuel et scientifiqı
« Le mot *sensation*, dit-il, a été employé pour exprimer ci
choses, cinq idées différentes : 1° les excitations et les impre
sions non perçues de la sensitive, des muscles séparés du corp
2° l'impression reçue par un sens excité, ou le premier des ac
qui précède la perception sensoriale ; 3° l'ensemble des phén
mènes de la perception sensoriale, et la perception elle-mêm
4° le dernier de ces phénomènes, ou la perception sensorii
seule ; 5° enfin, les perceptions de mémoire, de jugement, d'im
gination (1). »

Si, à l'époque où ces lignes furent écrites, il existait réell
ment une telle confusion de choses et d'idées, le temps a acco
pli un incontestable progrès sous ce rapport. Aujourd'hui, auc
physiologiste ne considère comme sensation la cause des mouv
ments de la sensitive ni des muscles directement excités ; auc
même, malgré l'exemple de Gerdy, ne désigne ainsi les simpl
impressions subies par des parties sensibles, si elles ne sc
pas transmises aux centres nerveux ; et l'on s'accorde général
ment à n'attribuer cette dénomination qu'à un ensemble de ph
nomènes dont le point de départ est à la périphérie nerveuse,
la phase ultime dans le *sensorium commune*.

Mais parmi ces erreurs la plus grave subsiste, et n'a mêi
pas été évitée par l'éminent dialecticien qui l'avait signalée. (
n'a pas assez distingué la notion ou l'idée qu'excite une perce
tion de cette perception elle-même, la sensation de l'activi

---

(1) *Physiologie philosophique des sensations et de l'intelligence.* Par
1846, in-8°, p. 19.

psychique qu'elle provoque. Rien, pourtant, n'est plus manifeste que cette complète séparation des actes purement organiques et des facultés intellectuelles.

Je vois un objet, j'entends un son, je sens une saveur ; aussitôt les idées homme, violon, sucre, naissent en moi. Je n'ai
pourtant pas eu les perceptions homme, violon ou sucre, mais
lumière, son ou saveur ; perceptions qui ont été l'objet d'un
jugement et la source d'idées consécutives. Ici, la distinction est
facile, mais elle l'est moins en beaucoup de cas. Je touche un
corps ou j'en suis touché, et je dis : « C'est de l'eau. » Ai-je réellement senti de l'eau ? Appréciant d'après les idées généralement reçues et d'après l'opinion de Gerdy, qui admet une sensation spéciale d'humidité, je dois penser que oui. Et pourtant, si
j'analyse ma perception, je trouve qu'il n'en est rien. J'ai senti
du froid, un certain contact, peut-être une molle résistance, et
non l'eau elle-même. *Eau* est encore un jugement, comme je ne
tarderai pas à le prouver.

Dans ces circonstances et dans d'autres analogues, des sensations véritables ont effectivement lieu ; mais, soit par des modifications particulières, soit par des combinaisons de plusieurs
entre elles, il se produit des idées sans aucune analogie avec celle
que déterminerait chacune de ces sensations isolée et dans son
état le plus primitif. Alors, comme elles nous arrivent au moyen
des sens, au lieu de dire que nous acquérons telle ou telle notion,
on dit que nous éprouvons telle ou telle sensation, et cette confusion a passé du langage vulgaire dans la science. Ce que l'on
considère comme sensation en pareil cas n'est réellement qu'un
résultat de l'éducation, qui nous a appris à rapporter certaines
sensations ou certaines associations de sensations à certaines
idées. Et cela est si vrai, que si l'on soumet un homme à une
impression ou à un ensemble d'impressions associées dans un
ordre déterminé, la notion acquise au moment où la perception a
lieu est celle qu'il a le plus l'habitude de concevoir en pareil cas.
Telle est la source des effets de la peinture. Un portrait, une
fresque, représentent à l'esprit un ou plusieurs personnages, et
non la sensation lumière ou couleur. Si, après avoir enduit une
surface polie d'une légère couche de talc, on engage une personne
non prévenue à y promener la pulpe du doigt, elle croit toucher
un corps gras ou huileux. Les médecins savent trop combien il

est difficile de se mettre à l'abri des illusions de l'auscultation,
les micrographes connaissent celles du microscope.

Cette disposition universelle à prendre nos jugements pour d
sensations véritables a donné lieu, en physiologie comme
philosophie, aux plus regrettables erreurs. Il est cependant u
méthode infaillible pour éviter toute confusion de ce genre,
cette méthode repose sur un petit nombre de données qu'on p
formuler d'une manière aphoristique :

1° *A chaque sensation véritable ne correspond qu'une noti
primitive, celle de l'excitation spéciale dont elle est la con.
quence : aux sensations lumineuses, la notion de lumière; a
sensations gustatives, la notion de saveur, etc.*

2° *Ces notions sont essentiellement simples et irréductibl
et chacune d'elles ne peut être acquise que par l'intermédiaire
sens qui lui est exclusivement affecté.*

3° *Une idée composée de deux notions distinctes ne peut d
provenir d'une perception simple et ne correspond pas à i
sensation.*

4° *Toute notion susceptible de se développer par l'intermédia
de plusieurs sens ne peut non plus correspondre à une sensatio
et doit être le résultat d'un jugement.* Certaines saveurs,]
exemple, peuvent nous fournir l'idée de substances que la vu
l'odorat et l'ouïe peuvent aussi rappeler. A la vue d'une oran;
à son odeur, à son goût, ou en entendant prononcer le nom de
fruit, l'idée en est également distincte. La vue ou l'ouïe perm(
tent de juger facilement des distances ; l'odeur ou la saveur f
très bien reconnaître une multitude de corps à la fois sapides
odorants ; la vue ou le toucher peuvent nous apprendre la for
d'un objet. Dans chacun de ces cas, la même notion pouv;
nous arriver par plusieurs sens, il est bien évident qu'elle ne c
respond pas à une perception spéciale, car la même percept
ne peut provenir que d'un même sens, et non de plusieurs ; c'
donc un jugement, et non une sensation.

Nous verrons que l'application de ces données permet l'ai
lyse de phénomènes sensitifs très confus.

Ainsi, sensation et idée sont essentiellement distinctes. L'i
est la cause, l'autre est l'effet ; la première est un rapport en
le physique et le moral, la seconde est le résultat du tra\
psychique qui succède à ce rapport. Séparons donc bien nettem(

les phénomènes intellectuels qui constituent la pensée, des phénomènes organiques qui constituent la sensation. Leur siége
dans le système nerveux, le mécanisme des uns et des autres,
les facultés ou les propriétés dont ils dépendent, diffèrent autant
que diffèrent, sous ces divers rapports, la volition et la motricité,
l'entendement et les tissus du corps.

D'après ce qui précède, le mot *sensation* ne doit s'appliquer
ni à la modification initiale de la périphérie nerveuse, ni aux
idées qu'elle excite; au point de vue psychologique, il ne peut
exprimer que la perception brute des impressions par la conscience; mais, au point de vue physiologique, la sensation doit
être comprise d'une manière bien différente, comme je vais
l'exposer.

II. *Mécanisme de la sensation.* On décompose généralement la
sensation en trois actes : l'*impression*, la *transmission* et la *perception*, dont l'importance relative a été diversement appréciée.
Cependant, d'après l'opinion la plus accréditée sur le mécanisme
de ce phénomène complexe, la perception en constituerait l'élément essentiel. Indépendamment de l'impression, en effet, et,
par conséquent, de la transmission, tous les physiologistes
admettent la possibilité de sensations subjectives. En pareil cas,
toute la sensation ne consiste donc qu'en une simple perception,
avec le centre perceptif commun, le cerveau, pour théâtre.

Cette théorie, dont l'origine remonte aux premiers âges de la
philosophie et de la physiologie, a été simultanément ébranlée
et par l'expérience et par l'induction. Pendant que M. Flourens
séparait matériellement la faculté de percevoir de celle de sentir,
Gerdy isolait les phénomènes physiques de la sensation de l'acte
psychique qui constitue la perception. Pour Gerdy, comme pour
M. Flourens, la perception n'est que la conscience de la sensation, et, antérieurement à elle, indépendamment d'elle, la sensation existe avec ses qualités distinctives. Telle est aussi mon
appréciation, et tels sont les seuls résultats auxquels peut conduire l'examen des faits.

En acceptant même les idées anciennes, la perception ne saurait s'appliquer directement aux qualités des corps, à moins
qu'on admette, comme au temps d'Hippocrate, la transmission
en nature de la lumière, des sons, des odeurs, des saveurs, etc.,

au cerveau. Elle porte, sans aucun doute, sur les modificatio
que ces divers attributs peuvent imprimer à nos organes. Perc
voir suppose donc un changement préalable, qui devient l'obj
de la perception, et tous les physiologistes s'accordent à reco
naître que nous avons conscience non des propriétés des êtr
extérieurs, mais des réactions qu'elles excitent en nous.]
perception, alors, n'est plus le phénomène fondamental de
faculté de sentir; c'est simplement un acte complémentaire.

Au point de vue physiologique, la sensation vraie, la sens
tion proprement dite, consiste en cette modification de natu
inconnue que les excitations impriment aux parties sensibles c
système nerveux, et que le *sensorium* percevra ensuite comn
notion plus ou moins distincte. Tout en adoptant implicitemer
l'exactitude de cette donnée, les auteurs paraissent encore raj
porter au cerveau, c'est-à-dire au centre de perception, sinc
le changement d'état consécutif à l'impression, au moins]
forme particulière de la sensation. Suivant Gerdy, au contrair
la sensation naît avec tous ses caractères dans le lieu même o
se produit l'impression, aux extrémités nerveuses. Rien, il e
vrai, ne prouve d'une manière absolue qu'il n'en soit pas ainsi
toutefois, les nerfs étant de simples conducteurs et empruntar
leurs propriétés aux centres d'où ils procèdent, il serait possibl
que l'impression périphérique eût seulement pour effet d'excite
la faculté sensitive de ces centres. Au moins, des sensations s
produisant parfois sans impression préalable et en l'absenc
même des parties auxquelles le sensorium les rapporte, comm
on l'observe chez les amputés, il est évident que l'impressio
périphérique et les cordons nerveux ne sont pas indispensable
à leur production, quoiqu'ils soient aptes à y concourir. La sen
sation peut donc avoir sa raison d'être aussi bien dans le
organes centraux que dans les nerfs, et, par suite, il est à pré
sumer que le rôle de ces derniers organes, subordonné dans tou
les actes de la vie à l'influence de l'axe nerveux encéphalo-rachi
dien, l'est également pour les fonctions sensitives. Que les sen
sations se forment et même se spécialisent à la périphérie ner
veuse dans le point où a lieu l'impression, on peut, à la rigueur
l'admettre avec Gerdy, mais assurément la cause de ce phénomèn
a son point de départ dans les centres nerveux.

Est-ce dans le cerveau, comme on semble généralement disposé à le croire? Est-ce dans la moelle, comme le veut M. Flourens et comme l'avait déjà pensé Legallois?

Ce problème, autrefois insoluble, a été résolu par la physiologie expérimentale. Tous les phénomènes excités par les impressions périphériques, soit après l'ablation des hémisphères cérébraux, soit après la section transversale de la moelle, la contraction des iris sous l'influence de la lumière, les oscillations des oreilles déterminées par divers sons, la déglutition d'un corps qui touche la base de la langue, les mouvements énergiques provoqués dans les membres par des stimulations légères, etc., démontrent assez la persistance de la sensation indépendamment du cerveau. Mais les sensations ne se produisent pas seulement hors de lui, elles y prennent aussi une forme distincte, leurs caractères spéciaux. Certes, quand on voit la moelle réagir tantôt d'une manière, tantôt d'une autre, suivant la nature d'une impression, il est bien évident qu'en elle cette impression est déjà spécialisée. L'introduction d'une goutte d'eau dans le larynx, qui excite automatiquement la toux et l'occlusion convulsive de la glotte, a certainement produit sur la moelle un effet bien différent de l'effet produit par l'introduction de l'air; et le centre rachidien qui réagit dans le premier cas par des efforts expulsifs, dans le second en favorisant l'accès de l'air, doit avoir distingué, pour ainsi dire, la différence de ces deux impressions. C'est donc en lui que s'établit cette différence, qui sera ensuite perçue par le cerveau sous forme de douleur ou de bien-être. De même, la différence qui existe entre l'intensité de deux lumières n'est-elle pas sentie par les tubercules jumeaux qui, d'après l'impression reçue, règlent les contractions de l'iris? Le cerveau *percevra* cette différence comme obscurité ou lumière, mais elle est déjà bien évidemment distincte hors de lui.

Le cerveau, insensible, ne saurait d'ailleurs sentir par lui-même; en lui ne peut se former ni se spécialiser aucune sensation, et l'ancienne objection des perceptions subjectives est dénuée de toute valeur, ou plutôt prend une valeur inverse de celle qu'on lui avait assignée. Cela résulte d'un fait pathologique facile à observer, sur lequel j'aurai à appeler l'attention. Assez souvent, on le sait, les individus privés d'un membre éprouvent des sensations bien nettes qu'ils rapportent au membre absent. Rien n'est plus commun, encore, que d'entendre les paralytiques

accuser de la douleur, des élancements, de la chaleur, etc., dai
des parties absolument insensibles à toutes les excitations ext(
rieures. Ce phénomène appartient surtout aux affections org(
niques de la moelle, mais ne se manifeste que dans les cas (
la désorganisation du tissu de cet organe est incomplète. Lor;
qu'au contraire une portion de la moelle est entièrement détrui
ou n'a plus aucune communication avec le cerveau, toute sens
bilité objective ou subjective est irrévocablement abolie dans l(
régions auxquelles elle fournit des nerfs; ou, pour employer d(
termes plus précis, il ne se produit plus aucune perceptic
relative à ces parties. Les membres paralysés semblent alors
pour le malade, étrangers à son corps, et rien ne lui en rappel
l'existence. Ce fait est incontestable; mais ceux qui désireraiei
le vérifier devront s'attacher à éviter certaines causes d'errei
que je signalerai en traitant des paralysies par lésions de
moelle.

Ainsi, la destruction d'une portion du centre nerveux rachi
dien abolit, outre la faculté de percevoir les impressions faite
sur les organes qui en reçoivent leurs nerfs, la possibilité mêm
d'éprouver des sensations subjectives correspondant à c(
organes. Ce n'est donc pas dans le cerveau, c'est dans la moell(
en prenant ce mot dans son sens le plus étendu, que naissent l(
sensations subjectives.

Dans la moelle, par conséquent, s'effectue, comme je l'(
dit, le phénomène fondamental de la sensation; elle en est
centre générateur, et non le simple conducteur des impression;
En elle les impressions prennent une forme distincte, *devienne(*
perceptibles, avant d'être transmises au centre de perception. I
perception, d'après cela, n'est que la transmission à la conscieu(
des modifications provoquées dans les parties sensibles du sy(
tème nerveux par les impressions; c'est, en d'autres termes,
rapport établi entre le *moi* et les phénomènes physiques de
sensation; mais, je le répète, indépendamment d'elle, antériei
rement à elle, la sensation est produite et distincte.

En un mot, *sentir*, dans l'acception la plus ordinaire de cet
expression, est un phénomène complexe dont les diverses phas(
peuvent être résumées ainsi qu'il suit : impression, transmissi(
à la moelle, *sensation*, transmission au cerveau, *perception*.

Mais toute impression sensitive ne subit pas cette série

transformations. Celles qui, par le mécanisme précédent, sont converties en notions, ont été désignées par Gerdy sous le nom de *sensations perçues*, par opposition à celles qui, ne parvenant pas à la conscience, ont reçu de cet auteur la qualification négative de *sensations non perçues*. Il a été question des premières ; les dernières doivent nous arrêter un instant.

Les *sensations non perçues* admises par Gerdy correspondent à la *sensibilité* et aux *sensations organiques* de Bichat. « Je rapporte à ces phénomènes, dit Gerdy, l'excitation qui cause la contraction des fibres musculaires des intestins, du cœur, des muscles d'un membre que l'on vient d'amputer, enfin des muscles d'un animal ou d'un homme qui vient de mourir. J'y rapporte l'impression que la brûlure fait nécessairement sur un membre dont les nerfs sont liés ou comprimés ; j'y rapporte, enfin, comme étant plus analogues aux sensations qu'à tout autre phénomène, les effets d'un virus contagieux, par exemple, et les impressions que font à notre insu, dans les organes, une foule de médicaments dont nous reconnaissons les effets consécutifs à cette impression (1). » — « Dans la vie organique, écrivait Bichat, la sensibilité est la faculté de recevoir l'impression ; dans la vie animale, c'est la faculté de recevoir l'impression, plus de la rapporter à un centre commun. L'estomac est sensible à la présence des aliments, le cœur à l'abord du sang, le conduit excréteur au contact du fluide qui lui est propre ; *mais le terme de cette sensibilité est dans l'organe ; elle n'en dépasse pas les limites* (2). » Les exemples cités par Bichat et ceux indiqués par Gerdy sont loin de constituer des phénomènes identiques ou même analogues. L'un et l'autre, cependant, assignent pour limites à ces différents effets l'organe ou le tissu même, et pour cause les propriétés du tissu où ils se manifestent, en dehors de toute intervention nerveuse. Ils ont évidemment confondu l'impressionnabilité commune aux organes excitables avec la sensibilité, propriété spéciale, exclusivement inhérente à une portion du système nerveux, et dont la mise en jeu ne provoque aucune réaction appréciable, si l'excitation ou l'impression n'est préalablement transmise à un centre sensitif. Aussi, dans l'acception proposée par

____

(1) Ouv. cit., p. 158.
(2) Recherches physiol. sur la vie et la mort, 1re partie, art. VII, § III.

Bichat et Gerdy, je n'admets pas de *sensations non perçues*. Mais en appliquant cette expression à d'autres faits d'un mécanism bien différent, je reconnais, au contraire, l'existence des sen sations de cet ordre, et je leur attribue une toute autre impor tance dans une multitude d'actes de la vie.

J'appelle exclusivement *sensations non perçues* des phéno mènes sensitifs qui ne diffèrent des sensations perçues que pa le défaut de transmission à la conscience. L'impression, la trans mission à la moelle, l'élaboration particulière à ce centre nerveu ont lieu comme dans les sensations perçues, mais à l'insu du *mo* et sans éveiller aucune notion correspondante. Telles sont le sensations d'où procèdent divers phénomènes réflexes chez le animaux, après l'ablation du cerveau, et chez l'homme, dans le altérations profondes de ce viscère. Telles sont surtout les sensa tions qui président aux fonctions de la vie organique : celles e raison desquelles l'estomac expulse par le vomissement certaine substances, tandis qu'il en digère d'autres ; celles qui excitent le mouvements anormaux des intestins dans quelques cas , au lie de leurs mouvements normaux ; celles auxquelles succèdent le contractions du dartos et de la peau sous l'influence du froid celles qui rendent compte de l'hypersécrétion des glandes sali vaires au contact d'un corps sapide, des glandes lacrymales pa un contact irritant , de la rubéfaction de la peau par l'action de l chaleur ou d'un épispastique , etc., etc. Dans tous ces cas, l réaction qui succède à l'impression n'est pas un effet direct ; c'e le résultat d'une réflexion sur les centres qui président aux mo vements de l'estomac et des intestins, aux contractions du dartc et de la peau, aux sécrétions glandulaires et à la circulation capi laire ; c'est, en un mot, le résultat d'une sensation, mais d'un sensation *non perçue,* car nous n'en avons nullement conscienc

Toutefois, l'absence de perception par le *sensorium* ou le *mu* n'implique pas l'absence complète de tout phénomène percepti Les actes automatiques que je viens de rappeler supposent dan les centres nerveux qui y correspondent quelque chose d'ana logue à la perception par le cerveau et au jugement qui en est l suite. J'ai déjà plusieurs fois exprimé la même pensée, et je n'h site pas à y revenir encore avec une insistance nouvelle. Il faut d'une part, que les impressions donnent lieu à des sensatior bien distinctes, et, d'autre part, que ces sensations soient di tinguées et appréciées , pour que tel acte plutôt que tel autre réponde à telle ou telle sensation ; pour que cet acte soit conforme au besoin qu'exprime la sensation , régulier , coordonné , plutôt qu'une réaction irrégulière et sans but. Beaucoup de phénomènes réflexes ne peuvent être expliqués par la seule transmission d'une impression des nerfs sensitifs ou centripètes aux nerfs moteurs ou centrifuges ; car, dans cette hypothèse, toute excitation périphérique tendrait seulement à se communiquer *comme excitation* aux nerfs de mouvement, par exemple , et non de manière à provoquer l'accomplissement d'une fonction complexe ou de l'un de ses actes. On nè peut expliquer ce fait , également évident pour la phonation , la respiration , la déglutition , la défécation , la mixtion , pour les mouvements de l'utérus pendant l'accouchement , ceux des intestins , pour toutes les sécrétions , etc.; on ne peut, dis-je , expliquer ce fait sans supposer, entre la sensation et la réaction, des phénomènes intermédiaires, phénomènes analogues aux phénomènes cérébraux, à la perception de la sensation , à la faculté d'apprécier, de juger et de se déterminer d'après le jugement porté.

Je pense, pour ma part, que toutes les sensations du corps qui donnent lieu à des actes automatiques viennent aboutir à des centres particuliers où elles sont distinguées et appréciées , et qui ne réagissent qu'en conséquence de ces opérations préalables. Ces centres , aussi multipliés que les fonctions automatiques elles-mêmes , jouent, dans les phénomènes de la vie, ce rôle que les animistes avaient attribué à un principe incorporel, à l'âme, embarrassés d'expliquer par les lois de la matière , même organisée, les effets complexes, coordonnés et raisonnés en apparence, auxquels je viens de faire allusion.

Ainsi, quand j'admets des sensations sans perception, je veux parler de la perception cérébrale , et je n'entends pas exprimer, comme Bichat et Gerdy, que tout consiste alors en l'impression brute et limitée à ses effets locaux, où même déterminant une réaction réflexe par simple voie de transmission. Je veux établir, au contraire, l'existence d'une sorte de perception en raison de laquelle les centres automatiques réagissent comme par l'effet d'une appréciation distincte de l'impression et d'une détermination calculée. Si cette manière de voir ne semble pas suffisamment motivée , j'ai la conviction qu'elle est exacte : elle repose

— 168 —

encore, il est vrai, plutôt sur l'induction et l'analogie que sur de
faits susceptibles d'une démonstration rigoureuse ; mais le temps
je l'espère, apportera de nouvelles preuves à son appui.

Enfin, pour indiquer toutes les divisions relatives au méca
nisme des phénomènes sensitifs, je rappellerai que l'on a distin
gué les sensations en *subjectives* et *objectives*, selon qu'elle
succèdent à une impression ou qu'elles sont l'effet de quelqu
modification spontanée des centres sensitifs, sans cause exté
rieure appréciable. Un homme se présente à nous, nous le voyons
c'est une sensation objective. Un malade frappé d'amaurose per
çoit des sensations lumineuses, même au milieu de l'obscurité
ce sont des sensations subjectives. Telles sont aussi ces percep
tions rapportées par des individus privés d'un membre au membr
absent.

III. *Eléments de la faculté de sentir dans le système nerveux*
Par simple induction, on peut séparer dans la faculté de senti
deux propriétés éminemment distinctes, correspondant aux deu
actes principaux de la sensation, et dont, en effet, la physio
logie expérimentale a démontré l'existence et déterminé le siég
respectif : la *perceptivité* et la *sensibilité*.

A. La *perceptivité*, c'est-à-dire la faculté d'avoir conscienc
des sensations, est, comme on l'a vu, exclusivement propre au
lobes cérébraux. Après les développements dans lesquels je sui
entré déjà à propos de cette localisation (p. 77 et suiv.), il serai
inutile d'insister de nouveau, et je n'ai à m'occuper ici que d
cette faculté en elle-même.

La perceptivité a été diversement appréciée quant à sa natur
intime. Pour Gerdy, percevoir, observer, juger et apprécier
constituent une même faculté : « Ce que nous percevons par l'in
termédiaire des sens, dit-il, nous l'observons, nous le jugeons
nous l'apprécions du même coup. Si nous ne le jugions pas, nou
n'en aurions pas une conscience nette et claire (1). » Assu
rément on ne pourrait observer, juger ni apprécier, avant d'avoi
perçu ; mais ne saurait-on percevoir sans qu'il en résulte cett
série d'opérations simultanées ? Ne peut-on avoir conscienc

---

(1) Physiologie philosophique des sensations et de l'intelligence. Paris
1846, p. 516.

d'une impression sans que la notion en soit parfaitement nette ? Gerdy n'eût osé le soutenir. Toute perception n'éveille pas forcément un jugement ni même l'attention ; la faculté de percevoir est donc indépendante de ces actes psychiques. Parmi les facultés qui résident dans le cerveau, la perception n'a de rapports évidents qu'avec une seule, la *conscience*. Percevoir, en effet, implique essentiellement la participation de la conscience, et ne se comprend même pas sans elle ; aussi est-il probable que la perceptivité n'existe pas comme faculté indépendante, et consiste en un simple phénomène de transmission au *sensorium*.

Cette manière de voir, dont je crois avoir établi l'exactitude, serait complétement infirmée, si, comme Gerdy penchait à l'admettre, la faculté de percevoir était multiple; s'il existait une perceptivité des sons, une perceptivité de la lumière, des saveurs, des odeurs, etc., comme il existe des propriétés sensitives multiples. Il est certain que cette hypothèse, implicitement acceptée par tous ceux qui rapportent les sensations au cerveau même, a pour elle des faits authentiques. Dans les affections cérébrales, effectivement, la perception des lumières, celle des sons, des saveurs, des odeurs, etc., peuvent être isolément abolies, et il est même rare que toutes ces perceptions soient perdues à la fois. Elles seraient donc distinctes et indépendantes les unes des autres. Cependant les expériences de M. Flourens autorisent à hésiter devant des conclusions qui choquent la raison. Suivant M. Flourens, quand on enlève par couches successives les lobes cérébraux, toutes leurs fonctions s'éteignent graduellement; mais, dès qu'une seule est abolie, toutes les autres le sont. « Dès qu'une perception est perdue, dit-il, toutes le sont ; dès qu'une faculté disparaît, toutes disparaissent. Il n'y a point de siéges divers ni pour les diverses facultés, ni pour les diverses perceptions. La faculté de percevoir, de juger, de vouloir une chose, réside dans le même lieu que celle d'en percevoir, d'en juger, d'en vouloir une autre, et conséquemment cette faculté, essentiellement *une*, réside essentiellement dans un seul organe (1). » Tant s'en faut que j'accepte l'ensemble de ces conclusions ; contrairement à M. Flourens, j'admets la multiplicité des facultés psychiques, et je ne pense pas que ses expériences infirment

---

(1) Ouv. cit., p. 99.

cette opinion universelle. Elles démontreraient tout au plus qu
l'extinction de la conscience abolit simultanément toutes le
facultés, et il n'y a rien là qui doive surprendre, les perceptions
les idées, l'attention, le jugement, la volition, etc., supposar
forcément la conscience de ces actes ; mais elles prouvent *l'unii
de la faculté d'avoir conscience*, et, par conséquent, de la facult
de percevoir.

Ces résultats et les faits pathologiques seraient donc contra
dictoires. Je ferai remarquer pourtant que, dans ces deux cas
les circonstances peuvent être bien différentes. Quoique la facult
de percevoir soit unique, il est indubitable que les divers sen
communiquent isolément avec la partie du cerveau où elle réside
et par des fibres ou cellules nerveuses distinctes pour chacu
d'eux. Il est possible que les affections dont j'ai parlé portent su
ces organes de transmission, frappant les uns et épargnant le
autres, tandis que les vivisections de M. Flourens portent évi
demment sur le centre commun des perceptions, à la manièr
des apoplexies complètes, qui détruisent d'un seul coup toute
les facultés cérébrales. Cette supposition, très probable, m
semble concilier les données, en apparence opposées, fournie
par l'expérience et l'observation clinique.

Ainsi, en peu de mots : 1° la faculté de percevoir est une
2° elle n'a pas d'existence propre ; 3° elle ne diffère pas de l
faculté d'avoir conscience, et, comme elle, réside exclusivemen
dans les lobes cérébraux.

B. La *sensibilité* est une des formes de l'excitabilité.

Qu'on me permette, à ce propos, une courte digression destiné
à expliquer le mot *excitabilité*, employé comme dénominatio
générique pour désigner les propriétés de la matière vivante.

Quand une partie du corps entre en rapport soit avec l
monde extérieur, soit avec d'autres parties de l'organisme, o
quand la nature habituelle de ses rapports est modifiée, s'il s
produit dans les organes, localement ou à distance, une réactio
appréciable, on dit qu'il y a eu *impression*. Lorsqu'à la suit
d'un attouchement immédiat, un muscle séparé de ses nerfs s
raccourcit ; si le froid resserre la peau ; si, par l'effet du calo
rique ou d'une application irritante, cette membrane vient à rou
gir ; si les glandes salivaires sécrètent au contact d'une subs

tance sapide, c'est que l'attouchement, le froid, le calorique, la saveur ont produit une impression.

Les tissus susceptibles d'éprouver une modification quelconque sous l'influence dés diverses causes sont dits *impressionnables*, *irritables* ou *excitables ;* et l'on appelle *impressionnabilité, irritabilité* ou *excitabilité*, cette aptitude à réagir. On emploie plus particulièrement le mot *irritabilité* pour désigner la faculté contractile des muscles, et l'expression d'*excitabilité* représente surtout le mode de réaction spécial aux faisceaux et nerfs moteurs. Ces dénominations, de jour en jour plus vagues, perdent la valeur définie qui leur avait été primitivement assignée. De là, dans le langage physiologique, de fâcheuses confusions, qu'il serait facile d'éviter en fixant le sens de chacun de ces termes. Conformément aux tendances actuelles, j'emploie le mot *excitabilité* comme expression collective, assignant, autant que possible, à la propriété vitale qu'il désigne, une dénomination qualificative suivant ses différentes formes.

Ses manifestations sont, en effet, très variées. Dans les muscles, elle se traduit par une modification matérielle de leur tissu, par le raccourcissement de leurs fibres : c'est la *contractilité ;* dans les faisceaux médullaires antérieurs ; sa mise en jeu a pour effets de provoquer des contractions musculaires : c'est la *motricité ;* dans d'autres organes, elle se révèle surtout par la sensation : c'est la *sensibilité*. La sensibilité n'est donc, comme je l'ai dit, qu'une forme de l'excitabilité.

A des degrés différents et diversement modifiée, elle est répandue dans la presque totalité du corps ; mais elle est exclusivement l'apanage d'une partie du système nerveux, c'est-à-dire des faisceaux blancs postérieurs de la moelle, de leurs prolongements dans le crâne et des nerfs auxquels ils donnent naissance. Cette propriété est inhérente aux cordons médullaires eux-mêmes et ne leur est communiquée par aucune autre partie nerveuse. Ils ne sauraient, ainsi qu'on l'a prétendu, l'emprunter à la substance grise. Si la destruction de l'axe gris de la moelle peut détruire toute manifestation de sensibilité, c'est qu'il est indispensable au mécanisme de ces manifestations, soit à titre de conducteur, soit comme siége du principe d'activité de la moelle ; mais, complétement insensible lui-même, il ne peut communiquer à la substance blanche une propriété qu'il ne possède pas.

Il y aurait également erreur, et pour des motifs analogues, vouloir attribuer au cerveau la sensibilité de la moelle. J'ai montr[e] d'ailleurs, qu'elle se conserve indéfiniment dans les faisceau[x] blancs postérieurs séparés du cerveau. Elle appartient même [e] propre à chaque parcelle de ces faisceaux, puisque, après d[e] sections multiples de la moelle, la sensibilité réflexe persiste da[ns] les organes animés par les divers segments isolés.

La sensibilité est donc intimement propre aux cordons blan[cs] postérieurs de la moelle, et, pour chaque partie du corps, el[le] provient non de la moelle entière, mais de celui de ces segmen[ts] qui fournit à cette partie ses nerfs sensitifs.

Concluons encore, comme corollaire de ce qui précède, que sensation, c'est-à-dire l'élaboration particulière qui transform[e] les impressions en phénomènes perceptibles, se produit dans l[es] faisceaux blancs postérieurs de la moelle. et, pour chaque poi[nt] du corps, dans la portion de ces faisceaux d'où proviennent s[es] nerfs.

Ainsi, faculté de sentir et faculté de percevoir, comme se[n]sation et perception, sont essentiellement différentes, et par le[ur] rôle et par leur siége. Par l'une se produit la sensation, p[ar] l'autre elle parvient à la conscience : la première réside dans [la] moelle et ses dépendances exclusivement : la seconde da[ns] le cerveau exclusivement ; autant de parties du corps et [de] sensations distinctes, autant de centres de sensibilité; ma[is] la faculté de percevoir est *une*, comme l'âme ; elle reprod[uit] pour le *moi* les modifications variées de la sensation et n'[en] engendre aucune. Rendons hommage à l'éminent physiologis[te] qui, le premier, a su entrevoir ce merveilleux mécanisme et [en] distinguer les rouages (1).

IV. *Des différentes formes de la sensation. — Distinction d[es] sens.* La sensibilité se manifeste par des sensations très diff[é]rentes, d'après la nature des excitations. Toutefois, la cause [de] ces différences réside plus encore dans les aptitudes particulièr[es] des nerfs impressionnés que dans la diversité des causes d'im[pressions. Nous savons, en effet, que les irritations, quell[es] qu'elles soient, déterminent toujours la même sensation qua[nd]

---

(1) Flourens, ouv. cit., p. 8, X ; p. 16, VIII, etc.

elles agissent sur le même nerf : celle de lumière, si elles portent sur le nerf optique ; celle de son, si elles portent sur le nerf auditif ; celle d'odeur, si elles portent sur le nerf olfactif, etc. Ces aptitudes spécifiques dépendent probablement de l'origine des nerfs dans des portions de l'axe nerveux qui en sont douées et les leur communiquent.

Les divers modes de la sensibilité, connus dès l'origine de la science, ont donné lieu à l'antique distinction des *cinq sens : la vue, l'odorat, l'ouïe, le goût et le toucher*. Ces cinq manières de sentir ont été généralement considérées comme représentant toutes les sensations susceptibles d'être perçues ; en outre, on a admis non seulement leur indépendance réciproque, mais leur unité respective. La sensation de lumière, celle de saveur, celle d'odeur, comme celles qui dépendent du toucher, résulteraient, chacune de son côté, d'un seul mode de sensibilité.

Ces notions ne sont plus conformes aux progrès de la physiologie. Le toucher n'est pas un sens simple, ainsi que je le démontrerai : c'est un assemblage de quatre sens bien distincts. Gall admettait dans le nerf optique autant d'éléments différents que de couleurs primitives, et M. Cl. Bernard a émis une opinion analogue sur le sens du goût. Il est positif, en effet, que la faculté de voir certaines couleurs, de sentir certaines odeurs, de goûter certaines saveurs, peut être abolie, les autres sensations propres aux organes du goût, de l'odorat et de la vue, restant normales. Mais, pour ces derniers sens, les perceptions, quelque variées qu'elles soient, restent toujours des perceptions de goût, de saveur et d'odeur, et non des sensations essentiellement distinctes, comme les sensations tactiles.

Outre cette sorte de dédoublement des sens extérieurs, il existe d'autres sensations, indépendantes de celles dont il vient d'être question. Cardan (1), Bontekoë (2), Buffon (3) et Gerdy (4) ont créé un *sens de la volupté*, sur des motifs insuffisants, il est vrai. Il faut distinguer dans les sensations génitales : 1° celles qui appartiennent au gland ou au vestibule vaginal, et desquelles

---

(1) De Subtilitate, lib. XIII. Basileæ, 1554, p. 384.
(2) OEconomia anomalis, § XXIV. Lugduni Batavorum, 1688.
(3) Histoire naturelle de l'Homme, in-8°, 1749, t. III, p. 370.
(4) Ouv. cit., p. 163.

dépend l'excitation réflexe de l'appareil éjaculateur : ce sont de sensations de tact plus ou moins modifiées ; 2° celle qui accom pagne l'éjaculation : observée autant que possible, elle para identique au chatouillement ; 3° enfin, une irradiation sympa thique, une modification psychique qui n'est pas une sensation et se rapproche de certains effets d'ivresse produits chez beau coup d'individus par le chloroforme, le hachisch, l'opium o même le vin. Je repousse provisoirement le sens de la volupté. J n'admets pas davantage le *sens de la fatigue* établi par Gerdy (1 les sensations de cet ordre se rattachant au sens d'activi musculaire, ou au sens de la douleur quand elles deviennei excessives.

Toutes les *sensations de besoin* du même auteur, excepté celle de la *faim* et de la *soif*, sont loin d'exister réellement. Je dou même que ce que nous appelons *besoin de respirer* soit une sen sation particulière. Sans doute, il existe une sensation corres pondante, mais une sensation non perçue, agissant sur le mote automatique de la respiration pour l'exciter, et non sur le cervea Quant à cette irrésistible sensation éprouvée par l'homme do on empêche les mouvements respiratoires, elle est un résult de l'excitation centrale, et non sa cause. Si l'on cherche à reteni volontairement sa respiration, on a le sentiment d'une lut entre la volonté et une autre force, entre l'immobilité imposé aux puissances respiratrices et une excitation contraire qui sol cite tous les organes au mouvement d'inspiration. Même eff quand on met obstacle à l'introduction de l'air, car on supprim alors complétement la possibilité de l'inspiration. Cette sensatio du besoin de respirer serait donc celle de la résistance opposé au mécanisme respiratoire, ou celle de l'état des muscles tenda à l'activité. Elle se rapporterait, par conséquent, à la sensatio d'activité musculaire dont je parlerai par la suite. Des réflexion analogues conviennent aux sensations du besoin d'évacuer le excrétions. J'aurai l'occasion de faire voir qu'elles dépendent, e grande partie, d'une double sensation de contact et d'activi musculaire.

Gerdy ayant trop souvent confondu les effets des sensatio avec les sensations mêmes, et n'ayant pas suffisamment di

---

(1) Ouv. cit., p. 152.

cerné la nature d'une foule de phénomènes sensitifs, il est impossible d'adopter sa classification des sensations. Aucune classification, d'ailleurs, ne peut être satisfaisante dans l'état actuel de la science, l'analyse n'ayant pas également porté sur tous les points de ce vaste sujet. Cependant, lorsque les matériaux d'un tel travail seront complétement rassemblés, les bases établies par Gerdy pourront servir de cadre à une classification régulière. En attendant cette époque, peut-être encore éloignée, bornons-nous à énumérer les sensations spéciales dont l'existence est aujourd'hui bien démontrée.

Je fais un groupe à part des *sensations non perçues*, qui ne correspondent pour nous à aucune notion, si ce n'est à celle des réactions qu'elles déterminent.

Les *sensations perçues* sont :

La sensation de faim,

La sensation de soif,

La sensation d'activité musculaire,

La sensation de contact,

La sensation de température,

La sensation de douleur,

La sensation de lumière,

La sensation d'odeur,

La sensation de saveur,

La sensation de son.

Ces huit dernières sensations, qui représentent les cinq sens admis de toute antiquité, doivent être considérées comme huit sens distincts, ce qui porte à dix, au lieu de cinq, le nombre des sens connus, en y ajoutant ceux de la faim et de la soif.

Il n'entre pas dans mon plan de m'occuper de chacun de ces sens en particulier. J'étudierai seulement la sensibilité dite générale et tactile, dont l'histoire a subi dans ces dernières années d'importantes modifications, et qui, plus fréquemment atteinte que les autres sens dans les paralysies, présente aussi alors des désordres plus obscurs, plus impénétrables, plus propres à exciter l'hésitation dans l'esprit du médecin qui ne posséderait pas les notions très précises sur ces phénomènes normaux.

II.

DE LA SENSIBILITÉ GÉNÉRALE ET TACTILE.

En abordant les questions complexes qui se rapportent à
sensibilité générale et tactile, je m'abstiens de tout préliminaii
historique, afin d'éviter l'extrême confusion que ne manquera
pas de jeter dans l'esprit des lecteurs l'exposé fidèle de l'état d
la physiologie sur ce sujet. Je me propose de présenter d'aboi
mes idées personnelles, telles, à peu près, que je les ai dévelo|
pées il y a six ans (1), me réservant de les comparer ensuite au
travaux qui ont précédé ou suivi la publication de mes recherchei

I. *Des sensations tactiles.* Par l'intermédiaire de la sensïbili
tactile, nous prenons connaissance des qualités *tangibles* de
corps, nous apprécions certains de leurs rapports avec nos orge
nes et quelques-uns des effets de ces rapports. Ainsi, nous acqu
rons l'idée de leur contact, de leur température, de leur consi
tance, de leur mouvement, de leur étendue ; nous constatoi
leur état d'humidité ou de sécheresse, de rugosité ou de poli, |
résistance qu'ils opposent à nos efforts ; nous percevons encoi
la douleur, le chatouillement, le frémissement, la vibration, etc.
notions multiples, que le langage usuel assimile à autant de sei
sations distinctes, de l'assentiment même des physiologistes, ma
parmi lesquelles une rigoureuse analyse sait démêler ce qui ei
sensation réelle et ce qui est travail psychique.

De ces notions, les unes sont immédiatement excitées par la pe
ception des impressions, les autres sont le résultat secondaii
d'opérations intellectuelles sur la notion primitive. Les premièrei
formées en nous d'une manière passive, représentent pour
conscience l'espèce de modification imprimée aux organes sens
tifs, c'est-à-dire la sensation ; les secondes expriment un juge
ment, et peuvent n'avoir qu'un rapport très éloigné avec la sensi
tion d'où elles procèdent. L'idée de feu, par exemple, déterminé
par certain mode de la douleur ; celle d'étendue, produite par u

---

(1) Recherches physiologiques et pathologiques sur les sensations tactile
Arch. génér. de Méd., 1852.

contact, n'ont avec les sensations qui les excitent que des rapports bien secondaires ; elles succèdent à une appréciation supposant une expérience antérieure et les notions préexistantes de feu et d'étendue ; elles peuvent, d'ailleurs, se produire aussi bien par l'intermédiaire de la vue qu'à l'aide du toucher, et possèdent, par conséquent, des caractères étrangers à la sensation. *Douleur* et *contact*, au contraire, sont des notions indépendantes de l'éducation, immédiatement consécutives à la perception, se développant d'une manière passive, sans le concours d'aucune opération intellectuelle, simples, irréductibles et exclusivement spéciales au toucher. Ce sont des sensations.

Ainsi, dans le toucher, nous découvrons d'abord deux *sensations* vraies : la *sensation du contact* et celle de la *douleur*. Je n'ai pas besoin d'insister pour faire admettre également que les notions de froid et de chaleur sont éveillées sans participation psychique active et par une perception simple. Aussi pouvons-nous admettre une troisième sensation tactile vraie, la *sensation de température*, le froid et le chaud ne procédant, d'ailleurs, que de l'action d'un même agent, le calorique, sur la périphérie nerveuse. Sans discussion, encore, on doit placer la *sensation de chatouillement* à côté des précédentes, les impressions de cette nature étant perçues passivement, indépendamment de toute notion préalable, et ne pouvant être fournies par aucun autre sens. On perçoit bien aussi des sensations réelles correspondant aux idées de pression et de vibration ; mais ces idées elles-mêmes résultent d'un jugement.

Supposons, néanmoins, provisoirement l'existence de deux nouvelles sensations tactiles, les *sensations de pression* et de *vibration*, dont la nature sera discutée bientôt, et continuons cette analyse.

Lorsqu'une partie de la peau entre en contact avec la surface d'un corps, nous avons conscience de la modification imprimée à un certain nombre d'extrémités nerveuses, et, d'après la quantité de filets nerveux impressionnés, nous jugeons de *l'étendue* du corps qui nous touche. Ici, la sensation, c'est le contact ; l'idée d'étendue est le résultat d'une appréciation sur cette perception. Nous acquérons aussi la même notion par la vue, qui, cependant, ne saurait transmettre que des impressions lumineuses ; mais, avec le secours du jugement, nous rapportons la somme des sensations perçues à telle ou telle dimension de objets extérieurs.

Les choses ne diffèrent pas pour ce qui est de l'idée du *mouve ment*. Elle se produit aussi bien par l'intermédiaire de la vue, (même par celui de l'ouïe, que par le moyen du toucher. Un corp qui glisse sur le dos de la main, un insecte qui se promène à l surface de la peau, donnent lieu à des sensations successive de contact en des points différents, que nous attribuons au mou vement. Dans ce cas encore, l'intelligence intervient pou interpréter une perception qui n'a rien de commun avec la notio qu'elle engendre.

Les idées de *poids*, de *résistance*, s'acquièrent d'une manièr complexe, comme les précédentes. Sans doute, quand nou exerçons un effort pour soulever, tirer ou pousser un objet dens et volumineux, une sensation se produit en nous ; mais elle ne s convertit en l'idée de poids et de résistance qu'à la suite d'un appréciation, et par sa comparaison avec des sensations et de notions antérieures. La sensation vraie, dans ce cas, c'est cell qui nous donne conscience de notre propre activité, et comm l'activité déployée alors dépend du système musculaire, on (admis une *sensation d'activité musculaire*, par laquelle nou prendrions connaissance des divers états de nos muscles. J'en prouverai, en effet, l'existence.

Le mécanisme par lequel se développent en nous les autre idées qu'excitent les sensations tactiles devient de plus en plu compliqué. Désormais, une seule espèce de perceptions ne suffir pas, et le travail psychique devra s'effectuer simultanément su plusieurs. Cette association des impressions deviendra la condi- tion *sine quâ non* des applications du toucher à la connaissance du monde extérieur. De plus en plus il sera donc facile de distinguer la notion de la sensation.

On juge qu'une surface est *polie* par la facilité avec laquell les doigts glissent dessus ; lorsqu'au contraire de petits obstacle s'opposent au glissement, elle nous parait *rugueuse*. Ici, deux sensations, celle du contact, et celle d'activité musculaire qu nous a permis d'apprécier le plus ou le moins de facilité du glissement. La qualité de ce contact a éveillé l'idée d'aspérité ou de poli ; mais nous n'avons réellement perçu aucune impression spéciale qui y réponde immédiatement. Le simple contact ou l frottement d'un corps sur la peau permet aussi d'apprécier ces qualités, toutefois d'une manière moins nette. Les individus privés de la sensibilité musculaire distinguent mal par le toucher une étoffe soyeuse d'un tissu de laine ; même à l'état normal , on fait mieux cette différence en promenant le doigt à la surface de l'étoffe qu'en frottant l'étoffe contre le doigt ou la main. Elle ne dépend donc pas des seules sensations cutanées, et l'action musculaire qui mesure la résistance opposée au glissement du doigt contribue à sa perception.

L'*humidité* ou la *sécheresse* ne déterminent pas davantage des sensations spéciales , comme il est facile de le démontrer par des expériences bien simples.

On prend un corps à surface unie , polie, une table de marbre, une plaque d'ivoire , un vase de verre plein d'eau froide. Les sensations de froid fournies par ces corps bien secs et en équilibre de température avec l'air ambiant sont très semblables à celles fournies par l'eau à la même température. Aussi , quand on touche ces surfaces, sèches ou couvertes d'une légère couche d'eau , l'impression de froid éprouvée est presque identique, Alors , faisant fermer les yeux à une personne , si l'on *pose* alternativement la pulpe d'un de ses doigts sur des points secs et sur des points mouillés des surfaces indiquées , l'ensemble des impressions perçues ne diffère pas , et , qu'elle soit ou non prévenue , la personne soumise à l'expérience ne peut distinguer ces divers points. Dans les deux cas , elle n'éprouve qu'une sensation de contact et une sensation de froid. Quelque chose d'analogue a lieu dans une seconde expérience.

On fait chauffer dans l'eau bouillante une plaque de métal. En la retirant, une partie de sa surface se sèche complétement par la chaleur dont le métal s'est chargé, et des gouttes d'eau à la température de la plaque se rassemblent en d'autres points. La pulpe du doigt d'une personne, les yeux fermés , est mise successivement en contact avec des points secs et des points mouillés. La différence est si nulle , qu'on croit souvent toucher des points secs quand on touche des points humides, et réciproquement. Les sensations de contact et de chaleur sont encore seules perçues.

Si simples que soient ces expériences, elles doivent cependant être faites avec une grande précision. Pour peu , en effet, que la pulpe du doigt se remue, pour peu qu'elle glisse à la surface de la

plaque, la différence est perçue avec une grande facilité. Il fau
aussi que la quantité de liquide soit très petite, que les goutte
soient étalées, peu épaisses, sans quoi la fluctuation de l'ea
autour du doigt produit une sensation de tact que l'on est habitu
à rapporter à l'attouchement d'un liquide. Enfin, la températur
de l'eau doit être très approximativement la même que celle de l
surface sèche employée, car la différence la plus minime suffi
pour produire des impressions différentes.

Pour que l'*humidité* soit appréciée, il faut promener le doigt
la surface du corps exploré, et l'on éprouve alors une facilité d
glissement particulière, que l'éducation nous a appris à considére
comme déterminée par les corps de consistance aqueuse. On voi
donc que l'humidité ne produit pas une sensation particulière
mais qu'on en acquiert l'idée par la combinaison de plusieurs sen
sations, celles de tact et de température. L'observation pathologique démontre le même fait d'une autre manière.

J'ai publié en 1853 (1) l'observation résumée d'un homme che
lequel les sensations de température étaient complétement abolie
dans le membre inférieur droit, celles de contact restant normales
Si je le touchais avec une éponge fine imbibée d'eau froide ou
chaude, il en sentait très bien le contact, mais ne pouvait dire s
elle était mouillée ou sèche ; quand je la promenais en frottan
légèrement sur la peau de la cuisse, il prétendait sentir un corps
lisse, sans avoir conscience de son humidité.

Chez d'autres paralytiques ayant perdu, au contraire, la
faculté de sentir les contacts et percevant très bien les températures, le contact ou le frottement d'un corps mouillé n'éveillai
jamais l'idée d'humidité, et seulement celle du froid ou du chaud.
Si, même, j'imbibais une éponge d'eau très approximativemen
à la température du corps, ces malades n'avaient plus du tou
conscience d'une impression quelconque.

Par conséquent, la *sensation* d'*humidité* admise par Gerdy
et les physiologistes contemporains n'a pas d'existence propre.
La notion prise pour telle procède des sensations associées de
contact et de température (2).

____

(1) Note sur quelques désordres remarquables de la sensibilité ; Monit. des
Hôpitaux, avril 1853.

(2) Il ne faut pas confondre avec l'humidité la *fluidité aqueuse*, dont
l'idée s'acquiert par un mécanisme différent.

L'idée de *sécheresse*, évidemment produite par l'absence des impressions qui donnent celle d'humidité, ne provient pas non plus d'une sensation particulière.

Avons-nous davantage une sensation de l'*épaisseur ?* Certainement non. Nous percevons, outre le contact, l'état de contraction musculaire qui nous indique le degré d'écartement de nos doigts, et la connaissance de cet état des muscles, qui n'a aucun rapport avec la propriété que nous apprécions, ne nous en donne pas moins l'idée.

Quant aux sensations de *forme* et de *volume,* un peu de réflexion suffit pour décider qu'elles n'existent pas. Il n'est aucun état des nerfs de sensibilité tactile qui soit perçu comme impression spéciale de forme ou de volume. Si l'on place dans la paume de la main un objet solide, nuisible par ses qualités physiques, d'une certaine densité, etc., on aura sensation de son contact, de la douleur qu'il peut déterminer, de sa température, de son poids ; on ne sentira nullement sa forme ou son volume. Il faut que les surfaces tactiles entrent dans des rapports multiples avec le corps tangible pour apprécier ces qualités. Lorsque, par ces rapports variés, nous aurons pris connaissance de la situation et des connexions respectives des diverses parties de l'objet, de l'étendue des plans, du degré d'ouverture des angles qui entrent dans sa composition, etc., alors, seulement, les différentes sensations éprouvées, rapprochées et comparées, se convertiront en une idée : celle de la forme et du volume. Il s'agit donc ici non d'une sensation immédiate, mais d'une notion acquise par un mécanisme très complexe et à l'aide des sensations combinées de contact et d'activité musculaire. Il est facile de vérifier l'exactitude de cette analyse dans certains états morbides. Les individus qui ont perdu isolément soit la faculté de sentir les contacts, soit celle de sentir les actions musculaires, ne peuvent plus apprécier la forme ni le volume des objets.

Enfin, nous jugeons de la fluidité, de la solidité, de la dureté, de la mollesse, de la viscosité, du nombre, de la direction des corps, par une estimation analogue de la contraction musculaire ou de diverses impressions faites à la peau ; mais, en réalité, dans tous ces cas, nous n'avons d'autres sensations que celles d'activité musculaire ou de contact (1).

---

(1) Voir mon Mémoire sur les sensations tactiles, loc. cit. — M. Gratiolet

Ainsi, cette rapide analyse des phénomènes tactiles ne perme
de considérer comme *sensations vraies* que celles de *contact, d*
chatouillement, de *vibration,* de *pression,* de *douleur,* de *tempé*
rature et d'*activité musculaire.* Or, ce nombre, déjà relativemen
très restreint, peut être encore réduit davantage; car la pression
la vibration et le chatouillement ne sont, en réalité, que de
modifications du contact.

La sensation de *pression,* lorsque s'y joint celle de poids. n'ap
partient pas exclusivement au tact; mais seule, comme o
l'éprouve sur le dos de la main lorsque sa paume est fixée su
un plan, elle dépend uniquement de l'énergie plus ou moins con
sidérable de l'attouchement, et probablement, selon l'opinion d
M. Gratiolet, de la mise en jeu de la sensibilité tactile propre
la face profonde de la peau. Elle ne diffère donc pas de la sensa
tion de contact.

Des contacts légers et répétés produisent une impression d
titillation; s'ils se rapprochent, c'est de la *vibration,* qui, elle
même, se change fort souvent en *chatouillement,* lorsqu'elle es
très rapide, comme on l'éprouve en portant un diapason sur le
lèvres, ou au voisinage d'un piano mis en jeu. C'est ce que res
sentent aussi les violoncellistes sur l'abdomen et à la parti
interne des cuisses et des jambes qui supporte l'instrument
quand ils promènent l'archet sur les cordes filées, principalemen
du *mi* au *la* graves. D'ailleurs, pour ce qui est du chatouille
ment, dont Gerdy a fait une sensation spéciale, il est tellemen
lié à la sensation de contact, qu'il disparaît toujours lorsqu
celle-là s'abolit ou seulement s'affaiblit. Suivant M. Beau (1),
s'éteindrait toujours chez les personnes analgiques. Je suis con
vaincu que, dans les cas observés par ce médecin distingué
le tact était lui-même obtus, sinon tout-à-fait éteint, car l'ab

---

a également étudié le mécanisme des idées qui nous parviennent par l'inter
médiaire des sensations tactiles (ouv. cit., p. 405 et suiv.). Celui qu'
indique diffère de ce qu'on vient de lire. Mais on se tromperait si l'on e
inférait une divergence entre les opinions de ce judicieux observateur et le
miennes. Ce mécanisme, en effet, est très variable et ne se compose pas tou
jours des mêmes éléments. Au point de vue où il s'est placé, M. Gratiolet
dû l'envisager autrement que je ne l'ai fait. Il a considéré ces sensation
surtout comme source des idées, tandis que je m'applique à ne pas perd
de vue l'objet principalement pratique de ce travail.

(1) Recherches cliniques sur l'anesthésie, etc.; Arch. génér. de Méd.
t. XVI, 1848, p. 9.

sence des sensations chatouilleuses caractérise le premier degré de l'anesthésie, et non l'analgie. On les retrouve chez un grand nombre de femmes complétement analgiques, mais chez qui le tact est bien conservé ; tandis qu'elles disparaissent dès le moindre affaiblissement des sensations de contact dans les parties superficielles de la peau. Outre les faits nombreux et personnels que je pourrais faire valoir à l'appui de cette assertion, j'opposerai à M. Beau les observations d'un de ses propres élèves, M. Bellion (1).

Ainsi, ces sensations de titillation, de vibration, de chatouillement et de pression, ne sont que des modifications de celles de contact, absolument comme les modulations, les couleurs, sont des modifications des sensations lumineuses et sonores.

Mais, entre les sensations de température, de douleur, de contact et d'activité musculaire, il me paraît impossible de trouver aucune analogie. Les influences extérieures qui les déterminent, le mode d'action de ces influences, les notions dont elles sont l'origine, diffèrent autant que les agents et les sensations d'où procèdent les notions de lumière, de son ou d'odeur, diffèrent entre eux. Quel rapport aperçoit-on entre l'impression du calorique rayonnant et celle produite par l'attouchement d'un corps impondérable, entre cette dernière et celle d'une blessure douloureuse, entre toutes ces actions et celles qui déterminent les perceptions de poids ou de résistance ? Il n'en existe réellement pas. Aussi devrait-on considérer *à priori* ces sensations vraies comme distinctes dans leur essence, et nous verrons plus loin qu'elles le sont en effet.

Tous les phénomènes tactiles peuvent donc être ramenés aux quatre sensations primitives et spéciales de **température, de douleur, de contact** *et* **d'activité musculaire.**

II. *Des sens tactiles.* Par une contradiction singulière, les physiologistes, qui ont multiplié les espèces des sensations tactiles, les confondent quant à leur essence et n'y voient que des degrés différents d'une même manière de sentir, la *tactilité*, fournissant des perceptions variées suivant les excitants qui la

---

(1) Recherches historiques sur la pathol. et la physiol. des sensations tactiles; thèse de Paris, 1853, observ. VIII, p. 47 ; observ. IX, p. 48.

mettent en jeu. Des assertions de ce genre ne contiennent-elle pas une inconséquence scientifique ?

On s'accorde à admettre que les filets nerveux sensitif réagissent toujours d'une façon identique, quelle que soit l nature de l'excitant ; que toute action extérieure ou intérieur portant sur la rétine, sur le nerf accoustique ou sur le nerf olfacti ne détermine autre chose que des sensations de lumière, de so ou d'odeur ; et, cependant, on reconnaît que des agents varié sont capables de donner lieu à des perceptions diverses en agis sant sur les nerfs tactiles. Le même filet nerveux capable de ser tir le contact transmettrait aussi des impressions de tempéra ture et de douleur. Ce fait, s'il était vrai, infirmerait l'opinio communément admise sur l'aptitude spécifique des nerfs sen sitifs. Mais il n'en est rien.

Dans un autre travail, d'après des observations pathologique nombreuses, je crois avoir démontré l'indépendance absolue de quatre sensations tactiles. Ces observations et celles que j'è réunies depuis leur publication peuvent être résumées ainsi qu' suit (1) :

1° Dans les affections qui portent sur la sensibilité tactile toutes les sensations ne sont pas toujours modifiées simultané ment ni d'une manière identique en un point donné du corps.

2° Dans certains cas, l'une des sensations de douleur, d contact, de température ou d'activité musculaire est seul altérée ; ou bien une seule est intacte, toutes les autres son modifiées.

3° Ailleurs, deux de ces sensations sont plus ou moins modi fiées, les deux autres sont normales.

4° Enfin, l'une des sensations tactiles peut être exaltée, tandi que les autres sont, au contraire, obtuses ; ou bien le plus gran nombre est exagéré, une seulement est abolie.

En un mot, chacune de ces sensations peut être isolémer abolie, exaltée ou normale, ou elles peuvent être simultanémer frappées d'une manière tout-à-fait différente. *Elles sont dan essentiellement distinctes et indépendantes les unes des autres.*

Cette proposition, que j'avais émise dès 1851, puis développé

---

(1) Voir mes Recherches sur les sensat. tact., loc. cit.; et dans ce volum l'article *Paralysie de la sensibilité.*

en 1852 , paraît avoir été généralement acceptée, et figure aujour-
d'hui , à titre de vérité bien démontrée, dans différents travaux
pathologiques et physiologiques. Cet assentiment presque unanime , les faits nouveaux dont j'ai été témoin et mes propres
réflexions , m'autorisent à présenter cette importante donnée
comme l'une des plus certaines de la physiologie.

Or, si l'on reconnaît l'indépendance , l'individualité des quatre
sensations tactiles , il faut aller plus loin et admettre, comme je
l'ai avancé il y a six ans, qu'elles ont pour organes des filets nerveux différents, et , par conséquent, un siége distinct dans les
centres nerveux. Je le répète , en effet, il serait antiphysiologi-
que d'attribuer à la même fibre nerveuse la faculté de réagir
simultanément de plusieurs manières , fournissant à la fois les
sensations de tact, de douleur, de température et d'activité musculaire. Et comment, dans cette hypothèse, expliquer la différence
d'état des sensations dans les paralysies ? Pour se rendre compte
de l'intégrité des unes, de l'obtusion et de l'exagération simultanée des autres , il faudrait donc supposer que la même fibre
nerveuse peut être, en même temps, saine et malade, ou le siége
de deux modifications morbides opposées : l'une abolissant ,
l'autre exaltant ses fonctions. L'absurdité de cette supposition,
en dehors de tous les faits connus , se démontre d'elle-même, et
il est évident qu'à chacune des sensations tactiles doivent être
affectés des nerfs spéciaux.

Ainsi, le sens du toucher serait constitué par quatre sensations
distinctes, ayant pour organes quatre espèces de nerfs. Si nous
considérons que rien de semblable ne s'observe dans le reste de
l'appareil sensitif, que chacun des autres sens se compose exclusivement d'une seule manière de sentir , provenant de cordons
nerveux d'un seul ordre ; que les perceptions fournies par les
quatre sensations tactiles ne diffèrent pas moins entre elles que
celles fournies par la vue, l'odorat, l'ouïe et le goût, il faut renon-
cer à regarder le toucher comme un sens unique. Les divers
modes de sensibilité dont il se compose sont , en réalité, autant
de sens particuliers, répandus et souvent confondus dans toute
l'économie , au lieu d'être séparés et localisés dans des appareils
restreints, tels que ceux de la vue et de l'ouïe. C'est ainsi , d'ailleurs, que , dans la langue et les fosses nasales , le goût et
l'odorat se trouvent mêlés à la tactilité. La séparation fondamen-

tale que je cherche à établir ne répugne pas plus à l'esprit qu
celle de ces sens, et repose sur les mêmes motifs.

J'admets donc, et avec beaucoup moins de réserve qu'autre
fois, l'existence de *quatre sens tactiles* qui doivent être désor
mais substitués au sens unique du *toucher*.

Sens de la température. Le sens de la température ne fourni
que des sensations de chaleur et de froid. Il n'est pas nécessaire
je pense, de chercher à démontrer l'identité de nature de ce
sensations ; ce ne sont, évidemment, que de simples modifications du même phénomène, qui ne représentent rien d'absolu
On n'a pas invariablement froid à tel degré marqué par le ther-
momètre, chaud à tel autre. Ces deux sensations ne se produisen
pas au même degré pour tout le monde, ni pour chaque individu
en particulier, et cela varie suivant les circonstances au milieu
desquelles ont lieu les rapports avec les objets extérieurs. Dan
telle disposition de santé, on a froid dans une asmosphère qui
l'on trouverait chaude en d'autres moments. En été, lorsque l'ai
est à + 30°, un bain dans une eau à + 22° ou 24° nous parai
froid ; il nous semblerait tiède en hiver. Lorsque nous passon:
de la température au milieu de laquelle se produit une forte gelée
à celle d'un dégel à + 5° ou 10°, nous trouvons qu'il fait chaud,
en été nous greloterions. Ces sensations sont analogues à celle:
de lumière ou d'obscurité. Lorsque, le matin, à la pointe du jour
on ouvre subitement des jalousies fermées, nous sommes éblouis
à midi, ce jour crépusculaire serait de l'obscurité. De même
lorsqu'en plein jour on entre dans un appartement obscur, on n':
distingue rien, tant l'absence de lumière paraît complète ; cependant les personnes qui y sont depuis un certain temps peuvent y
lire, y écrire, et se livrer enfin à toutes les occupations qui nécessitent l'usage de la vue. Chaud et froid, comme lumière et obscurité, sont des sensations relatives et non des sensations différentes.

On ne doit pas confondre, au contraire, comme on le fait er
général, les *sensations douloureuses* produites par la *brûlure* ou
la *congélation* avec celles de *chaleur* et de *froid*. Nous sommes
tellement accoutumés à rapporter la brûlure et la souffrance
qu'elle détermine à l'action de corps doués d'une haute température, que nous en sommes venus à ne plus distinguer la double
impression produite par ces agents sur nos nerfs : celle de cha-

leur et celle de douleur où de brûlure , quoiqu'il n'y ait aucun rapport entre elles. La sensation de brûlure , en effet , peut être déterminée par les agents les plus variés , par la chaleur comme par des substances irritantes , telles que les caustiques ou des sécrétions venimeuses. Celle de chaud ou de froid n'est excitée que par la température des corps , lorsque , toutefois , l'action des objets extérieurs s'exerce dans les conditions normales sur les organes de cette sensation. Cette sorte de spécificité , dans la cause physique , sépare complétement cette manière de sentir des perceptions douloureuses auxquelles la brûlure donne lieu.

Le sens de la température est répandu dans la presque totalité de l'organisme : les sensations de froid qui accompagnent la pénétration d'un instrument tranchant dans l'épaisseur des tissus , celles que l'on éprouve le long de l'œsophage, dans l'estomac et le rectum, pendant l'injection d'une boisson ou l'administration d'un lavement froid , démontrent que ce sens n'est pas spécial à la peau ou aux muqueuses externes. Il est , d'ailleurs , plus ou moins développé, suivant les régions du corps ; la langue et les doigts , par exemple , sont moins impressionnables à la température que la peau des joues ou des paupières. Cela est indépendant de l'épaisseur de la couche épidermique, comme on serait peut-être disposé à le croire , car les pieds ; quoique l'emportant sur les mains sous ce rapport, sont pourtant plus sensibles qu'elles au froid et à la chaleur. Mais l'épaisseur de l'épiderme contribue certainement à retarder l'impression , et c'est là une particularité dont il faut tenir compte dans les observations pathologiques.

Sens de la douleur. On ne saurait sans erreur confondre avec la douleur toutes les sensations pénibles. L'état nauséeux, la faiblesse , la syncope , la faim ou la soif extrêmes , l'action d'une lumière trop vive, d'un bruit violent ou aigre comme celui d'une scie, certaines saveurs, certaines odeurs, déterminent des sensations pénibles , mais non douloureuses. La *douleur* n'est qu'une forme des perceptions pénibles : prononcer son nom , c'est exprimer suffisamment le phénomène qu'il exprime, et j'ignore quelle définition il serait possible d'en donner. C'est un mode de la sensibilité bien distinct de tous les autres, bien spécial , et dont l'expérience individuelle fournit seule une idée précise.

Les manifestations de la douleur variant selon l'élément atteint

et l'agent qui les provoque , on pourrait croire que chacune (
ses formes constitue une sensation particulière. Quelles qı
soient cependant leurs différences , toutes se rapportent à ı
même type , la douleur, et toutes découlent d'une même origiı
car si l'une est abolie, toutes les autres le sont. Qu'une affectiı
spontanée ou une influence artificielle produise l'analgie , la peı
qui n'est plus sensible à la piqûre ne l'est plus aux coupureı
aux brûlures , aux pincements , etc. , et jamais on ne verra l'uı
de ces sensations rester normale ou s'exalter tandis que l
autres sont éteintes. Le sens de la douleur est , par conséquen
un sens simple , fournissant une seule espèce de sensatioı
mais avec des variétés infinies , comme les sens de la vue , ı
l'ouïe , de l'odorat et du goût , qui, impressionnables seulemeı
à la lumière , au son , à l'odeur et à la saveur , permettent ı
percevoir pourtant la multitude des couleurs et des nuanceı
des sons et des tons , des odeurs et des saveurs.

Les pathologistes ont cherché à ramener à un petit nombre ı
groupes toutes les sensations douloureuses , le langage ne poı
vant exprimer l'ensemble de leurs modifications. Le cadre artı
ciel et incomplet de la plupart des ouvrages classiques représeı
peut-être les sensations morbides les plus communes , mais ı
correspond nullement à l'observation physiologique. Chaq
tissu a son mode particulier de douleur et, en outre, des variéı
suivant les causes qui l'excitent. Un cancer et un phlegmoı
une brûlure et un anthrax , une coupure et la piqûre d'une guê
donnent lieu , dans les mêmes parties , à des sensations difı
rentes ; les décharges électriques , les contusions , la déchirı
des parties molles , etc. , produisent encore diverses douleuı
dont les caractères nous indiquent assez bien les causes.

Le sens de la douleur est le sens universel. « Sentinelle avanı
de la vie, dit M. Gratiolet, il surveille les organes menacés et l
garde contre la destruction et la mort (1). » Normalement obscuı
presque nul dans certains parenchymes, le cerveau , entre autrı
il s'y développe par la maladie ou acquiert une activité insolı
Vif surtout dans l'enveloppe cutanée, il prédomine en quelqı
points , à la face interne des bras et des cuisses, par exemple,
la face antérieure et interne des avant-bras , à la paume et ı

---

(1) Loc. cit., t. II , p. 421.

le dos des mains, à la face, à la région temporale principalement. Les impressions douloureuses sont notablement moins vives à la face postérieure des avant-bras et externe des cuisses et des jambes, sur les épaules et le long de la colonne vertébrale; la pulpe des doigts est particulièrement remarquable par son peu de sensibilité à la douleur (non spontanée), circonstance que Gerdy a invoquée pour nier la grande aptitude tactile de ces organes. Mais Gerdy commit une erreur grave en jugeant de leur sensibilité aux contacts d'après leur impressionnabilité à la douleur. Nous verrons, au contraire, que le sens tactile proprement dit est très développé en eux.

Sens du contact. Les sensations qui dépendent de ce troisième sens donnent exclusivement l'idée d'un rapport immédiat, d'un *contact* entre nos organes et les objets extérieurs ou d'autres parties du corps, sans aucune notion sur les qualités de ce rapport ni des objets qui y donnent lieu. Mais les impressions de cet ordre, par la manière dont elles s'effectuent, peuvent permettre de juger certains attributs des corps tangibles.

Ainsi, nous calculons facilement, d'après la sensation perçue, l'*étendue* ou les *dimensions en surface* de l'objet qui nous touche, la *forme* de cette surface, sa *position* relative. Si le contact a lieu successivement d'un point à un autre, nous rapportons cette suite de sensations au *mouvement* du corps senti, et nous attribuons telle ou telle *direction* à ce mouvement, selon que les impressions sensitives se succèdent dans tel ou tel sens. Un contact fréquemment répété sur un même point peut aussi éveiller l'idée de mouvement : c'est ce qui arrive, par exemple, lorsque la pointe du doigt est mise en rapport avec la circonférence d'une roue dentée. Si ces attouchements se multiplient et se rapprochent à de très courts intervalles, on éprouve alors une sensation d'un caractère particulier : c'est la sensation de *vibration*. Une surface solide, présentant une multitude de petites aspérités, excite une foule de sensations de contact en des points distincts, qui, pour tout le monde, rappelle l'attouchement d'un corps *rugueux* (1); mais cette notion est surtout complète quand le même corps glisse sur la peau. Au contraire, un contact partout égal et d'une certaine étendue donne l'idée du *poli*.

---

(1) Gratiolet, ouv. cit, t. II, p. 410.

C'est par ces différences dans les impressions, qu'au seul cor
tact d'une étoffe on reconnait si elle est de laine ou de soie, d
velours ou de satin. Un contact très intime et mettant en jeu
sensibilité de toute l'épaisseur de la peau et des tissus sous
cutanés est perçu comme *pression* s'il est prolongé, ou comm
choc s'il est instantané. Le choc ou la pression conduisent à un
appréciation, et nous jugeons *solides* et *pesants* les corps qui le
produisent. D'autres modes du contact exciteront la notion d
mollesse, de *légèreté*, de *fluidité* aqueuse ou gazeuse, comm
le passage du vent ou de l'eau sur la peau. Le *chatouillemer*
est une forme des sensations de contact qui résultent d'un attou
chement léger et superficiel, ou de l'action d'un corps qui vibre
Cette sorte de perception peut donner lieu encore à des appré
ciations complexes. Un chatouillement changeant de place donn
l'idée du mouvement, et s'il présente certains caractères bie
familiers à tout le monde, on peut l'attribuer à diverses cause
moins abstraites, à un insecte, à une mouche marchant sur l
peau, etc.

Tel est, à peu près, le rôle du *sens des contacts* dans la forma
tion des idées. Presque aussi étendu que le sens de la douleur,
pénètre la profondeur des tissus, mais réside surtout dans le
muqueuses externes et la peau. Les dents, les ongles, les poil
eux-mêmes, communiquent aux nerfs de leurs follicules les im
pressions tactiles qu'ils subissent. Toutefois il n'est pas éga
lement développé et perfectionné dans les diverses parties d
l'enveloppe cutanée.

On doit à Belfield-Lefèvre (1) et à E.-H. Weber (2) d'inté
ressantes recherches sur ces différences dans l'aptitude tactile d
la peau et des muqueuses suivant les régions du corps. Weber
supposant avec justesse que la précision des sensations est e
raison directe de la possibilité de percevoir un plus grand nombr
d'impressions distinctes, s'est appliqué à déterminer sous c
rapport la capacité des principales divisions anatomiques d
corps. Il a reconnu que les deux pointes émoussées d'un compas
simultanément appliquées sur la peau, ne produisent deux per

---

(1) Recherches sur la nature, la distribution et l'organe du sens tactile
thèse de Paris, 1837.

(2) De pulsu, resorptione, auditu et tactu, annotationes anatom.
physiol. Lipsiæ, 1834. — De subtilitate tactûs.

ceptions distinctes que lorsqu'elles sont plus ou moins distantes l'une de l'autre. Le degré de cet écartement, variable avec les régions, exprimera donc la quantité d'impressions isolées que chacune d'elles peut fournir, et par conséquent, si je puis ainsi dire, la richesse des sensations qui en proviennent.

D'après ces données, Weber est parvenu à classer les diverses surfaces du corps suivant la netteté de leurs sensations tactiles : en première ligne il place le bout de la langue et la face palmaire de la phalangette des doigts, puis la surface muqueuse des lèvres, la face palmaire de la deuxième phalange des doigts, la face dorsale de la troisième phalange, le bout du nez, la face palmaire au-dessus des têtes des os métacarpiens ; viennent ensuite le dos et le bord de la langue à un pouce de la pointe, la partie cutanée des lèvres, le métacarpe du pouce, le bout du gros orteil, la face dorsale de la deuxième phalange des doigts, la face palmaire de la main, la peau de la joue, la face externe des paupières, la muqueuse du palais, la peau de la partie antérieure de la pommette, la face plantaire du métatarsien du gros orteil, la face dorsale de la première phalange des doigts, la face dorsale des os métacarpiens, la membrane muqueuse des gencives, la peau en arrière et au-dessus de la pommette, la partie inférieure du front, la partie inférieure de l'occiput, le dos de la main, le cou au-dessous de la mâchoire, la rotule, le sacrum, l'acromion, la fesse, l'avant-bras, le genou, le dos du pied près des orteils ; enfin, le sternum, la région rachidienne, le milieu du bras et la cuisse. Entre le bout de la langue qui perçoit deux sensations distinctes avec un écartement d'*une demi-ligne*, et les dernières parties qui ne les perçoivent qu'avec un écartement de *trente lignes*, on comprend combien est grande la différence de capacité tactile.

Bien que les mesures indiquées par Weber ne soient probablement pas absolues et invariables pour tous les individus, l'espèce de classification que je viens de transcrire paraît être parfaitement exacte. Mais elle me semble exprimer plutôt le degré de perfectionnement de l'appareil tactile, des dispositions anatomiques plus ou moins appropriées à la réception des impressions, qu'une inégalité aussi profonde dans la distribution de la sensibilité. Evidemment, l'impressionnabilité tactile de la région rachidienne, quoique moindre que celle de la pulpe des doigts, est loin d'en différer autant que pourraient le faire supposer le chiffres du physiologiste allemand. Cependant cette inégalité sans être aussi tranchée , est réelle , et M. Gratiolet (1) l démontre au moyen d'une expérience ingénieuse : une aiguill mousse très fine , lestée par une petite sphère de gomme laque est suspendue à un fil de cocon enroulé autour d'un treuil, d manière à ce qu'on puisse l'abaisser ou l'élever avec un mouve ment uniforme. Cette aiguille , avec son lest, doit être si légèr et abaissée d'un mouvement si lent , qu'abandonnée à son propr poids elle ne détermine sur la peau de la face palmaire de l'avant bras aucune sensation appréciable. L'impression de cette mêm aiguille sera cependant très distinctement ressentie à l'extrémit pulpeuse des doigts , sur leur face palmaire et dans la paume d la main. Ces résultats et ceux obtenus par Weber et Belfield Lefèvre établissent la prépondérance tactile de la main et de doigts en particulier, mal à propos contestée par Gerdy.

La pulpe des doigts , cependant, présente cela de remarquabl que, très impressionnable aux contacts , elle l'est fort peu au chatouillement et à la pression. Qu'on ne s'empresse pas, toute-fois , de voir dans ce fait remarquable une preuve établissant la distinction radicale des sensations de chatouillement, de pression et de contact. C'est un effet de la sage prévoyance de la nature, que l'organisation des parties explique fort bien. Dans l'action de toucher, des impressions légères ou trop violentes pouvant exciter soit le chatouillement, soit de douloureuses pressions, la netteté des perceptions tactiles cût été compromise. Aussi, en vue d'obvier à ces inconvénients , d'épais coussins graisseux ont été adaptés à la face profonde du derme (2), et une abondante couche d'épiderme a été accumulée sur sa face externe. L'inter-position d'une lame épidermique molle, flexible , exactement appliquée sur les papilles, mais en même temps d'une épaisseur considérable, est un puissant obstacle au chatouillement que ne manqueraient pas de produire les frottements légers des doigts les uns contre les autres dans une foule d'opérations du toucher. Les sensations chatouilleuses sont, en effet, d'autant plus facile-

---

(1) Ouv. cit. , t. II, p. 407.

(2) M. Gratiolet a signalé cet usage des pelottes graisseuses des phalanges onguéales . ouv. cit. , t. II, p. 408.

ment excitées que le contact est plus immédiat, et en général elles sont surtout vives dans les régions dont l'épiderme est mince : aux aisselles, à l'abdomen, aux lèvres, aux joues, aux tempes. La plante du pied ne fait même pas exception à cette règle ; la peau qui la recoüvre est éminemment chatouilleuse, il est vrai, malgré le développement considérable de son enveloppe épidermique, particularité commune à l'homme et aux animaux. Mais là aussi la portion la moins riche en épiderme, c'est-à-dire la partie cambrée qui ne porte pas sur le sol pendant la marche, est seule bien chatouilleuse, et encore les légers contacts capables de chatouiller vivement les tempes ou les lèvres sont-ils tout-à-fait insuffisants à la face plantaire du pied.

On peut, d'ailleurs, démontrer les différences que je signale entre un attouchement immédiat et un attouchement médiat. Un fin tissu de toile *exactement* appliqué sur les parties les plus chatouilleuses suffît pour y annuler toute sensation de chatouillement. *Exactement* appliqué, ai-je dit ; car si la face profonde du tissu est un peu distante de la peau, son contact, quand il s'en rapproche par la pression des doigts, excite le chatouillement. Voilà pourquoi on chatouille à travers les vêtements.

J'ajouterai à ce que je viens de dire que la sensation de *pression* ne se développant que par des contacts dont l'action se communique à toute l'épaisseur de la peau, et la sensation de *chatouillement* par les contacts les plus superficiels, les impressions du premier ordre sont probablement une expression de la sensibilité tactile des couches profondes de la peau, comme le pense M. Gratiolet, tandis que celles du second ordre appartiennent à sa couche la plus externe. Il est certain, en tout cas, que le contact qui chatouille cesse d'agir ainsi à mesure qu'il devient plus intense.

Sens de l'activité musculaire. J'ai admis, à l'exemple de Ch. Bell, Belfield-Lefêvre, Gerdy, et de presque tous les physiologistes contemporains, une sensation spéciale par laquelle nous acquérons la conscience des divers états des muscles, et j'ai supposé qu'elle réside dans les organes mêmes du mouvement. Mais son existence réelle et son siége sont également un sujet de doute en physiologie. « Il n'est pas bien certain, dit J. Muller (1),

(1) Physiol., t. II, p. 480, et Physiol. du syst. nerv., t. II, p. 617, — traductions de Jourdan.

que l'idée de la force employée à la contraction musculai
dépende uniquement de la sensation. Nous avons une id
très exacte de la quantité d'action nerveuse partant du cervea
qui est nécessaire pour produire un certain mouvement....
serait très possible que l'idée du poids et de la pression , dans
cas où il s'agit soit de soulever, soit de résister, fût, en part
au moins, *non pas une sensation dans le muscle*, mais une noti
de la quantité d'action nerveuse que le cerveau est excité
mettre en jeu. »

S'il était vrai , comme Muller est porté à le croire , « que l'id
du poids et de la pression fût non pas une sensation dans
muscle , mais une notion de la quantité d'action nerveuse que
cerveau est excité à mettre en jeu , » dans tous les cas où l'a
préciation cérébrale qui fournit cette notion est intacte et où
volonté reste saine , les mouvements devraient conserver le
précision , sans autre régulateur que l'impulsion centrale ell
même. L'action cérébrale déterminant la quantité d'influx nerve
mise en jeu devrait alors être exactement mesurée par le *sens*
rium , qui acquerrait ainsi l'idée précise de l'énergie de la co
traction musculaire , de la direction et de l'étendue des mouv
ments.

Mais cela n'est pas : le *moi* a directement conscience des ph
nomènes de la volition , il sait immédiatement qu'il y a eu inc
tation et à quelle partie du corps elle est destinée ; quant a
effets produits , il n'en est instruit que médiatement et peut l
ignorer. On trouvera plus loin la description d'une affection si
gulière que j'ai désignée sous le nom de *paralysie du se*
d'activité musculaire. Les individus qui en sont atteints ont co
servé la faculté de se mouvoir dans toute son énergie , et , s'
surveillent de la vue l'exécution de leurs mouvements , elle a li
d'une manière normale. Dites-leur d'étendre l'index , ils le fon
le bras , la jambe , ils n'hésitent pas ; indiquez-leur un but
atteindre avec la main ou le pied, ils y parviennent facilemen
et à peine remarque-t-on en eux un peu d'incertitude. Certe
chez ces malades , « la notion de la quantité d'action nerveuse
nécessaire pour ces mouvements , la conscience de sa destin
tion , l'incitation , la faculté de coordonner ne font pas défaut.

Maintenant, qu'on leur bande les yeux , tout est changé :
mouvement est irrégulier, mal soutenu, trop étendu ou insuf

sant, et les malades ne le soupçonnent pas ; souvent, après l'avoir exécuté, ils ne peuvent dire s'il l'a été ou non, ou bien ils le croient accompli uniquement parce qu'ils l'ont voulu ; et pourtant il n'en est rien, soit qu'on l'ait empêché, soit que la contraction musculaire n'ait pas suivi l'incitation cérébrale.

L'acte nerveux qui provoque le mouvement ne peut donc fournir à la conscience que l'idée de la volition, et non celle de l'exécution ; en outre, si le *sensorium* a connaissance de la mise en activité des facultés excito-motrices, il ignore la quantité d'action nerveuse déployée. Il faut que l'effet de la détermination centrale (la contraction) se soit produit pour que l'encéphale le perçoive, et alors il en perçoit en même temps le siége et la quantité. Le mouvement lui-même est donc la source d'où procèdent les notions de cet ordre ; et comment se formeraient-elles, si ce n'est à l'aide d'une perception de l'état des organes déplacés ? L'idée de l'activité et du degré d'activité de nos parties résulte, par conséquent, d'une sensation consécutive à des impressions périphériques.

Mais quel est le siége précis de ces impressions ?

Longtemps les physiologistes ont attribué à la peau seule la faculté de connaître toutes les qualités tangibles des corps, même la forme, la consistance et la pesanteur (1). Aujourd'hui cette manière de voir est abandonnée, et l'on s'accorde généralement à placer les sensations produites par l'activité musculaire dans le tissu même des muscles. Cette opinion, acceptée à cause de sa vraisemblance, mais sans preuves positives, me paraît définitivement démontrée par les observations pathologiques. Les individus atteints d'anesthésie cutanée, quels que soient son degré et son étendue, ne perdent jamais le sentiment du poids, de la résistance, des diverses actions musculaires enfin ; tandis que ces sortes de perceptions sont complétement annulées chez d'autres malades dont la sensibilité cutanée est normale. Par conséquent, rien de commun entre ces sensations et celles de la peau.

Ainsi : 1° la notion de l'activité musculaire s'acquiert bien réellement par une sensation, et non par une opération psychique ;

2° Cette sensation réside dans le muscle lui-même, c'est-à-

---

(1) Haller, Elementa physiol., t. V, lib. XII ; — Richerand, Physiol., t. II, p. 305.

dire qu'elle consiste en la perception par l'encéphale des modi[
cations spéciales que les divers états des organes du mouveme[
impriment aux extrémités nerveuses qui s'y répandent ;

3° Enfin, elle est essentiellement distincte, comme on [
vu, des autres sensations tactiles primitives ; car elle peut êt[
supprimée, ces dernières restant anormales, et peut persist[
malgré l'abolition des sensations de contact, de douleur et [
température.

Rien de plus complexe et de plus important que le rôle de cet[
sensation. Primitivement, elle ne fournit d'autres perception[
d'autres idées que celle de l'état des muscles ; mais l'appréci[
tion intellectuelle sait en déduire une multitude de notions. L[
obstacles opposés au mouvement par les objets extérieurs, lor[
qu'il s'agit de tirer ou de pousser, nécessitent un déploiement pr[
portionnel d'activité musculaire qui est perçue, puis rapportée p[
appréciation à la *résistance* des corps qui l'excitent ; les mêm[
impressions, quand il faut soulever, sont attribuées à la *pesanteu[*
On juge la quantité de la pesanteur et de la résistance par [
quantité de la contraction musculaire, et l'on acquiert ainsi de[
notions précises sur la *densité*, l'*adhérence* et la *consistan[*
des corps, et sur les divers degrés de ces attributs. Par l'état d[
nos muscles, nous connaissons le degré d'écartement de[
doigts, leur situation entre eux, leur direction, et, d'après ce[
données, nous calculons l'*épaisseur* et la *forme* générale d'u[
objet interposé. Le même mécanisme nous donne conscience d[
la position de nos parties et du corps entier, et nous permet d'ap[
précier la direction et l'énergie de nos mouvements. Mais l'inter[
vention du sens d'activité musculaire dans les phénomènes de [
motilité sera étudiée plus loin.

III. *De la faculté tactile et de ses divers modes.* Je propos[
de désigner par cette dénomination l'ensemble des phénomèn[
que l'on rapportait naguère au *sens du toucher,* c'est-à-dire le[
quatre sens tactiles précédemment étudiés, dans leur état d'ass[
ciation naturelle, soit entre eux, soit avec les facultés psychi[
ques et motrices ; tels, enfin, qu'ils ont été disposés pour con[
courir aux actes de la vie animale. Nous substituerons ainsi de[
données exactes aux anciens errements de la physiologie, tou[
en respectant l'unité fonctionnelle qui a captivé, dès l'origine de[

sciences, l'imagination des philosophes et des médecins. Et, en effet, si j'ai cherché à éclairer par l'analyse le chaos véritablement informe du vaste système sensitif dont je m'occupe ; si chacun de ses éléments m'a paru distinct et indépendant quant à sa nature intime, je les ai toujours considérés comme les parties d'un même tout, respectivement indispensables à son harmonie, bien plus ! à son existence. C'est, au moins, ce que m'ont appris l'observation, l'expérience et l'induction. Parmi les quatre sens tactiles, chacun contribue, soit positivement, soit négativement, à la formation de toutes les idées concrètes ou objectives qui nous parviennent par le tact et le toucher, les notions de ce genre reposant aussi bien sur l'absence de certains attributs des corps que sur la constatation de certains autres ; absolument comme en chimie la détermination d'une substance dépend également de ses caractères négatifs et positifs. Je vais m'expliquer.

Prises séparément, les sensations tactiles primitives diffèrent d'une manière étrange de celles qui dépendent de la vue, de l'ouie, du goût et de l'odorat. L'œil, l'oreille, etc., tout en ne transmettant au *sensorium* que la lumière, le son, la saveur ou l'odeur, lui portent en même temps de telles modifications de ces agents, que la sensation produite représente de prime-abord à l'esprit l'objet qui y donne lieu. En d'autres termes, dans l'état d'isolement où ils se trouvent, et privés de tout autre concours, ces sens peuvent éveiller des idées concrètes ou objectives.

Chacun des sens tactiles, au contraire, ne peut fournir par lui-même que des notions abstraites, et si nous hasardons une appréciation sur les causes objectives qui les excitent, par hasard seulement elle sera exacte. Par le sens de la température, nous connaissons le froid, le chaud et leurs degrés ; par le sens de la douleur, la douleur et ses formes ; par le sens du contact et celui de l'activité musculaire, nous acquérons l'idée de certaines propriétés ou manières d'être générales de la matière, l'étendue, la pesanteur, l'adhérence, la forme, etc., mais non l'idée de l'objet auquel elles se rapportent, c'est-à-dire des abstractions et non des êtres. Quant aux notions objectives, elles sont un résultat complexe de plusieurs sensations simultanées, toutes indispensables à leur production, non au même titre, il est vrai, ni au même degré.

Relativement aux corps extérieurs , le sens de la douleur,
sens de la température et celui d'activité musculaire ne peuve
faire connaître que des attributs ; celui du contact, seul , peut do
ner l'idée de la matière et , en même temps , de quelques-unes
ses manières d'être ou de ses rapports avec l'organisme dénu
d'une valeur qualificative : du mouvement, par exemple , de
pression, de la vibration, de l'étendue des contacts , de la forr
en surface. Or , au point de vue de la détermination d'un obje
que sont de semblables notions ? et , si elles suscitent un jug
ment, combien d'erreurs il peut contenir ! Sans doute, la vibr
tion rappelle à la pensée un diapason , je suppose ; mais que
corps vibrants ! Et , entre eux , comment se décider pour ce
simple sensation ? Sans doute aussi , certains attouchemer
légers , successivement produits en des points différents de
peau , soulèvent l'idée d'insecte ; mais qui ne connaît les déce
tions de telles impressions ? Qui ne s'est fait un jeu d'exciter l'
froi d'une personne craintive en promenant une plume , un b
d'herbe, à son insu, dans l'oreille ou sur le cou ? Qui n'a pas co
mis l'erreur de prendre le frôlement d'un cheveu sur le front
les joues pour les mouvements d'une mouche ? Je le répète do
le contact, en réalité, scul et par lui-même , ne donne que la r
tion de l'existence des êtres extérieurs, de quelques-unes de le
relations avec le corps , et nullement celle de leurs qualités d
tinctives. Il ne saurait donc suffire aux fonctions tactiles.

Les trois autres sens, affectés seulement à l'appréciation
attributs tangibles de la matière, constituent , de toute éviden
le complément du sens des contacts. Mais en envisageant
toucher dans ses rapports avec l'intelligence, constatons qu
ne sauraient , isolément , fournir même les idées d'attributs ou
propriétés des corps. Propriétés , attributs sont, en effet , insé
rables de l'idée de corps ou de matière ; et douleur, températu
pesanteur , etc. , cessent d'être attributs et deviennent simp
ment perceptions, du moment où elles sont senties indépenda
ment de la matière. Inutile, je pense, d'insister sur l'exactit
de ces propositions . considérées abstractivement. Mais on p
demander la preuve du fait physiologique qu'elle exprime, et r
n'est plus facile que de la donner.

J'ai rencontré plusieurs fois des malades privés du seul s
des températures : quand j'appliquais sur la peau une épo

mouillée d'eau froide ou chaude, ils se sentaient touchés, avaient, si je puis m'exprimer ainsi, l'idée abstraite d'un objet extérieur , mais non l'idée concrète , *eau* , ne pouvant acquérir celle d'un de ses principaux attributs distinctifs, la température. Chez d'autres, bien plus nombreux , le sens des contacts et celui de la douleur sont abolis ; c'est au contraire le sens de la température qui persiste : touchez-les avec une éponge imbibée d'eau chaude ou froide ; ils sentent *le froid* ou *le chaud* , mais n'y ajoutent aucune idée d'attribut , n'ayant pas celle de l'objet ; c'est une perception, et la notion qui en résulte est , au plus haut degré, une abstraction. J'ai eu encore l'occasion d'observer à ce sujet un fait des plus remarquables, chez un ouvrier dont les doigts et les mains étaient insensibles à toute impression de contact, de douleur et de température, bien que le sens de l'activité musculaire fût partout intact. Si, lui faisant fermer les yeux, je lui plaçais un objet assez volumineux dans la main , il s'étonnait de ne pouvoir la fermer, mais sans autre idée que celle d'un obstacle aux mouvements des doigts. Je lui attachai, à l'aide d'un lacet, et sans le prévenir, un poids d'un kilogramme au poignet ; il supposa qu'on lui tirait le bras. Ainsi, non seulement toute notion objective, mais même toute notion d'attribut était annulée par l'abolition du sens des contacts : épaisseur, résistance, dureté, forme, pesanteur avaient disparu ; il n'existait plus qu'une sensation.

Par conséquent, la faculté tactile, c'est-à-dire la faculté de connaître les qualités tangibles des corps, n'existe plus si un seul de ses éléments fait défaut. Par le contact nous avons conscience de l'existence des objets extérieurs ; par les trois autres sens nous apprécions leurs attributs. Or, l'objet sans ses attributs n'est plus comme objet ; et, sans objet, il n'est pas d'attribut. Isolément, les sens tactiles ne fournissent donc que des perceptions , et les notions que ces perceptions éveillent sont exclusivement abstraites. Au contraire, rapprochées et groupées, elles composent un ensemble , et représentent simultanément à l'esprit et l'être et les attributs , c'est-à-dire l'objet ou l'individu.

Ainsi, la faculté tactile, quoique formée d'éléments distincts, constitue, comme je l'ai dit au commencement de cet article, une unité fonctionnelle qu'on ne doit pas s'étonner de voir prise pour un seul sens aux premiers âges de la physiologie.

On peut juger, maintenant, de la part respective que prennent

les sensations et le travail intellectuel dans la formation d[
idées excitées par le toucher. L'ensemble des sens tactiles est u
admirable appareil d'analyse, à l'aide duquel sont représentés
l'esprit chacun des attributs tangibles élémentaires des êtres
c'est-à-dire leur corporalité (sens du contact), leur températur[
leurs qualités nuisibles (sens de la douleur), leur résistance
notre activité (sens de l'activité musculaire). Mais, par elle
même, aucune de ces perceptions ne peut fournir l'idée d'un obj[
déterminé, et ce résultat dépend d'une série complexe d'opéra
tions psychiques, d'abord sur chaque sensation individuellemen[
puis sur toutes collectivement. En peu de mots, le sens perçoi[
l'intelligence apprécie, synthétise, compare et connaît enfi
l'objet de la sensation.

Je ne pourrais, sans sortir du domaine de la physiologie [
sans m'éloigner du sujet de cet ouvrage, aller plus avant dan
ces considérations. Quel que soit le haut intérêt qui s'y rattache
et malgré mon désir de traiter entièrement cette question, [
ancienne et pourtant neuve encore, du toucher envisagé dan
ses rapports avec la formation des idées, je dois me borner [
l'aperçu qui précède, ne pouvant m'engager ici dans les déve
loppements qu'entraînerait un semblable thème.

Les divers élements qui composent la faculté tactile s'asso
cient dans l'organisme suivant différents modes, qui ont été cor
sidérés comme autant de manières de sentir distinctes. Le
physiologistes ont l'habitude d'étudier séparément : 1° la sensi
bilité générale, 2° le tact, 3° le toucher. Sans admettre les opi
nions erronées qui dominaient il y a peu de temps encore, o[
doit, cependant, accepter cette division comme correspondant
trois modes bien réels de la tactilité dont je vais m'occuper.

Sensibilité générale. Cette dénomination exprime la manièr
de sentir répandue dans la trame de presque tous les tissus d
l'économie. On lui rapporte les sensations vagues, vives o[
obtuses, produites par les impressions tactiles sur nos organes
et qui ne sauraient fournir une idée nette des qualités ou de l[
nature de ces corps : celles, par exemple, que peut détermine
le passage d'un instrument tranchant à travers les chairs ou l'at
touchement des tissus dénudés.

On ne s'est pas contenté de séparer la sensibilité générale d[

la sensibilité tactile ; on a voulu en faire deux fonctions essentiellement étrangères l'une à l'autre. Belfield-Lefèvre va jusqu'à
dire que la première diffère de la seconde autant que la vue de
l'ouïe. Gerdy n'est pas moins absolu : « Ces sensations, dit-il,
n'appartiennent donc pas au sens du tact et du toucher, comme
on l'a enseigné jusqu'à ce jour. Elles dérivent donc d'un sens
différent et moins parfait, que nous appelons sens du tact général (1). » Cette opinion a presque universellement prévalu, malgré
l'autorité de J. Muller, dont les travaux, il est vrai, sont antérieurs à ceux de Gerdy.

Certes, si la sensibilité tactile se composait de toutes les
manières de sentir qu'on lui a attribuées, on ne pourrait, en
effet, rapprocher le tact et le toucher de la sensibilité générale.
Assurément, un parenchyme quelconque est incapable de sentir
l'étendue, le rugueux, le poli, le sec, l'humide, la forme, la
consistance, la pesanteur, etc. Mais, lorsqu'on a réduit les phénomènes tactiles en leurs éléments, lorsqu'on a démontré que
tous peuvent être ramenés aux quatre sensations de température,
de douleur, de contact et d'activité musculaire, l'identité de
nature des impressions extérieures et des impressions profondes
ou internes paraît non seulement probable, mais évidente. Et, en
effet, outre la douleur que détermine un coup d'épée ou de bis-
touri, les blessés perçoivent aussi fort souvent le froid de la
lame et sa présence dans l'épaisseur des tissus. Quelques individus soumis à l'action du chloroforme, bien qu'ils ne souffrent
pas, n'en ont pas moins conscience du passage des instruments
tranchants dans les chairs. Chez beaucoup de paralytiques,
quoique la peau soit complétement insensible à toute espèce
d'excitation, une pression, un choc, la piqûre d'une épingle
enfoncée dans les parties molles, sont perçues comme sensations
profondes de contact, de choc ou de douleur. La face interne des
parois abdominales sent aussi très bien les mouvements de
l'intestin ; l'application du chaud ou du froid à la surface du
corps, dans certains cas, bien qu'elle ne soit pas sentie par la
peau, produit, au bout de quelques instants, l'impression ordinaire, quand le calorique a eu le temps de traverser l'enveloppe
cutanée et de parvenir aux parties subjacentes restées sensibles.

---

(1) *Physiologie philosophique des sensations et de l'intelligence*, p. 41.

Par conséquent, sans aucun doute, les sensations fondamen
tales propres à la peau appartiennent aussi aux tissus profond
et constituent la sensibilité générale. Toutefois, elles sont inéga
lement réparties dans les divers organes, les uns étant plu
impressionnables que les autres à telle ou telle excitation. Elle
y sont aussi évidemment plus obscures, et, les organes profond
étant mal disposés pour recevoir les impressions, il ne s'y pro
duit que des sensations vagues, peut-être même confuses
comme le dit Gerdy, et incapables de contribuer au développe
ment d'une idée précise sur les causes qui les déterminent. Mai
l'obscurité de ces sensations n'en change pas la nature, et
serait contraire à la vérité de les regarder comme différentes de
sensations cutanées primitives. Leur manière d'être, d'ailleurs
suffit au rôle qui leur est assigné et qui, certainement, ne v
pas au-delà d'une importante participation aux fonctions de cor
servation. La douleur, le froid, la chaleur, le contact, la rési:
tance, éléments des idées dans l'appareil tactile externe, r
sont plus, dans la profondeur des tissus, que des excitan
physiques provoquant les réactions des puissances préserva
trices.

Le *tact* ne diffère véritablement de la sensibilité générale qu
par son siége à la surface des téguments et par la netteté de
impressions., qui sont d'ailleurs bien plus variées sur la pea
que dans l'épaisseur des tissus ; c'est la faculté purement orga
nique de percevoir *passivement* les impressions tactiles. Il résic
dans toute l'étendue de la peau et des muqueuses externes. C
n'est pas dans la main, organe perfectionné du toucher, qu
faut chercher à juger le tact, si l'on veut en apprécier la véi
table portée ; il est important de choisir des régions où il s
mis en jeu tout seul : le dos du bras, par exemple, ou mieux,
front. On constate alors que les seules perceptions qu'il fournis
sont celles de froid et de chaud, de douleur, de contact, de pre
sion, de vibration et de chatouillement, c'est-à-dire les sens
tions cutanées simples, primitives et dérivées. Il ne faudrait p
considérer comme lui appartenant certaines notions qu'il est po
sible d'acquérir par son intermédiaire. Un objet entre en conta
avec un point quelconque de la peau : son attouchement,
pression, sa température sont immédiatement perçus.

Jusque-là, rien que de physique ; le *sensorium* a simpleme

eu conscience de l'état des nerfs périphériques. Mais si, déployant les facultés de l'âme, nous fixons notre attention sur les sensations déterminées, si nous opérons sur elles, nous parvenons, dans un grand nombre de cas, à prendre une idée approximative et même exacte de certaines qualités de ce corps. La sensation de contact et de froid produite par la chute d'une goutte d'eau sur la figure nous annonce très bien sa présence. Avec l'attention, nous jugeons aussi les dimensions et même la forme d'une surface plane qui nous touche ; nous calculons approximativement le degré de calorique d'un corps ; nous distinguons encore très bien par le simple contact la soie et la laine, un objet rugueux et un objet poli, etc.

Dans ces divers cas, ce qui nous fournit toutes ces notions, ce n'est pas le tact seul, c'est quelque chose de supérieur, quoique ce ne soit pas encore le toucher. Il y a là un résultat de l'habitude, de l'éducation, et l'esprit n'arrive à ces idées que par le souvenir de sensations analogues, et en comparant celles qui sont actuellement éprouvées à celles qui l'ont été déjà antérieurement.

A cette manière de sentir on peut, à juste titre, donner le nom de *tact attentif*, improprement employé par Gerdy pour désigner le toucher.

Le *toucher* se distingue du tact simple et du tact attentif par l'addition d'une sensation nouvelle, la sensation d'activité musculaire, et surtout par son mécanisme. Si *sentir* est quelque chose de passif, *toucher* est, au contraire, essentiellement un phénomène qui implique la mise en activité non seulement des facultés de l'entendement, qui apprécient la perception comme dans le tact attentif, mais encore de nos organes tactiles. Le sens ne reçoit plus passivement les impressions, il les cherche et les complète par des investigations multiples ; il déploie des artifices sans nombre pour saisir minutieusement toutes les qualités des corps : c'est la faculté de sentir à son plus haut degré de perfectionnement.

Contrairement à ce que l'on dit communément, le toucher appartient à toute la surface du corps. Il est, en effet, possible de se faire une idée assez exacte de la forme, du volume, de l'humidité, de la sécheresse, de la consistance d'un corps, en promenant sur lui un point quelconque de la peau. Si l'on place une bille ou un dé à jouer sur une table et que, par des mouvements de l'avant-bras , on le fasse rouler entre l'une des faces de cet organe et le plan sur lequel il repose , on prendra très approximativement connaissance de ses diverses qualités , jusqu'à pouvoir dire à peu près l'objet auquel on a affaire. Mais les notions acquises au moyen de parties mal appropriées à de pareils usages manquent souvent de précision.

Les qualités des corps ne sauraient être appréciées dans tous leurs détails que par des appareils de préhension, et, je le répète, lorsqu'ils sont mis en activité de concert avec l'attention et les autres facultés intellectuelles. C'est cette association intime de l'action musculaire et des facultés intellectuelles avec les quatre sens tactiles que doit spécialement désigner l'expression de *toucher*.

Le toucher n'est donc pas seulement, comme l'a dit Gerdy, le tact attentif ; car l'attention seule n'apprendra jamais la forme le volume et les autres qualités analogues d'un corps qui entre en simple contact avec la peau. Le *toucher* peut être défini , d'après ce qui précède , *l'ensemble des facultés tactiles en état d'activité.*

IV. *Historique.* Avant de résumer les vues que je viens de développer sur la sensibilité tactile , je sens qu'il est nécessaire de ne laisser aucun doute sur l'exactitude des faits qui leur servent de base. Jusqu'ici je me suis borné à exposer les résultats de mes propres observations ; je vais montrer, maintenant, par quelques détails bibliographiques, qu'ils sont non seulement acceptables , mais incontestables.

Dès la plus haute antiquité jusqu'à nos jours , les philosophes et les physiologistes ont considéré le toucher comme un sens unique , fournissant la notion de toutes les propriétés tangibles des corps. Galien , Willis , Boerhaave , Haller , Bichat , dont les écrits représentent les diverses phases de la physiologie jusqu'au commencement de ce siècle, ne paraissent pas même avoir soupçonné qu'il puisse en être autrement. Mais au milieu du mouvement général des idées qui caractérise notre époque, des opinions contraires aux anciennes doctrines se sont produites et paraissent devoir opérer une révolution radicale dans cette partie de la science. Toutefois , si les données nouvelles auxquelles je fais allusion se présentent de nos jours comme autant de vérités confirmées , elles avaient été entrevues et même proposées , a moins partiellement, par quelques observateurs. Cardan (1) admettait quatre sens distincts dans le toucher : le premier percevant le chaud, le froid, l'humide et le sec ; le second, la douleur et le plaisir, l'âpre et le doux ; le troisième, les sensations voluptueuses ; le quatrième, distinguant le pesant du léger. Un siècle plus tard, Pæchlin (2) signale un sixième sens, celui de la chaleur, qu'il sépare bien nettement du tact. Vers la fin du dix-huitième siècle, Darwin suppose aussi l'existence de nerfs spéciaux pour la perception du calorique (3) et étudie à part le sens de la chaleur. A l'appui de son opinion, le physiologiste anglais rapporte l'histoire d'un homme qui sentait encore la chaleur, bien que la peau fût insensible aux autres excitations. Darwin établit aussi un *sens de l'extension* (4), distinct du toucher, dans lequel M. Bellion a cru reconnaître la *sensation d'activité musculaire.* Mais c'est là une interprétation forcée. Darwin considérait comme le résultat d'une sensation particulière la réaction des divers tissus de l'économie, et en particulier des muscles, contre une extension exagérée. Il y a loin de là, comme on le voit, à l'idée moderne du sens musculaire, tel que l'avait entrevu Ch. Bell et que l'ont admis Belfield-Lefèvre et Gerdy.

Un mot, à ce propos, sur l'ensemble de la thèse de M. Bellion (5). Ce jeune et distingué médecin, dominé par une pensée générale, a voulu démontrer, au sujet des phénomènes tactiles, la marche du progrès dans les questions scientifiques. Dans un travail bien conçu, mais où se révèle l'entraînement d'un premier essai, il a cherché à établir des relations entre les idées contemporaines et celles des siècles passés. Arétée, Galien, Willis, Dulaurens, Pæchlin, Darwin, M. Puchelt, et au sommet son maître, M. Beau, sont les anneaux d'une longue chaîne qu'il s'efforce de réunir et de river ensemble. Puis, exhumant quelques observations éparses d'un chirurgien obscur de Bahia et d'un médecin alle-

---

(1) De Subtilitate, lib. XIII. Basileæ, 1554, p. 384.

(2) J.-N. Pæchlini Observat. physico-medic., lib. III, observ. IX, p. 410, in-4º. Hambourg, 1691.

(3) Zoonomie, traduct. de Kluyskens. Gand, 1810, t. Ier, sect. XIV, VI, p. 203.

(4) Id., sect. XIV, VII, p. 206.

(5) Recherches historiques sur la pathologie et la physiologie des sensations tactiles ; thèse de Paris, 1853.

mand du dernier siècle, M. Bellion conclut à la connaissance dé
ancienne de la distinction des sens tactiles. L'imagination,
dois le dire, a fait les principaux frais de ce modeste monume
historique. Pæchlin ignorait Cardan , comme Darwin ignore
Pæchlin, et les observations de Robert Dundas et de Mathev
n'ont reçu que de M. Bellion , en 1853 , l'interprétation qu'il e
donne. Sans doute , l'anesthésie et ses formes ont été observée
en d'autres temps , mais comme l'avaient été, avant la découver
de l'électricité , certains phénomènes électriques. Je le répète
Haller , Bichat, Richerand, Burdach , J. Muller, Magendie, etc
n'ont parlé de rien de semblable , et M. Longet, en 1850 , i
signalait l'opinion de Darwin sur le sens de la chaleur que po
la réfuter.

En 1837, M. Belfield-Lefèvre (1) attaqua avec une certail
énergie les idées généralement reçues sur le sens tactile. Il sépa
le tact de la sensibilité générale. Pour lui, le tact se compose e
trois sensations : celle de contact, qui donne exclusivement l'ide
de l'existence d'un corps ; celle de résistance , résultant de l'ai
tion musculaire et fournissant les notions de l'étendue, de
forme des corps , etc. ; enfin , celle de température. Il n'a doi
manqué à M. Belfield-Lefèvre que d'analyser plus rigoureus
ment les phénomènes du toucher pour arriver de prime-abord
la solution de l'intéressant problème qu'il soulevait.

Bientôt après , Gerdy publia ses recherches sur les sensatio
et le toucher (2) , travaux empreints d'un esprit profondéme
philosophique. Gerdy, comme Belfield-Lefèvre, distingue parı
les sensations propres au tact : 1° la sensibilité générale , « q
donne l'idée de l'action d'un corps étranger , sans notion préci
ni spéciale de l'excitant qui les engendre ; » 2° la sensatic
spéciale du chatouillement ; 3° les sensations tactiles propreme
dites : celles de température , d'humidité, de sécheresse, e
pesanteur, de consistance et de mouvement des corps , « q
nous arrivent immédiatement à l'esprit et nous donnent la coı

---

(1) Recherches sur la nature , la distribution et l'organe du sens tactile
thèse de Paris, 1837, n° 96.

(2) Recherches physiologiques sur les sensations en général ; Arch. géné
de Méd. , 1837, t. XV, p. 133. — De la sensation du tact et des sensatio
cutanées; Bulletin de l'Académie de Médecine , t VII, 1841-42 , p. 884. ·
Physiologie philosophique des sensations et de l'intelligence, in-8°, 1846.

naissance des causes qui les excitent , *sans travail sensible de la pensée.* »

Ainsi, Gerdy lui-même commettait cette fatale confusion entre la sensation et la notion, cause de tant d'erreurs consacrées depuis des siècles par la physiologie et la philosophie. Gerdy, penseur éminent, a négligé, dans sa longue pratique chirurgicale, d'observer les modifications morbides des sensations tactiles et même de consulter l'expérience. Privé de ces moyens de contrôle, il s'est égaré dans les voies, souvent trompeuses, de l'analyse par induction.

Mais nous arrivons à une phase toute nouvelle de l'histoire du toucher. Le professeur Puchelt, de Heidelberg (1), en 1845; M. Gendrin, en 1846, et l'un de ses élèves , en 1847, font successivement connaître, exclusivement, il est vrai , au point de vue pathologique, diverses observations desquelles il résulte que chacune des sensations tactiles peut être isolément modifiée, les autres restant intactes. Presque à la même époque, M. Beau avait porté son attention sur des faits analogues , en leur attribuant toutefois une portée physiologique encore complétement inaperçue (2). D'après des observations nombreuses , il admet deux espèces d'anesthésie, l'anesthésie de la douleur et l'anesthésie du tact, et conclut « qu'il faut distingüer en physiologie le sentiment du tact et celui de la douleur. » Proposition exacte, mais dont M. Beau rendait l'acceptation difficile, en déclarant que l'anesthésie de douleur existe souvent seule, tandis que celle de tact est toujours précédée et accompagnée de celle de douleur. Ne semblerait-il pas, en effet, d'après cela, que le tact et la douleur ne sont pas absolument indépendants? que , par exemple, comme je l'ai entendu soutenir, la douleur étant seulement l'exagération du tact, l'analgie n'est que le premier degré de l'anesthésie? Aussi l'opinion de M. Beau modifia-t-elle bien peu les idées reçues. Mais, eût-elle été complétement admise, elle était loin de répondre à toutes les faces de la question. Les sensations de douleur étaient séparées de celles du tact, il est vrai ; mais que pouvait-on conclure relativement au mécanisme du toucher

---

(1) Gazette Médicale de Paris, 1845, p. 342.

(2) Recherches cliniques sur l'anesthésie , suivies de quelques considérations physiologiques sur la sensibilité; Archiv. génér. de Méd., 1848, t. XVI, p. 1.

et relativement aux autres sensations admises par Belfie
Lefèvre et Gerdy ? De nouvelles recherches étaient donc néc
saires.

Conduit par le hasard dans la même voie, j'eus le bonheur
trouver dans le service de M. Sandras, à l'hôpital Beaujon ,
ensemble de faits bien propres à éveiller l'attention la moins pı
venue. J'ai rappelé ces faits (p. 184) ; j'ai dit aussi , dans m
premier Mémoire , comment j'y puisai le sujet d'une étude ph
siologique, et on connaît les conclusions que j'en ai tirées. C
observations, confirmées les unes par les autres, par l'expérien
et par l'induction, me paraissent répondre à toutes les objectioi
A l'époque de leur publication (1852), il leur manquait la cons
cration du temps et de la critique ; aujourd'hui leur authentic
ne peut plus être l'objet d'un doute , et , s'il existe encore s
ce sujet quélques discussions , ce sont d'inutiles questions
priorité.

J'ai été, par exemple, très étonné d'apprendre que M. Sandrı
mon maître dans les hôpitaux , connaissait la paralysie du se
timent musculaire (1) et qu'il en faisait mention dans s
cours (2) ; je n'ai pas été moins surpris en lisant les détails
cette affection dans le *Traité de l'Electrisation* de M. Duchen
(de Boulogne) comme une découverte de l'auteur ; il m'a semb
également étrange d'assister à une contestation de priorité, s
ce sujet , entre ce même médecin et un médecin allemand. Qu
me soit donc permis d'intervenir à mon tour et de réclamer d
droits que les dates suffisent pour établir.

Si j'excepte les faits très douteux de Ch. Bell et quelques o
servations inconnues et restées sans interprétation avant 185
époque où je publiai mes recherches , la paralysie du sentime
musculaire était complétement ignorée, et j'ai vainement parcou
tous les ouvrages ou recueils de pathologie pour trouver une de
cription même approximative de cette affection.

Or , les communications de M. Duchenne à l'Académie
Médecine , sur cet état morbide , datent de 1854 , et sont , p

---

conséquent , postérieures même à la thèse et aux observations de M. Bellion.

Mais revenons au côté physiologique de la question , et constatons que ces débats ont eu heureusement pour résultat de fixer l'opinion sur l'exactitude des faits en eux-mêmes. Les conclusions que j'avais posées il y a six ans, appuyées sur les observations antérieures de Darwin , de Ch. Bell , de MM. Puchelt, Gendrin , Henrot et Beau , confirmées depuis par les travaux de MM. Bellion et Duchenne (de Boulogne), me paraissent aujourd'hui rigoureusement démontrées, et je les reproduis ici comme appartenant désormais à la science exacte.

RÉSUMÉ.

I. Il faut distinguer avec soin les *sensations tactiles* des *notions* acquises par leur intermédiaire.

II. Un grand nombre de phénomènes tactiles considérés comme *sensations* ne méritent pas ce titre.

III. Parmi ceux auxquels il est possible de conserver cette qualification, quelques-uns seulement sont des *sensations spéciales ;* d'autres, auxquels il faut donner le nom de *sensations secondaires* ou *dérivées ,* ne sont que des modifications des premières , comme les modulations et les couleurs sont des modifications des sensations spéciales de son et de lumière.

IV. Il n'existe réellement que trois sensations cutanées spéciales ou primitives : celles de *température ,* de *douleur* et de *contact ,* auxquelles il faut ajouter les trois sensations dérivées de *pression ,* de *vibration* et de *chatouillement ,* qui sont des sensations de contact modifiées.

V. Il existe aussi une sensation primitive ou spéciale d'*activité musculaire,* qui donne naissance à un certain nombre de sensations secondaires.

VI. Cette sensation réside dans le tissu musculaire lui-même , ou, en d'autres termes, dépend des modifications spéciales que les divers états des organes du mouvement impriment aux extrémités nerveuses qui s'y répandent.

VII. Tous les phénomènes tactiles se réduisent donc aux quatre

sensations spéciales de *douleur*, de *température*, de *contact* e
d'*activité musculaire*, dont les modifications et les combinaison
entre elles fournissent toutes les notions qui appartiennent a
sens du toucher.

VIII. Ces quatre sensations sont essentiellement distinctes, e
diffèrent entre elles autant que celles de lumière, de son, d'odeu
et de saveur.

IX. Elles doivent donc être considérées comme autant de sen
spéciaux, qu'il faut substituer désormais au sens unique d
toucher.

X. Ces quatre sens, dans leur état d'association normale, soi
entre eux, soit avec les facultés psychiques et motrices, consti
tuent un ensemble auquel convient le nom de *faculté tactile*, e
qui correspond à l'ancien sens du toucher.

XI. Les éléments de la *faculté tactile*, diversement combinés
forment des groupes naturels connus des physiologistes sous le
noms de *sensibilité générale*, de *tact* et de *toucher*.

XII. La *sensibilité générale*, c'est-à-dire la manière de sen
tir répandue dans les tissus mêmes des organes, ne diffère pa
du *tact* quant à ses phénomènes essentiels.

XIII. Le *tact* est constitué par les sensations cutanées spé
ciales énumérées plus haut (Conclus. IV). C'est la faculté d
percevoir passivement, et sans participation de l'intelligence
les impressions tactiles.

XIV. Entre le *tact* et le *toucher* il existe une nuance de tran
sition qu'on peut appeler le *tact attentif*, et qui consiste en l'ap
préciation par l'intelligence des perceptions propres au tact.

XV. Le *toucher* est la *faculté tactile* dans son ensemble e
en état d'activité.

APPENDICE. — *Siége des sens tactiles dans le système ner
veux.* Jusqu'à ce jour, les physiologistes n'ont admis dans l
système nerveux central d'organes sensitifs distincts que pou
l'odorat, la vue, l'ouïe et le goût. Mais du moment où à l'unit
du toucher sont substitués quatre sens, indépendants et spéciau
au même titre que ces derniers, on doit supposer qu'à chacu
d'eux sont attribués des nerfs particuliers et un siége détermin

dans les centres encéphalo-rachidiens. Il faut même accepter cette conséquence sans restriction, ou rejeter complétement la réforme opérée dans la physiologie de la sensibilité tactile, réforme que je crois avoir suffisamment légitimée. Les faits pathologiques, d'ailleurs, justifient la séparation anatomique des sens tactiles, puisqu'ils peuvent être isolément anéantis ou respectés par diverses lésions organiques. La détermination de leur siége constitue donc un nouveau problème, que les physiologistes doivent envisager comme sérieusement posé et comme digne d'occuper l'esprit de recherche de notre époque. Or, si, dans l'état actuel de la science, la solution de ce problème reste encore à l'état de *desideratum*, il est au moins possible d'indiquer les voies qui peuvent y conduire.

J. Muller, et surtout M. Longet, ont voulu voir dans la protubérance annulaire un centre de sensibilité, ou, tout au moins, de perceptivité tactile. A proprement parler, avec les idées qui dominent sur les sensations, l'opinion de ces auteurs distingués revient à considérer cette partie de l'encéphale comme l'organe nerveux du toucher. J'ai déjà dit (p. 64 et suiv.) ce qu'il faut penser de cette appréciation : aucun phénomène de perception ne se passe dans la moelle allongée ; la faculté de percevoir est unique et, par conséquent, siégeant dans le cerveau pour l'odorat, la vue, l'ouïe et le goût ; elle ne saurait résider ailleurs pour la tactilité.

Il ne serait pas plus exact de restreindre au mésocéphale ou à toute autre portion limitée de l'axe nerveux la sensibilité générale ou tactile. Lorsque, en effet, la moelle a été divisée en plusieurs segments, les attouchements, les piqûres, le froid ou le chaud excitent encore des phénomènes réflexes dans les parties du corps innervées par chacun de ces segments. Par conséquent, les sensations tactiles générales, celles de contact, de douleur et de température, persistent dans toutes ces parties, même séparées du cerveau et de la protubérance annulaire. Il devient dès-lors évident que les trois sens des contacts, de la température et de la douleur, ne sont nullement localisés dans des points circonscrits des centres nerveux, mais appartiennent à toutes les parties des cordons sensitifs de la moelle. Cette donnée est, sans aucun doute, applicable au *sens d'activité musculaire* aussi bien qu'aux trois précédents. Toutefois, à ce sujet, surgissent quelques questions dont je m'occuperai avec plus d'opportunité dans le chapitre suivant.

Quoi qu'il en soit, on comprendra sans peine, d'après ce que je viens de dire, que les investigations physiologiques porteraient à faux, si elles tendaient à assigner pour siége aux sens tactiles tel ou tel segment transversal de l'axe céphalo-rachidien , comme à l'odorat, à la vue, à l'ouïe et au goût. On doit procéder en interrogeant les propriétés particulières des fascicules longitudinaux postérieurs de la moelle spinale et allongée , ainsi qu'ont procédé Ch. Bell et ses continuateurs, pour distinguer les parties motrices des parties sensitives.

CHAPITRE III.

Du Mouvement.

I.

DES ORGANES DU MOUVEMENT.

I. Les mouvements observés sur les animaux peuvent être produits par des organes bien différents, quant à leur nature et à leur mode d'action. M. Longet admet, d'après ces considérations, cinq ordres de mouvements dus : 1° à l'épithélium vibratile ; 2° au tissu cellulaire contractile ; 3° au tissu élastique ; 4° au tissu érectile; 5° enfin, au tissu musculaire. Les mouvements du cinquième ordre doivent seuls figurer dans ce travail.

Ces mouvements procèdent essentiellement d'une propriété inhérente à la fibre musculaire, et en raison de laquelle, sous l'influence de diverses excitations, elle se raccourcit et rapproche, par conséquent, ses points d'attache. Cette propriété, nommée *contractilité* où *irritabilité*, n'existe pas au même degré dans tous les muscles : dans les uns, le raccourcissement de la fibre est énergique et rapide; dans les autres, il est lent, obscur, difficilement excitable. Or, cette différence correspond à des différences de fonctions et de structure, qui ont porté les anatomistes à diviser ces organes en deux grandes catégories : 1° *les muscles de la vie animale,* tous plus ou moins soumis à l'influence de la volonté ; 2° *les muscles de la vie organique,* dont l'action n'est jamais volontaire.

1° *Les muscles de la vie animale* constituent tout l'appareil locomoteur externe, et se retrouvent aussi dans la cavité oculaire, l'oreille interne, la langue, le voile du palais, le larynx, le pharynx, dans le tiers supérieur de l'œsophage et la partie inférieure du rectum ; enfin, les sphincters de l'anus et de la vessie, et, par une exception remarquable, le cœur, appartiennent encore à cette catégorie.

Ces muscles se distinguent tous par leur couleur, qui varie du rouge vif au rose pâle, à mesure qu'ils se rapprochent par leur situation des organes internes. Cette teinte, plus ou moins marquée, suivant les individus et suivant une multitude de circonstances, présente, dans l'état d'intégrité, une tendance notable à augmenter par l'exposition à l'air. Les muscles volontaires, excités par l'action nerveuse, par l'électricité ou divers autres agents physiques ou chimiques, se contractent immédiatement, d'une manière brusque, rapide, et, en général, leur contraction cesse avec l'irritation qui l'a produite. Lorsqu'on les examine au microscope, on reconnaît qu'ils sont constitués par des *faisceaux* dits *primitifs,* cylindriques, parfois polyédriques ou même un peu aplatis, de dimensions variables, mais dont le diamètre a été évalué par Henle (1), en moyenne, à 0,005 à 0,006 de ligne ; chiffres bien différents de ceux indiqués par Krause (1/32 à 1/260 de ligne), et par Schwann (0,0210 à 0,0250 de ligne anglaise). Ces faisceaux ont, depuis longtemps, attiré l'attention de tous les micrographes par un aspect *strié en travers* qui constitue leur caractère distinctif. Je me borne à rappeler ce détail histologique important, sans m'occuper des opinions émises sur la cause de cette apparence. Outre ces stries transversales, on aperçoit encore sur les faisceaux primitifs des stries longitudinales moins nettement accentuées, disposition qui les a fait considérer comme formés de filaments ou *fibres primitives,* dont la forme, le volume, la texture et le mode d'agencement sont encore autant de sujets de discussion. Ces fibres, réunies dans une gaîne celluleuse, composeraient donc les faisceaux primitifs, lesquels, à leur tour, reliés de la même façon en nombre variable, donneraient naissance à des faisceaux secondaires, ceux-là à des faisceaux tertiaires, etc.

2° *Les muscles de la vie organique* appartiennent au tube digestif, à partir du tiers moyen de l'œsophage jusqu'au voisinage de l'anus, à la trachée-artère et aux bronches, aux organes séminifères, à l'utérus, au corps de la vessie, aux uretères, etc.

(1) Anatomie générale, traduct. de Jourdan, t. II, p. 122.

Ils sont donc spéciaux aux organes de la vie végétative. Cependant, comme je l'ai dit, le cœur fait exception à cette règle, ses
fibres contractiles présentant, à de légères modifications près,
les caractères micrographiques et les propriétés des fibres musculaires de la vie animale.

Les muscles de cette seconde catégorie ont une teinte rose ou
jaunâtre très pâle, ne changeant pas, ou fort peu, par l'exposition à l'air. L'influence nerveuse ou les stimulations artificielles
n'y provoquent que des contractions tardives, lentes, et qui persistent plus ou moins longtemps après l'application du stimulus.
Leur structure intime diffère notablement de celle des muscles
de la vie de relation. Les fibres qui les composent, d'un rose
très pâle, un peu aplaties, ne sont jamais groupées en faisceaux
distincts dans une gaîne spéciale, mais accolées longitudinalement, et ne présentent pas les stries transversales des muscles
volontaires. De là l'expression de *fibres musculaires lisses*, par
laquelle on les désigne. Enfin, on y rencontre le plus souvent
des noyaux, et, d'après Henle, elles se trouvent mêlées à des
fibres de noyaux.

Les mouvements exécutés par les muscles de la vie organique
sont, assurément, susceptibles de modifications pathologiques.
Mais l'étude de ces états morbides restant encore presque entièrement à faire et ne devant pas figurer dans cet ouvrage, je ne
m'occuperai pas davantage de la partie de la physiologie qui y
correspond, et je me limiterai à celle qui concerne le mouvement
des muscles soumis à la volonté.

Les muscles, organes essentiels du mouvement, sont, en
général, composés d'une partie charnue, rouge et contractile, et
d'une partie blanche, fibreuse et dénuée de contractilité bien
apparente, qui constitue les tendons et les aponévroses d'inser-
tion. Cette dernière portion, simplement annexée aux muscles,
ne joue qu'un rôle passif dans les phénomènes de la motilité.
Cependant, d'après M. J. Guérin (1), les tendons posséderaient
une contractilité spéciale (contraction de résistance), qui jouerait
un certain rôle dans divers phénomènes pathologiques.

Dans la partie charnue des muscles réside l'élément actif de ces

(1) Mémoire sur la Contractilité tendineuse, in Moniteur des Hôpitaux, 20
mars 1856.

organes. Les propriétés qui la rendent apte à l'accomplissement
de ses fonctions sont indispensables à connaître, si l'on veut se
rendre compte des phénomènes paralytiques. Ces propriétés sont
au nombre de quatre : la contractilité, la sensibilité, l'extensibilité et la rétractilité. J'étudierai encore parmi les propriétés
musculaires la tonicité, dont je me réserve de discuter la nature

II. *Contractilité ou irritabilité musculaire.* La propriété fondamentale des muscles consiste dans leur *contractilité*, appelée
aussi *irritabilité musculaire.* Ce n'est, en effet, que l'irritabilité
ou l'excitabilité particulière à ce genre de tissu ; elle se traduit
par le raccourcissement des fibres musculaires, sous l'influence
de diverses stimulations artificielles ou naturelles.

Parmi les agents qui peuvent provoquer cette réaction, ou, en
d'autres termes, qui sont propres à exciter les contractions des
muscles, la *force nerveuse*, dans ses conditions normales, est de
tous le plus puissant. Non que certains stimulants, tels que
l'électricité, ne soient capables de déterminer des effets aussi
intenses, mais parce que, dans beaucoup de circonstances où la
fibre contractile ne répond plus à ces excitations, elle oscille
encore plus ou moins sous l'influence de la volonté ; et, du
moment où l'excitation motrice partie de la moelle cesse d'agir
toute autre stimulation, quelle que soit son intensité, reste inutile. L'action nerveuse est donc mieux appropriée à l'excitabilité
particulière du tissu musculaire que les autres moyens d'irritation. Cette proposition reste également vraie, même quand l'action
nerveuse est artificiellement mise en jeu. Si, chez un homme en
état de santé, on porte les deux pôles d'un appareil électro-
médical, gradué à un degré déterminé, sur le corps d'un muscle
il y aura contraction ; mais, avec le même courant, cette contraction sera toujours plus énergique lorsque l'un des pôles sera
dirigé sur le nerf principal de ce muscle.

J'ai fait à ce sujet des expériences très précises sur les animaux. Chez les jeunes cochons d'Inde, un courant électrique
fourni par une pince de Pulvermacher, et déviant l'aiguille d'un
galvanomètre (1) de 60 degrés, ne produit aucune oscillation

---

(1) Je ferai remarquer que tous les galvanomètres n'ayant pas la même
sensibilité, le chiffre que j'indique ici ne peut être absolu.

lorsqu'on le fait agir directement sur un muscle mis à nu ; appliqué à la branche nerveuse qui se ramifie dans cet organe, il détermine des contractions marquées. Mêmes résultats sur les grenouilles, mais avec des courants encore plus faibles. On peut rendre ces effets encore plus frappants. J'ai détruit presque complétement l'irritabilité musculaire chez des grenouilles vivantes, en plongeant l'une de leurs pattes dans une faible solution de cyanure de potassium. Avec un peu d'habitude, on saisit un moment où la modification de la contractilité est telle, que des courants électriques, même relativemeut intenses, ne font plus du tout osciller la fibre musculaire ; cependant ces mêmes courants, ou d'autres plus faibles, en agissant sur le nerf sciatique, donnent lieu à des contractions très visibles, et les grenouilles peuvent encore contracter volontairement ces muscles, bien que d'une manière faible, il est vrai.

J'insiste avec force sur ces résultats, que j'ai laissé entrevoir dans diverses publications antérieures et sur lesquels je reviendrai. J'insiste, dis-je, à cause de leur importance pratique, et parce qu'ils m'aideront à combattre l'une des plus étranges propositions qui aient été émises en physiologie et en pathologie.

En tête des excitants artificiels de la contractilité, il faut placer l'*électricité*, et principalement l'électricité dynamique. Lorsque l'on fait passer le courant d'une pile dans un muscle, il se produit une contraction au moment où le circuit est fermé, puis une seconde, mais beaucoup plus faible, au moment où il est ouvert ; cette dernière manque même complétement si le circuit est resté longtemps fermé. Les courants d'induction agissent d'une manière inverse, la contraction la plus forte ayant lieu au moment de l'ouverture du circuit, et la plus faible au moment de sa fermeture. De l'action exercée par l'électricité sur la contractilité il ne faut pas conclure, à l'exemple d'un spécialiste bien connu, qu'elle dénote dans les organes du mouvement une propriété nouvelle, susceptible de s'abolir ou de persister, indépendamment de leurs autres propriétés. Mais je renvoie à plus loin la discussion que ces affirmations extra-physiologiques m'obligent à établir, me bornant ici à considérer l'électricité comme un simple stimulant.

On peut encore, chacun le sait, provoquer des contractions de la fibre musculaire, en l'irritant mécaniquement avec la pointe

d'une aiguille ou d'un scalpel , par le contact direct d'un acid
d'un alcali caustique, etc.

Au moment où il se contracte, un muscle se durcit, se gon
et se raccourcit , mais sans que son volume absolu soit sen:
blement modifié. En même temps, sa surface se couvre de rid
ou plis transversaux , résultant de flexuosités en zigzag de
fibre musculaire ; enfin, il se produit un dégagement d'électrici
Je mentionne rapidement ces faits , restés encore sans applic
tions pratiques , pour passer à une question d'une importan
capitale sous le rapport physiologique et pathologique.

*A quelles conditions se maintient et s'exerce l'irritabil
musculaire ?* Il n'est pas inutile de présenter ici un aperçu d
idées qui ont eu cours avant Haller sur la contractilité : no
comprendrons mieux, par la suite, certaines opinions des ancie
relatives au mécanisme de quelques paralysies.

« La nature, dit Galien , a disposé chez les animaux , pour
mouvement volontaire , un genre d'organes qu'on nomme mu
cles (1)... Tous les muscles ont des relations assez importan!
avec le cerveau et la moelle épinière ; car ils ont besoin de rec
voir du cerveau ou de la moelle épinière un nerf qui est petit à
vue, mais dont la force est loin d'être petite... Il existe dc
dans les nerfs une force considérable qui découle d'en haut,
grand principe, car cette puissance n'est pas innée en e
et ne leur vient pas d'eux-mêmes... Les nerfs , qui jouei
par conséquent, le rôle de conduits , apportent aux muscles
forces qu'ils tirent du cerveau comme d'une source... Par l'el
de ces forces, le muscle est donc devenu organe psychiqu
comme il était organe physique au moyen de l'artère et de
veine (2). »

Mais de quelle nature est la force apportée par les nerfs,
comment s'opère le mouvement des muscles ? Il semble c
Galien , si habile dans l'analyse , ou n'ait pas aperçu cette qu(
tion , ou l'ait évitée par un sentiment d'impuissance. Il admet:
dans les muscles l'aptitude à se contracter, mais sans présen
aucune hypothèse sur les causes de ce phénomène. Rien de p
vague , au moins , et même de plus contradictoire, que les div(

---

(1) De l'Utilité des parties, XVI, II ; traduct. de Daremberg, t. II, p. 1
(2) Du Mouvement des muscles , I, 1, loc. cit., p. 323-324.

passages où il touche à ce sujet. Toutefois il est certain que l'idée d'une action toute mécanique des nerfs sur les muscles est fréquemment exprimée dans ses ouvrages : « La faculté psychique s'empressant de *tirer* le muscle vers son principe, le muscle a été doué d'une structure appropriée à cet effet (1). » Et qu'on ne suppose pas que ce langage soit un langage figuré : à l'occasion des mouvements du larynx, les nerfs récurrents sont nettement assimilés à des cordes s'enroulant autour de l'aorte et de la sous-clavière, comme sur une poulie de renvoi, afin de *tirer* les muscles dans la direction la plus convenable à leurs usages. « Bien que l'origine de ces nerfs dérive de l'encéphale, lorsque la volonté veut que les muscles du larynx soient tendus comme par des courroies, le mouvement émané de l'origine des nerfs se propage de haut en bas, et, descendant à travers le cou jusqu'à une partie assez avancée du thorax, remonte de là jusqu'au larynx, où les nerfs s'insérant sur les muscles en question, chacun de ces six muscles *est tiré en bas comme par des mains*. De même que dans l'instrument fait pour la jambe (glossocomion), le principe du mouvement opéré par nos mains autour de l'axe entraîne le mouvement des chefs du lacs jusqu'aux poulies, et que, de celles-ci, ce mouvement revient de haut en bas des poulies vers la partie de la jambe qu'on est en train de tendre, de même se comportent les nerfs du larynx (2). » Ainsi, dans la pensée de Galien, les nerfs étaient de véritables lacs, dont une extrémité s'attachait aux muscles, tandis que l'autre, aboutissant au cerveau directement ou par la moelle, était comme une rêne au moyen de laquelle l'âme opérait le mouvement. Aussi les nerfs moteurs devaient-ils être durs pour être aptes à la vigueur du mouvement (3).

Avec cette théorie mécanique, quel était donc la nature et surtout le rôle de la contractilité musculaire? Galien, je l'ai déjà dit, négligea complétement le premier de ces problèmes et s'est à peine occupé du second. Il ne considérait guère la contractilité que comme une propriété opposée à l'extensibilité et destinée à faire équilibre, dans un muscle donné, à l'action du muscle anta-

---

(1) Du Mouvem. des muscles, I, VIII, p. 343.
(2) De l'Utilité des parties, VII, XIV ; loc. cit., t. Ier, p. 504.
(3) Même traité, IX, XIV ; loc. cit., t. Ier, p. 597.

goniste, l'influence psychique tendant seulement à faire pré
miner l'un ou l'autre, suivant les mouvements à accomplir
Nous verrons bientôt combien cette appréciation est analogue
idées des modernes sur la tonicité.

Depuis Galien, chaque époque, chaque école voulut expliq
le mécanisme même de la contraction des muscles, et les théo
se multiplièrent. Willis suppose dans ces organes une cert
effervescence chimique entre le suc nerveux et le sang, qui t
drait les fibres musculaires. Selon Borelli et Bernoulli, les esp
nerveux produiraient dans le sang le dégagement d'un fluide
éther élastique, qui dilaterait les parties élémentaires des m
cles. Boerhaave, avec un certain nombre d'anciens anatomisl
croyait les muscles composés de fibres creuses, transforma
des filaments nerveux ou même d'une partie des dernières d
sions artérielles, s'abouchant, en tout cas, avec elles. Ces ca
licules, remplis par un fluide subtil, se gonflaient en se racco
cissant par l'afflux rapide de la liqueur nerveuse en excès,
de là, la contraction (2). Ridley avait déjà enseigné la m
doctrine, qu'adoptèrent, plus tard, Van Swieten (3) et Rol
Whytt (4).

A côté de ces conceptions, conformes aux systèmes physi
chimiques du dix-septième et d'une partie du dix-huitième siè
s'élevèrent des appréciations bien différentes. Depuis Hippocr
sans doute, l'aptitude des muscles à se contracter avait fra
tous les esprits ; mais, comme on vient de le voir, l'explica
du phénomène reposait toujours sur l'intervention d'une f
étrangère au tissu musculaire lui-même. Glisson, le prem
attribua aux organes du mouvement un principe inné d'acti
indépendant de toute autre influence ; une propriété spéciale,
la volonté, par l'intermédiaire des nerfs, pouvait aider à me
en jeu, mais capable de se manifester sans elle. C'est cette m
propriété que Stahl signala bientôt après sous le nom de *tónii*
tout en comprenant son rôle bien autrement que Glisson. l

---

(1) Du Mouvement des muscles, I, VIII, IX et X, t. II.
(2) Institut. medicin., traduct. de Lamettrie. Paris, 1747, tome IV, [
et suivantes.
(3) Commentaria in aphorismos. Paris, 1758, in-4°, tome III, page
(4) Les Vapeurs et les Maladies nerveuses, traduction française. P
1767 ; — des Nerfs en général, tome 1er.

:es données, à peu près incomprises , obscurcies même par les
spéculations de leurs auteurs, ne changèrent rien par elles-mêmes
aux doctrines d'alors, et il fallut le génie de Haller pour en faire
sortir la théorie de l'irritabilité. Remarquons pourtant que Boerhaave, dans son système mécanique, fut obligé d'admettre une
action propre de la fibre musculaire , une résistance active des
parois de ses canalicules contre le choc ou la pression du fluide
nerveux.

Vers le milieu du siècle dernier , Haller démontra l'existence
d'une propriété inhérente à la fibre musculaire , en raison de
laquelle, par elle-même et sans aucune intervention des autres
forces de l'organisme, elle est apte à réagir en se *contractant*
sous l'influence.des excitations les plus diverses. La découverte
de cette propriété , à laquelle ce grand physiologiste imposa
le nom d'*irritabilité*, fut le point de départ d'une révolution
radicale dans la question qui m'occupe , révolution qui ne
tarda pas , comme on le sait, à changer la face de la médecine
entière.

Mais à peine les idées de Haller avaient-elles triomphé du premier soulèvement des opinions contraires , qu'elles devinrent
l'objet de discussions nouvelles et prolongées, encore pendantes
de nos jours. Haller, ai-je dit, avait considéré l'irritabilité comme
absolument indépendante des autres forces de l'organisme.
C'était un attribut du tissu contractile, exactement comme la
propriété magnétique est un attribut de certains minerais de fer,
ou comme la pesanteur est un attribut de la matière en général.
L'agent nerveux et le sang étaient au nombre de ses excitants,
sans être indispensables à ses manifestations, puisqu'un muscle
séparé du corps pouvait encore se contracter, puisque le cœur,
même arraché de la poitrine, continuait à battre.

L'irritabilité fut admise, mais son mode d'existence fut contesté.
Lecat, Lorry, A. Monro , Prochaska, s'élevèrent contre la doctrine de Haller, et cherchèrent à prouver que l'action du sang ou
celle des nerfs est indispensable à l'exercice et à l'entretien de la
contractilité des muscles. Tel est le thème sur lequel s'élevèrent
de longues controverses. Bientôt même, les partisans de Haller,
comme ses adversaires, se trouvèrent divisés sur certains faits.
Bichat, par exemple, au nombre des premiers, ne reconnaissait-
il pas la nécessité de l'afflux du sang, et du sang artériel, dans

les muscles pour entretenir l'irritabilité (1)? Parmi les secon
les uns considérèrent l'irritabilité comme provenant de l'ac
nerveuse exclusivement ; les autres, de l'action du sang excl
vement. Ainsi se compliquait une question présentée d'ab
comme la solution des anciennes disputes.

Depuis le commencement de ce siècle , les travaux se s
multipliés sur ces points importants de physiologie. Kay, Stic
et J. Muller, Marshall-Hall , MM. Ségalas, Brown-Sequard
surtout M. Longet, ont étudié, à divers points de vue, les rapp
de la contractilité avec la vie générale. Les conclusions de
expérimentateurs sont loin, il est vrai, d'être de nature à termi
les dissentiments de leurs prédécesseurs ; mais heureuseme
en dehors de leurs appréciations, les données qu'ils ont int
duites dans la science peuvent enfin décider la conviction
esprits libres de préoccupations systématiques. Il devient évid
que l'irritabilité des muscles ne saurait exister qu'avec le c
cours d'un ensemble de conditions physiologiques, en tête d
quelles doivent figurer l'action nerveuse et celle du sa
J. Muller (2), en Allemagne, professe cette opinion , et M. L
get (3), en France, l'a développée, avec certaines réserves, il
vrai, dans un mémoire remarquable. J'ai cherché, de mon côt
m'éclairer sur ce sujet, si étroitement lié à l'histoire des pa
lysies, et, soit par la voie expérimentale, soit par l'observa
clinique , je suis arrivé aux conclusions posées par Mulle
M. Longet.

1° Il a déjà été longuement question de *l'influence du syst
nerveux sur la contractilité musculaire* dans le premier c
pitre. Sans revenir ici sur l'exposé des faits, je résumerai
résultats indiqués dans les articles *Moelle, Encéphale* et *Ne*
résultats que je n'hésite pas à présenter comme inattaquables

A. *Le système nerveux exerce une évidente influence sur l'irri*
bilité des muscles.

B. *Cette influence est exclusivement dévolue à la moelle, e*
nière et allongée ; le cerveau et le cervelet n'y participent en r

---

(1) Anatomie générale ; syst. muscul. de la vie animale.
(2) Physiolog. du syst. nerv., t. Ier, p. 504.
(3) Recherches expérimentales sur les conditions nécessaires à l'entreti
à la manifestation de l'irritabilité musculaire Paris, 1841.

C. *Pour chaque muscle, cette influence ne dépend pas de la moelle entière, mais exclusivement de la partie de la moelle d'où provient le nerf de ce muscle.*

D. *Dans les muscles soustraits à l'action de la moelle par une lésion de cet organe ou des cordons nerveux, l'irritabilité commence à diminuer après cinq jours révolus, et s'éteint complétement de la sixième à la douzième semaine chez l'homme et les quadrupèdes.*

2° *Influence du sang sur l'irritabilité musculaire.* Si l'action exercée par la moelle sur cette propriété de tissu est incontestable, celle du sang est encore plus évidente et plus immédiate. Depuis les expériences de Swammerdam et de Sténon, on sait que les parties privées de l'afflux du sang artériel perdent la faculté de se mouvoir. Mais ces deux physiologistes, et, si l'on excepte Lorry, tous ceux qui répétèrent leurs expériences jusqu'à ces dernières années, négligèrent, et Haller lui-même, d'examiner ce que devient alors la contractilité des muscles paralysés. Lorry (1) seul, ayant eu l'idée de s'en assurer, constata sa persistance après la ligature de l'aorte abdominale. Ce résultat, bien différent de ceux que je vais indiquer, provient, comme le fait remarquer M. Longet, de ce que Lorry n'a pas prolongé suffisamment l'expérience.

Les recherches de J.-Ph. Kay (2), celles plus récentes de MM. Longet (3) et Brown-Sequard (4), ont démontré l'influence du sang sur l'irritabilité musculaire. Après avoir complétement suspendu la circulation dans les membres pelviens sur des animaux au moyen d'une ligature de l'aorte abdominale, ces divers observateurs ont vu que les muscles de ces parties perdent leur irritabilité au bout de *deux heures* environ chez les chiens (Longet), et d'*une heure* chez les lapins (Brown-Sequard). Il ont également reconnu que si on permet ensuite au sang d'affluer de nouveau en relâchant la ligature, l'irritabilité se rétablit en peu de minutes. Une simple injection de sang artériel ou même veineux

---

(1) Recueil périodique d'observations, par Vandermonde, janvier 1787, t. VI, p. 15 et 16.

(2) Mém. cit., Journal des Progrès, t. X, 1828, p. 67, et t. XI, p. 18.

(3) Recherches citées sur l'Irritab. muscul., et Traité de Physiol., t. Ier, fascic. 3e, p. 36.

(4) Mémoires divers, Gaz. Méd. de Paris, 1851, p. 379, 421, 619.

suffit, d'après Kay, pour obtenir le rétablissement de la contrє
tilité, et M. Brown-Sequard a réussi par ce moyen à la ravivі
après la mort, chez des animaux (1), et chez un supplicié, treї
heures après l'exécution (2).

*L'afflux du sang est donc indispensable au maintien de l'irı
tabilité musculaire.*

Kay et M. Brown-Sequard ont, en outre, démontré dans]
expériences dont il vient d'être question que, sous ce rapport,
le sang veineux n'est pas complétement assimilable au sa
artériel, au moins il ne possède pas l'influence stupéfiante signaļ
par Bichat. M. Ségalas (3) a vu le mouvement volontaire persisі
beaucoup plus longtemps dans les membres postérieurs après
ligature simultanée de la veine cave et de l'aorte qu'après ce
de l'aorte seule. Ainsi, le sang veineux n'exercerait pas u
action délétère sur les propriétés des muscles ; il est seulemє
impropre à les entretenir au-delà d'un certain temps.

3° *Effets de divers agents chimiques ou physiques sur l'irril
bilité musculaire.* La suppression de l'action nerveuse et
celle du sang n'est pas le seul ordre de causes capable de moї
fier la contractilité ; une multitude d'autres influences peuvє
agir de la même manière.

A. D'après Wilson Philippe, si l'on dépose de l'opium da
l'intestin d'un lapin vivant, les contractions musculaires de l'ҫ
gane se suppriment immédiatement, bien avant que le systèı
général soit affecté, et l'on ne peut plus les exciter mécaniqu
ment (4). Les docteurs Morgan et Addisson ont observé les mêm
effets par l'action du tricumas porté dans l'intestin : ses mouv
ments péristaltiques sont aussitôt arrêtés (5). De son côté, Moї
paralysait les jambes d'une grenouille en injectant une infusi
d'opium entre la peau et les muscles (6), et Coullon (7) a obte

---

(1) Gaz. Méd., 1851, p. 379.

(2) Id., p. 421.

(3) Journal de Physiol., t. IV, 1824, p. 288.

(4) Experiments on opium, 1795, reprinted in his treatise on fevers, t. ꞏ
p. 697.

(5) Essay on the operation of poisonous agents in the living body, 18Ꞌ
p. 63.

(6) Edimburg physic. and lit. essay, t. III, p. 311.

(7) Recherches et considér. médic. sur l'acide prussique. Paris, 1819.

avec l'acide cyanhydrique des résultats analogues : les pattes postérieures d'une grenouille plongées dans l'acide prussique devenaient paralytiques et privées de leur irritabilité. Au dire de Carlisle (1), on abolit aussi la contractilité d'un muscle par son immersion dans une solution de sulfure de carbone, dans l'acide acétique très étendu et dans l'eau pure distillée.

Dans le but d'étudier les changements dont l'irritabilité est susceptible, j'ai fait aussi un grand nombre d'expériences, dont je ne rapporterai ici que les détails relatifs au sujet de cet article.

EXPÉRIENCE XXIV. — Eau pure. Une grenouille est assommée, et l'une des pattes de derrière est immédiatement écorchée. De très faibles courants électriques en font contracter facilement les muscles. Cette patte est ensuite plongée dans une éprouvette remplie d'eau à + 12° centigrades. Au bout de vingt-cinq minutes, la contractilité est sensiblement diminuée; elle est complètement abolie après une immersion de quarante minutes, tandis que dans toutes les autres parties du corps elle reste encore très développée. Même résultat sur plusieurs autres grenouilles, sauf quelques variations de temps. (Quarante minutes est le terme ordinaire.) La température de l'eau ne modifie pas ces effets entre + 6° et + 30° centigrades. Dans tous les cas, les muscles deviennent très pâles.

De deux grenouilles mortes, l'une a été plongée dans l'eau sans dépouillement préalable de la peau, l'autre a été laissée à l'air, enveloppée d'un linge légèrement humide, afin de prévenir la dessiccation. Chez l'une et l'autre, tous les muscles étaient encore contractiles au bout de huit heures.

Ces deux essais étaient nécessaires pour l'appréciation des expériences qui vont suivre.

EXPÉRIENCE XXV. — Cyanure de potassium. J'ai préparé une solution avec 30 grammes d'eau distillée et 0 gr. 10 de cyanure de potassium. Le cœur d'une grenouille vivante cesse définitivement de battre peu d'instants après qu'on y a déposé quelques gouttes de cette solution, et on peut l'irriter ensuite mécaniquement ou avec l'électricité, sans y provoquer la moindre contraction. Des muscles dénudés de grenouilles et de cochons d'Inde perdent en quelques minutes leur irritabilité quand on les plonge dans ce même liquide.

EXPÉRIENCE XXVI. La patte droite d'une grenouille vivante, non écorchée, est plongée dans une éprouvette remplie de la solution précédente. Après vingt minutes, les muscles ne se contractent que fort peu sous l'influence de l'électricité ; après trente minutes, ils ne se contractent plus du tout. — La mort arrive en cinquante minutes.

J'ai répété cette expérience sur douze grenouilles. Chez toutes, l'irritabilité musculaire s'est rapidement affaiblie, puis abolie, dans le membre

---

(1) On muscular motion ; Bibliothèque britannique, t. XXXI, p. 112.

immergé, après un temps variable de quinze à trente-cinq minutes. L'altération de l'irritabilité s'est bornée, en général, au membre soumis à l'expérience ; mais après la mort elle est devenue universelle en moins d'une heure. Une de ces grenouilles ayant survécu douze heures, j'ai trouvé, après ce temps, la plupart des muscles privés de leur contractilité.

EXPÉRIENCE XXVII. J'ai empoisonné avec une faible solution de cyanure de potassium des chiens et des cochons d'Inde. Ces animaux sont morts de demi-heure à six heures après l'ingestion du poison. Chez tous, l'irritabilité musculaire a promptement disparu après la mort ; chez la plupart, elle était déjà notablement affaiblie pendant les derniers moments de la vie. L'action d'un courant électrique modéré l'épuisait très rapidement.

Par des procédés différents , et en employant le sulfo-cyanure de potassium , M. Cl. Bernard (1) ayant obtenu absolument les mêmes résultats , je crois pouvoir présenter mes observations personnelles comme exactes.

EXPÉRIENCE XXVIII. — Plomb. Une grenouille est placée dans un bocal contenant une solution très étendue d'acétate de plomb (10 centigrammes pour 500 grammes d'eau). Les trois premiers jours, il ne se manifeste rien d'anormal. Le quatrième, la grenouille paraît moins vive ; ses mouvements semblent être plus lents. Le cinquième, le trouble du mouvement est encore plus appréciable que la veille : les sauts sont exécutés avec une grande mollesse , et, après un ou deux , l'animal reste épuisé ; si on l'excite encore , ses membres postérieurs se fléchissent , puis s'étendent comme pour sauter, mais sans résultat , et le corps reste à la place où il était ; les muscles répondent à peine à des courants électriques assez intenses pour développer un état tétanique chez une autre grenouille. Le sixième jour, immobilité absolue ; le mécanisme respiratoire persiste seul. Des courants électriques énergiques, à intermittences rapides, ne provoquent que de faibles tressaillements dans les muscles. — La grenouille meurt dans la soirée.

Sauf quelques variations de temps , les résultats ont été les mêmes chez plusieurs autres grenouilles.

EXPÉRIENCE XXIX.—Chloroforme. L'un de mes anciens collègues des hôpitaux , M. le docteur Curie , me montra , en 1853, que lorsqu'on verse quelques gouttes de chloroforme sur un cœur de grenouille détaché de l'animal , il cesse aussitôt de battre et ne répond plus aux irritations artificielles.

EXPÉRIENCE XXX. Si l'on plonge un membre de grenouille ou de cochon d'Inde dépouillé de sa peau , et dont tous les muscles sont bien contractiles, dans du chloroforme, ces muscles paraissent perdre presque aussitôt leur irritabilité ; mais, loin d'être flasques et mous ils sont dans une sorte d'état tétanique et acquièrent une dureté presque ligneuse, indice probable de quelque changement dans leur composition chimique. Je cherchai donc à éviter cet effet.

---

(1) Leçons sur les effets des substances toxiques . Paris, 1857, p. 551 et suivantes.

EXPÉRIENCE XXXI. Les membres postérieurs d'une grenouille vivante, non écorchés, furent plongés dans une éprouvette remplie de chloroforme. Mêmes résultats que dans l'expérience précédente. Il fallut recourir encore à d'autres procédés.

EXPÉRIENCE XXXII. Je verse quelques gouttes de chloroforme dans une éprouvette suffisamment large, fermée par un diaphragme en parchemin, auquel est pratiquée une ouverture. Par cette ouverture j'introduis la patte postérieure droite, non écorchée, d'une grenouille vivante. Elle se trouve ainsi plongée dans une atmosphère d'air et de vapeurs de chloroforme. Cette fois, le membre ne durcit pas.

Après dix minutes, le mouvement volontaire est aboli, la patte est complétement flasque. Un courant électrique y produit encore des contractions, mais faibles. Après vingt minutes, les muscles ne sont plus du tout irritables dans le membre soumis à l'expérience. Dans le reste du corps, ils conservent toute leur contractilité.

EXPÉRIENCE XXXIII. Chez des grenouilles, des cochons d'Inde et des chiens tués par le chloroforme en inhalations prolongées, l'irritabilité musculaire persiste ; mais elle s'éteint bien plus rapidement après la mort que chez d'autres animaux de la même espèce tués par une section du bulbe. Sa disparition est beaucoup plus prompte encore lorsqu'on soumet les muscles à l'action d'un courant électrique. Résultats également obtenus par M. Longet.

Ainsi, le cyanure de potassium, le plomb et le chloroforme introduits dans le courant circulatoire altèrent plus ou moins promptement, puis abolissent la contractilité des muscles.

B. Les agents physiques peuvent également modifier cette propriété de tissu. Je démontrerai, dans le seconde partie de cet ouvrage, que le *froid* produit parfois chez l'homme des paralysies, en détruisant l'irritabilité musculaire. J'ai vainement cherché à imiter cet effet chez les animaux. En faisant agir un froid intense sur un membre recouvert de sa peau, j'ai bien vu diminuer et disparaître la contractilité, mais pour revenir ensuite avec la chaleur.

D'après M. Longet, de violentes décharges électriques produisent une diminution instantanée de cette faculté (1), fait parfaitement exact et que j'ai constaté chez les quadrupèdes et les reptiles. On peut même l'annuler tout-à-fait ; seulement, quand on expérimente sur des animaux vivants, elle ne tarde pas à reparaître et à reprendre toute son énergie.

D'après ce qui précède, *l'irritabilité musculaire, subordonnée*

(1) Physiologie, t. Ier, fascic. III, p. 15.

à la double action du sang et du système nerveux , et susceptible d'altérations profondes sous l'influence de divers agents qui portent atteinte à la vie , est donc essentiellement liée à la vie générale et aux conditions dont elle dépend.

M. Longet , adoptant des conclusions analogues , a considéré l'influence du système nerveux et du sang, « non comme donnant ou communiquant aux muscles la propriété dont il s'agit , mais seulement comme y entretenant la nutrition , sans laquelle toute propriété vitale disparaît d'une organe quelconque (1). » Pas plus que M. Longet je ne pense que le sang ou les nerfs communiquent aux muscles leur contractilité , et, comme lui , je pense qu'ils agissent en entretenant leur vie particulière ; mais, suivant moi, ils n'interviennent pas seulement pour conserver à ces organes la structure qui les rend aptes à leurs fonctions , et leur action est principalement dynamique. Or , il ne s'agit pas ici d'une discussion de mots , il s'agit d'établir un fait important, propre à expliquer le mécanisme de certaines paralysies , et capable de modifier d'une manière essentielle les bases du diagnostic , du pronostic et du traitement de ces affections. Je n'hésiterai donc pas à consacrer quelques développements à mon appréciation.

Nous verrons dans la seconde partie que la nutrition des muscles peut avoir subi de profondes atteintes sans qu'ils aient perdu la faculté de se contracter. Dans l'espèce d'atrophie musculaire que je désignerai sous le nom d'*atrophie primitive ,* les muscles restent encore irritables , bien qu'ils soient considérablement décolorés et qu'ils aient perdu une grande partie de leur volume. A une époque plus avancée de la maladie , leur contractilité disparaît , il est vrai , mais alors la dégénérescence de ces organes est complète, et il n'existe plus de tissu contractile. Il est donc difficile d'attribuer à une lésion de nutrition les changements qui se manifestent dans l'irritabilité des muscles privés de l'influence de la moelle , ces changements d'ailleurs précédant de beaucoup les premiers indices d'atrophie.

Ainsi , d'une part , la conservation de l'irritabilité des muscles est compatible avec un degré d'atrophie très avancé ; d'autre part , ces organes peuvent avoir perdu leur contractilité sans

---

(1) Physiologie , tome I⁰ʳ , 3ᵉ fascic., p. 39.

être sensiblement atrophiés. Ce dernier cas est surtout très frappant dans certains états morbides que nous aurons à étudier. Chez beaucoup de paralytiques, en l'absence de toute lésion appréciable du système nerveux, l'irritabilité est abolie et peut rester perdue pendant un temps fort long, sans que la nutrition des muscles soit altérée. On ne saurait, par conséquent, faire dépendre, dans ces diverses circonstances, le défaut de contractilité d'une modification matérielle des fibres musculaires.

Mais cette explication serait encore bien moins acceptable appliquée aux résultats des expériences que je viens de rapporter. Ce n'est certainement pas en altérant la nutrition que l'interruption du cours du sang, le chloroforme et le cyanure de potassium rendent les muscles inaptes à se contracter au bout d'une heure ou seulement de quelques minutes. Si cette interprétation pouvait paraître valable lorsqu'il s'agit d'expériences faites sur un animal vivant, personne ne l'admettra, je pense, quand l'expérience aura pour objet un muscle séparé du corps ou un cadavre. Le rapide retour de la contractilité, au moment où le sang afflue de nouveau dans un membre soustrait à son influence pendant plusieurs heures, tend encore à éloigner l'idée d'une lésion de nutrition. Enfin, lorsque J.-Ph. Kay et M. Brown-Sequard sont parvenus à rétablir sur des cadavres, par des injections de sang, cette propriété du tissu musculaire abolie, treize ou quatorze heures après la mort, bien évidemment la nutrition n'a joué aucun rôle dans ces remarquables résultats.

D'après ces faits, le sang paraît exercer sur l'irritabilité une action spécifique et immédiate, bien distincte de celle qu'il exerce sur la nutrition proprement dite, et il devient évident, par cela même, que l'aptitude des muscles à se contracter est subordonnée plus encore à l'influence dynamique des conditions vitales qu'à leur influence végétative. Je ne comprends pas autrement le mode d'intervention du système nerveux, puisque le changement organique qui survient dans les muscles après la section d'un nerf est bien postérieur aux changements observés dans leur contractilité.

L'action du sang et du système nerveux sur l'irritabilité musculaire est donc essentiellement dynamique.

Toutefois, je ne prétends pas dire que l'intégrité matérielle des muscles ne soit pas indispensable au plein exercice de leurs fonctions, et parmi les causes qui altèrent leurs propriétés de tissu, il faut assurément placer celles qui agissent en les désorganisant ou en substituant des productions morbides à la fibre contractile.

Avant de terminer cet article, je suis obligé de réfuter une allégation des plus extraordinaires, émise par M. Duchenne (de Boulogne). S'il n'y avait, dans l'opinion de cet auteur, qu'une faute de physiologie, je me dispenserais d'en parler ; mais il s'agit d'une erreur pathologique, dont les conséquences peuvent être d'autant plus graves qu'elle a été accueillie sans objection et tend à s'accréditer.

Afin de n'altérer en rien la pensée intime de M. Duchenne, je transcrirai le passage de son *Traité de l'Electrisation localisée* où elle est développée :

« *L'irritabilité n'est pas nécessaire à la motilité :* tel est le
» titre d'un Mémoire adressé par moi à l'Académie des Sciences
» en 1846, et sur lequel j'attends encore un jugement. Si l'on
» se rappelle les grandes et savantes discussions soulevées
» par l'irritabilité hallérienne, qu'on a crue jusqu'à présent insé-
» parable de la vie, la proposition écrite en tête de cet article
» doit exciter l'incrédulité. Personne, en effet, n'avait songé
» à contester le rôle important qu'Haller a assigné à l'irritabilité.
» S'il est vrai que les physiologistes se sont divisés sur le siége
» de cette propriété et qu'ils se sont engagés à ce sujet dans de
» vives et interminables discussions, d'un autre côté, ils se sont
» tous si bien accordés sur l'importance de l'irritabilité pour les
» fonctions musculaires, qu'il n'est venu à la pensée d'aucun de
» douter de l'union intime de la contractilité électrique et de la
» contractilité volontaire. Aujourd'hui, cependant, m'appuyant
» sur des faits nouveaux et nombreux constatés publiquement
» dans les services cliniques des hôpitaux, souvent en présence
» des hommes les plus éminents, je persiste à dire que *l'inté-*
» *grité de la contractilité élcotro-musculaire n'est pas nécessaire*
» *à l'exercice des mouvements volontaires* (1). »

Ainsi que le déclare l'auteur de cette page, la pensée ingé-

---

(1) Traité de l'Electrisation localisée, p. 402.

nieuse qu'elle renferme n'a pu venir qu'à lui seul , et je ne crois pas, en effet, que personne, avant lui, ait soupçonné la complète *inutilité de l'irritabilité musculaire*. Aussi est-il curieux de connaître l'origine d'une donnée aussi nouvelle. Laissons donc parler M. Duchenne :

» « Voici dans quelles circonstances on observe les phénomènes
» desquels j'ai déduit la proposition que je viens de formuler.
» Certaines paralysies sont caractérisées par la perte de la
» contractilité électro-musculaire. Au début de mes recherches,
» je m'attendais à voir dans ces cas reparaître parallèlement
» la contractilité volontaire et la contractilité électro-musculaire
» sous l'influence du traitement. Il n'est pas un physiologiste
» qui admette la possibilité du contraire. Cependant j'ai cons-
» tamment vu la contractilité électrique rester longtemps dans
» le même état , c'est-à-dire *abolie* ou très notablement affai-
» blie , alors que les muscles avaient recouvré leurs mouvements
» volontaires (1). »

Je regretterai ici , une fois pour toutes , d'avoir à contredire trop souvent M. Duchenne (de Boulogne) ; mais je ne saurais accepter l'ensemble des doctrines physiologiques et pathologiques sur lesquelles il a appelé l'attention du monde savant. Relativement aux faits dont je m'occupe en ce moment, M. Duchenne s'est trompé, à la fois, et dans ses appréciations et dans ses observations.

Dans certaines paralysies, rien n'est plus vrai , le mouvement volontaire reparaît avant que l'électricité décèle un changement notable dans l'état de l'irritabilité. Souvent aussi des muscles qui paraissent ne pas réagir ou réagir à peine sous l'influence de l'électricité, se contractent pourtant par l'excitation de la volonté. Mais affirmer que l'intégrité absolue du mouvement est compatible avec une altération notable de l'irritabilité musculaire, et, à plus forte raison , avec son abolition, comme le prétend M. Duchenne, c'est avancer un fait inexact. Toujours à une modification appréciable de la contractilité correspond une modification de la faculté de se mouvoir, portant tout au moins sur l'énergie et la durée du mouvement.

Je reviendrai plus loin sur ces assertions pour les confirmer ;

_____

(1) Ouv. cit , p. 402 et 403.

en attendant , je puis citer en leur faveur l'opinion presque
identique de M. A. Becquerel (1).

Le fait essentiel signalé par M. Duchenne reste pourtant avéré,
mais doit être formulé d'une manière moins hyperbolique qu'il
ne l'a été par cet écrivain. Je le répète donc , la faculté de contracter volontairement les muscles peut coïncider avec un certain
degré d'altération de l'irritabilité musculaire. En pareil cas, toutefois, la puissance du mouvement est proportionnelle à l'état de
la contractilité. Or, si dans les paralysies de ce genre la volonté
produit sur les muscles des effets que l'électricité ne parvient
réellement pas à déterminer , je ne puis en déduire les mêmes
conséquences que M. Duchenne, et j'en conclus seulement, comme
à la page 216 , que la force nerveuse est un agent mieux approprié à l'excitabilité des muscles, et , en outre, plus immédiat.
J'ai montré effectivement chez les grenouilles, et je le montrerai ailleurs chez l'homme, qu'un courant électrique appliqué aux
cordons nerveux provoque encore des contractions dans des
muscles où il n'en détermine plus lorsqu'il leur est directement
appliqué. Enfin , si ces divers motifs ne peuvent ébranler la
conviction de M. Duchenne, je lui demanderai à quoi , dans son
opinion , est utile l'irritabilité musculaire , si elle est inutile au
mécanisme des mouvements volontaires.

M. Duchenne, il est vrai , semble s'être créé des idées exceptionnelles sur ce point de physiologie. Si j'ai bien compris la
portée de ses écrits, il distingue dans les muscles deux sortes de
contractilités , l'une susceptible d'être mise en jeu par l'électricité : c'est sa *contractilité électro-musculaire ;* l'autre, ne répon-
dant qu'à l'influence nerveuse, serait la *contractilité volontaire.*
Chacune d'elles pourrait être isolément abolie ou modifiée. Et
en effet , nous venons de voir M. Duchenne parler des altérations de la première ; ailleurs, il fait mention de celles de la
seconde. Il admet que , dans les paralysies liées à une lésion
cérébrale, les muscles, quoique parfaitement irritables par l'électricité , « ont perdu leur aptitude à réagir sous l'influence de
» l'agent nerveux , alors que celui-ci leur revient après la gué-
» rison de la lésion cérébrale (2). » N'aurait-il donc jamais

---

(1) Traité des applications de l'électric. à la thérap. Paris, 1857, p. 190-19
(2) Ouv. cit., p. 714.

observé, dans ces cas, des contractures, des mouvements convulsifs ou réflexes, preuves évidentes que les muscles paralysés restent « aptes à réagir sous l'influence de l'agent nerveux ? » On pourrait le croire si, quelques pages plus loin (1), il n'était précisément question de ces phénomènes et de leur valeur comme signe diagnostique. Ces objections, fournies par M. Duchenne lui-même, sont plus que suffisantes pour réfuter toute sa théorie, et il est inutile d'ajouter que je repousse la distinction établie par lui. Les muscles sont irritables; l'action nerveuse, l'électricité, les excitations mécaniques ou chimiques sont autant de stimulants capables d'en provoquer les contractions. Mais il ne suit pas de là qu'il y ait en eux une contractilité volontaire, une contractilité électrique, une contractilité mécanique, chimique, etc.; et si, dans divers états morbides spontanés ou artificiellement développés, l'un de ces agents cesse de produire ses effets accoutumés, concluons-en sagement qu'il est moins approprié que les autres à l'excitabilité modifiée des muscles, et ne cherchons pas à en tirer des conséquences impossibles.

III. *Sensibilité des muscles.* La sensibilité dite générale, peu développée dans ces organes, y existe cependant. J'ignore, à la vérité, si les sensations de température peuvent s'y produire, n'ayant pu le vérifier directement; mais ils sont certainement capables de sentir les contacts, comme chacun peut s'en assurer sur soi-même en comprimant entre les doigts une masse musculaire. Moins sensibles que la peau à la douleur, ils sont pourtant susceptibles de l'éprouver, et même à un haut degré. La sensation de crampe, celle qu'y provoque l'électricité, celles que déterminent la rupture des fibres musculaires et le rhumatisme, le sentiment de fatigue extrême, etc., sont autant de manifestations douloureuses propres aux muscles. M. Duchenne (de Boulogne) ayant beaucoup parlé d'une *sensibilité électro-musculaire*, on a généralement cru à l'existence d'une propriété particulière découverte par cet auteur, et je ne sais si telle n'est pas réellement sa manière de voir. Quoi qu'il en soit, j'affirme, sans la moindre hésitation, que l'électricité ne développe dans les muscles d'au-

---

(1) Ouv. cit., p. 718.

tres sensations que celle de la douleur et celle qui donne notion de leur contraction.

Cette dernière sensation, connue sous le nom de *sensati(* *d'activité musculaire,* est exclusivement propre au muscle. . l'ai déjà étudiée dans ses rapports avec le toucher, et j' indiqué la part qu'elle prend au mécanisme du mouvemer Devant revenir plus loin sur ce rôle important, il suffit de mentionner ici.

IV. *Extensibilité des muscles.* Les muscles sont extensibles un haut degré, et l'on peut constater cette propriété dans tous l mouvements qui ont pour effet d'éloigner l'un de l'autre l points d'attache de ces organes. Dans la flexion des doigts et (poignet sur la main et l'avant-bras, par exemple, il est évide que les muscles extenseurs de ces parties doivent subir u élongation plus ou. moins considérable. L'extensibilité peut dim nuer dans certaines circonstances, et principalement après u immobilité prolongée des muscles. Il devient parfois alors tr difficile ou même impossible d'en obtenir l'allongement. Le mo vement paraît donc être une condition nécessaire au maintien cette propriété. Les muscles, doués d'extensibilité et posséd(encore une rétractilité très appréciable, comme nous allons voir, doivent être placés, par conséquent, au nombre des organ élastiques.

V. *Rétractilité des muscles.* Il existe une propriété commu à la plupart des tissus vivants, en raison de laquelle ils tend(à se raccourcir d'une manière spontanée et indépendamment toute excitation. Ainsi, après une section de la peau ou d'u muqueuse, les deux lèvres de la plaie s'écartent, et l'on obse1 le même phénomène à des degrés divers quand on coupe un ne une veine, une artère ou un muscle. Il se produit même ap1 la mort, comme le sait quiconque s'est livré à la dissection, moins que la putréfaction ne soit très avancée. Cette propriél désignée sous le nom de *rétractilité*, n'est pas, par conséquei spéciale aux muscles, et J. Muller a eu raison de ne pas l'étud comme telle. Je suivrais l'exemple du physiologiste allemand, (ne surgissait à ce sujet des questions importantes. au point vuc de cet ouvrage.

Bichat avait désigné la *rétractilité* par l'expression de *contractilité de tissu ;* de nos jours , on l'appelle également *tonicité.* Ces trois dénominations sont synonymes dans le langage classique. Or, cette synonymie me paraît couvrir une confusion de choses fort distinctes.

Bichat attribuait l'antagonisme des muscles et la position moyenne des membres dans le sommeil à la contractilité de tissu (1); il y voyait aussi , au moins en partie , la cause de la déviation des traits dans l'hémiplégie faciale. Pour ce dernier cas , la même opinion est aujourd'hui généralement admise. C'est encore à la tonicité qu'est due , d'après beaucoup de physiologistes , l'élévation de la paupière supérieure pendant la veille, l'occlusion de l'œil pendant le sommeil , la constriction des sphincters de l'anus et de la vessie , etc.

Mais ces effets ne dépendent pas de la tonicité telle qu'on la comprend, c'est-à-dire en tant que propriété du tissu musculaire et synonyme de rétractilité. Dans l'hémiplégie faciale-, par exemple , comme dans beaucoup de paralysies liées à des affections des centres nerveux, il est bien évident que la force faisant équilibre à l'action des antagonistes n'appartient pas au muscle lui-même, mais au système nerveux sur lequel porte la lésion primitive. Dé même, lorsque, par suite d'une affection des nerfs de la troisième ou de la septième paire , l'élévation et l'abaissement permanents de la paupière supérieure, pendant la veille et le sommeil , deviennent impossibles , on doit conclure, il me semble , que la tonicité à laquelle on rapporte ces deux phénomènes dépend de l'action nerveuse. Le même raisonnement s'applique à l'occlusion des sphincters de l'anus et de la vessie ; car, comme l'a indiqué Marshall-Hall , et comme je l'ai vu souvent dans mes expériences sur la moelle, la destruction des portions de cet organe qui président aux mouvements des muscles de la vessie et du rectum abolit immédiatement la tonicité de leurs sphincters et détermine l'incontinence. La force d'où résultent ces divers effets n'est donc pas une propriété du tissu musculaire lui-même , et ne saurait , par conséquent , être assimilée à la rétractilité.

Encore bien moins faut-il adopter l'opinion de Bichat sur la

---

(1) Anatomie générale ; syst. musculaire de la vie animale, art. III, § 1er.

cause de l'équilibration des muscles antagonistes : « La contr[
tilité de tissu , dit-il , est portée au plus haut point dans
muscles. Ces organes sont dans une tendance continuelle à
contraction , surtout quand ils ont dépassé , en s'allongeant , l[
grandeur naturelle. Cette tendance est *indépendante de l'act[*
des nerfs et de la propriété irritable du tissu musculaire. Elle
influencée par la vie , mais elle n'y est pas spécialement li[
c'est de la structure des muscles qu'elle dépend essentiel[
ment. *Le phénomène remarquable des muscles antagonistes*
résulte... Toute position extrême des membres et d'une pa[
mobile quelconque ne peut, dans l'état ordinaire , être ma[
tenue que par l'influence des forces vitales (influence nerve[
et irritabilité musculaire). Que ces forces cessent d'être
action , aussitôt la contractilité de tissu du muscle allo[
ramène la partie mobile à sa position moyenne , position
l'équilibre se rétablit. Voilà pourquoi , dans tous les cas
l'influence cérébrale est nulle sur les muscles... les memb[
se trouvent constamment dans une position moyenne... C'es[
qui arrive dans le sommeil (1). »

Bichat admet la persistance de la contractilité de tissu ap[
la mort, tout en reconnaissant qu'elle s'affaiblit. La rétract[
persiste , en effet , mais les phénomènes que vient de sign[
Bichat n'ont plus lieu. Les membres d'un cadavre conserv[
indéfiniment les positions extrêmes qu'on leur donne , et
contractilité de tissu de leurs muscles n'est plus capable de
ramener à une position moyenne. L'illustre auteur du *Tr[*
d'Anatomie générale aurait dû observer que la même ch[
arrive souvent dans les membres paralysés , preuve nouv[
que les effets dont il vient d'être question n'ont pas leur ca[
essentielle dans le muscle. Dans ce dernier cas même , si la c[
tractilité de tissu ou la rétractilité vient à agir , ce n'est plus p[
maintenir l'équilibre, c'est pour le rompre, comme le démont[
les positions vicieuses des parties paralysées après un cer[
temps d'immobilité. La contractilité de tissu, force brute, liée[
structure des organes et indépendante de la vie, telle, en un r[
que la comprenait Bichat, agit en raison directe de la masse
muscles et tend , par conséquent , à faire prédominer les grou[

---

(1) Anatom. génér. , loc. cit.

les plus volumineux. Aussi, loin de concourir au mécanisme du repos musculaire, elle en serait, au contraire, l'antagoniste, si quelque autre puissance ne lui faisait équilibre.

Cette puissance, c'est la *tonicité;* non la tonicité classique et synonyme de rétractilité, mais une force complexe, dont je vais essayer de donner une idée précise.

VI. *De la tonicité.* Les muscles, ai-je dit, sont essentiellement élastiques, c'est à-dire doués de la faculté de s'allonger et de revenir passivement à leur premier volume. A l'état normal, et dans la position moyenne des parties qu'ils sont destinés à mouvoir, ils se trouvent évidemment dans un certain état d'élongation, puisqu'ils se rétractent plus ou moins lorsqu'on vient à les couper en pratiquant une amputation. Leur plus extrême état de relâchement ne représente même pas la dernière limite de leur rétractilité, puisque, même alors, et sur le cadavre, quand on les divise, les surfaces de la section s'éloignent encore l'une de l'autre. La force de cette propriété de rétraction est directement proportionnelle au volume des muscles ou des groupes musculaires, comme s'il s'agissait d'un corps élastique quelconque. De là, la tendance des membres à se fléchir suivant telle ou telle direction, soit dans certaines paralysies, soit après la mort. Ces parties peuvent être alors portées dans des positions extrêmes, ainsi que cela arrive pour les doigts qui s'infléchissent si fortement dans la paume de la main, et pour les pieds qu'on trouve dans l'extension forcée. La rétractilité des extenseurs ne suffit donc pas pour compenser celle des fléchisseurs, et c'est là, comme je l'ai dit, une cause capable de troubler l'équilibre. Mais il en est d'autres également propres à produire le même effet : ce sont les forces brutes qui agissent sur la matière en général, et spécialement la pesanteur. Immédiatement après la mort, la mâchoire inférieure s'abaisse, la tête s'incline d'un côté ou de l'autre, et le corps entier s'affaisse entraîné par son poids vers la terre.

La vie doit donc lutter sans cesse contre ces influences physiques, et elle doit lutter par une action permanente, calculée, mais indépendante de l'attention et de la volonté, qui, cessant de s'exercer pendant le sommeil, ou mobiles dans leurs objets, ne seraient pas des garanties suffisantes pour la statique

animale. L'action dont je suppose l'existence est bien réelle
s'exerce continuellement, à notre insu et sans notre partici
tion, au moins sans notre participation permanente. Une foi:
station debout établie, elle se maintient indéfiniment, s
autre limite que la fatigue, et sans que l'attention ou la volc
interviennent. Nous pouvons, il est vrai, rétablir l'équilibre,
vient à être rompu, mais là se borne l'activité volontaire
reste est automatique. Quelle que soit l'attitude que nous ʃ
nions, ce qu'elle pourrait avoir de contraire aux lois ordina
de la statique se trouve aussitôt compensé par la puissa
dont je veux parler, et nous ignorons même sa mise en ;
La fatigue, ai-je dit, lui impose des limites ; cela n'est m
plus vrai pour certaines parties : l'élévation constante de
mâchoire supérieure n'entraîne aucune fatigue ; et, pourtant
y a dans ce fait un déploiement d'activité incontestable, p
qu'après la mort la mâchoire s'abaisse par l'effet de la pe:
teur, pour se relever plus tard, il est vrai, sous l'influence d
rigidité cadavérique. La station de la tête sur le tronc n'est :
vie de fatigue, en général, que chez les individus faibles
malades. Le sommeil met également un terme à cette ren
quable action vitale, mais non dans toute l'étendue du cor
comme le prouve l'occlusion des paupières. et la persistanc:
celle des sphincters. Ainsi, elle s'exerce d'une manière di
rente, et quant à sa durée, et quant aux phénomènes auxq
elle prend part. Cependant elle ne cesse pas d'être la même,
dans tous les cas, son mécanisme reste identique.

A cette force automatique, quel que soit son siége, quels
soient ses effets, quelles que soient les circonstances où ell
manifeste, doit être exclusivement réservée la dénominatio
tonicité, et, dans tout le cours de cet ouvrage, cette expï
sion sera toujours prise dans l'acception que je lui assigne
Voyons, maintenant, en quoi elle consiste.

Les organes par lesquels s'exerce la tonicité ne peuvent
que les muscles ; mais elle ne peut s'expliquer, comme on l'a
par une propriété simple de leur tissu, et d'autres élém
entrent dans sa constitution. Elle cesse, en effet, avec la
tandis que les propriétés de la fibre musculaire persistent en
plus ou moins longtemps après la mort. Néanmoins, elle ne
rait exister sans la contractilité musculaire, et subit toute:

modifications éprouvées par cette propriété : elle s'affaiblit et s'abolit avec elle. C'est ce que nous verrons dans les paralysies myogéniques, qui consistent seulement en une altération plus ou moins profonde de l'irritabilité, sans aucun changement du côté des puissances nerveuses. C'est ce que l'on voit aussi dans les membres de grenouilles soumis à l'action du chloroforme, du cyanure de potassium ou du plomb. D'autre part, la section d'un nerf ou la destruction de la moelle abolit également la tonicité dans toutes les parties auxquelles se distribuent ce nerf ou les nerfs issus de la portion détruite de la moelle. Le curare agit encore de la même manière, son action portant sur les nerfs moteurs, et bien qu'il laisse l'irritabilité musculaire intacte. L'influence nerveuse est donc indispensable au maintien de la tonicité. Enfin, elle diminue, s'altère ou disparaît lorsque la sensibilité spécifique des muscles est diminuée ou tout-à-fait éteinte. Chez les malades qui ont perdu les sensations d'activité musculaire, en effet, l'équilibration est compromise ou impossible, et tous les phénomènes qui en dépendent peuvent être profondément modifiés ou même annihilés. Ainsi, le corps est oscillant dans la station, et parfois il s'affaisse sur lui-même, comme si les forces dont elle dépend n'existaient plus, quoique la contraction volontaire n'ait rien perdu de son énergie :

Trois éléments entrent donc dans la composition de la tonicité : l'action nerveuse, la contractilité et le sens de l'activité musculaire, et chacun de ces éléments est également indispensable à son existence à différents titres.

Le muscle, avec sa faculté contractile comme organe ; la sensation, comme fournissant aux centres nerveux les moyens d'apprécier les divers états des muscles, c'est-à-dire leur puissance de contraction, leur élongation ou leur relâchement, et, par conséquent, la nécessité de l'intervention centrale, soit pour accroître, soit pour diminuer l'intensité de l'action nerveuse, soit pour en modifier la distribution ; enfin, l'action nerveuse elle-même, comme communiquant aux muscles les déterminations encéphalo-rachidiennes.

Tels sont les éléments de la tonicité musculaire ; mais il est une condition essentielle au moins à sa manifestation. L'exercice de la tonicité suppose une raison d'être ; cette raison d'être faisant défaut, la tonicité cesse. L'objet primitif de la tonicité est, je le

rappelle, de compenser la rétractilité des muscles et l'action d<
pesanteur, ou encore, en ce qui concerne les sphincters, de ré
ter aux pressions qu'ils supportent. D'autre part, la tonicité
chaque muscle devient pour le muscle antagoniste une source
réaction. Supposons ces diverses causes absentes, et l'exer<
de cette force n'aura plus de motif. Et, en effet, dans les pa
lysies, les muscles restés sains sont loin d'acquérir une pré<
minance aussi considérable qu'on pourrait le supposer *à prie*
Ainsi, dans la plupart des hémiplégies faciales, la déviation <
traits pendant le repos est fort peu marquée au début, et ne devi
très apparente que lorsque le malade veut parler, rire ou souff]
Par la suite, il est vrai, elle se dessine avec plus d'évidence
la paralysie persiste, mais c'est qu'alors un peu de rétract
s'ajoute aux effets de la tonicité. Il en est de même dans les me
bres : la flexion des doigts déterminée par la paralysie des exte
seurs, à la suite d'une lésion du nerf radial, est très modérée
très facile à vaincre au début ; bien différente, en cela, du cra
ponnement qu'entraînera plus tard la rétraction des fléchisseu

De ces développements rapides il résulte qu'on ne doit-[
confondre la *rétractilité* avec la *tonicité*, la première étant u
propriété de tissu qui n'est pas même spéciale aux muscles, el
seconde une force ou puissance complexe, à la constitution
laquelle la rétractilité ne prend aucune part.

VII. *Du mode d'action des muscles.* Antérieurement à Galie
on attribuait aux muscles six modes distincts d'activité. Gali
combattit énergiquement cette doctrine, et soutint que pour chac
de ces organes il n'existe que deux mouvements réels, la co
traction et l'extension, et un seul actif, la contraction. Il dém<
tra expérimentalement que les mouvements opposés s'exécute
à l'aide de muscles antagonistes, alternativement relâchés
contractés (1). Les idées de cet homme illustre prévalurent s
les anciennes erreurs et devinrent une des lois physiologiques l
mieux établies.

Toutefois, bien que la contraction constitue le seul mode d'a
tivité des muscles, leur relâchement n'exprime pas toujours

---

(1) Galien, traduct. de Ch. Daremberg ; du Mouvement des muscles, chi
IV, V, t. II, p. 329 et 333.

état de passivité absolue de la part de l'organisme ; bien plus , il faut y reconnaître, au contraire, un signe d'activité dans une multitude de circonstances.

En étudiant la tonicité, nous avons vu que le principal but de cette force automatique est de contre-balancer l'influence de la pesanteur, d'une part, et, d'autre part, celle des muscles antagonistes. En cela consiste même sa principale condition d'existence, sa cause excitante, sans laquelle, n'ayant plus d'objet, elle ne saurait se manifester. Toute tendance d'une partie mobile du corps à s'éloigner de la position moyenne, sans l'assentiment de la volonté ou des autres centres fonctionnels , est immédiatement réprimée par la tonicité , et avec une puissance proportionnelle à l'énergie de la force contraire. Rien n'est plus vulgaire que ce fait , et il n'est pas de chirurgien qui ne soit chaque jour à même de constater la résistance involontaire de diverses parties du corps aux mouvements imprimés. Quand on électrise un muscle bien contractile , l'antagoniste ou les antagonistes se contractent eux-mêmes et s'opposent, dans une certaine mesure, au déplacement de l'organe auquel est fixé le muscle excité. Les individus soumis à l'expérience sentent très nettement cette résistance , bien évidente , d'ailleurs , pour l'expérimentateur. Agit-on , en effet , sur les fléchisseurs des doigts, les phalanges se fléchissent, mais à la manière d'une lame élastique , tendant sans cesse à reprendre leur rectitude normale. On les voit osciller , s'étendre à la moindre intermittence du courant, et se redresser rapidement dès qu'on le suspend.

Dans ces phénomènes , on ne peut méconnaître la réaction tonique des antagonistes , accrue en raison directe de l'action des fléchisseurs. Cet effet est surtout remarquable à la mâchoire inférieure : il est presque impossible , même avec le consentement d'une personne qui s'y prête , de vaincre sans sa volonté formelle la résistance tonique des muscles abaisseurs ou élévateurs ; de là, la difficulté que l'on éprouve toujours à ouvrir la bouche chez les individus privés de la faculté de vouloir par une affection cérébrale, difficulté mal à propos attribuée à la contracture des masséters.

Or, ce qui arrive pour les mouvements imprimés ou artificiellement provoqués n'a plus lieu dans les mouvements volontaires. Au moment où , sollicité par l'influence du cerveau , un muscle

se contracte, la tonicité de ses antagonistes s'annule, évidem
ment en vue de favoriser l'exécution du mouvement, évidemmen
aussi par l'effet d'une détermination spéciale des puissance
motrices. On peut faire, à ce sujet, une facile expérience : si l'o
électrise les fléchisseurs des doigts, les phalanges s'incurven
plus ou moins fortement dans la paume de la main, et, comm
je l'ai dit, se redressent brusquement au moment où le couran
est interrompu. Mais si, en même temps, on engage la personn
soumise à l'expérience à fléchir volontairement les doigts san
violence, le redressement des phalanges ne se produit plus d
tout au moment où l'on suspend l'électrisation. La volonté, e
même temps qu'elle excite la contraction des fléchisseurs, aboli
donc la réaction tonique des extenseurs. Quand on cherche
abaisser la mâchoire inférieure chez un individu, d'ailleurs con
sentant, indépendamment de sa volonté, on éprouve une éner
gique résistance. Qu'on lui ordonne alors de *vouloir* ouvrir l
bouche, à peine les muscles abaisseurs se contractent-ils, e
cependant toute résistance cesse. Observations analogues che
les apoplectiques privés de connaissance : il faut employer la vio
lence pour écarter les mâchoires. Qu'un vomissement survienne
et la contracture prétendue des masséters disparaît à l'instan
pour faciliter l'ouverture de la bouche.

Dans ces cas et dans une multitude d'autres, le relâchemen
des muscles pendant la contraction de leurs antagonistes consti
tue donc un phénomène actif, sinon de la part du muscle, au
moins du système nerveux. C'est ainsi que j'apprécie le relâche
ment des sphincters de l'anus ou de la vessie dans la défécatio
et la miction. On explique, en général, l'ouverture du col de l
vessie par la pression de l'urine sur le sphincter ; en d'autre
termes, on considère la dilatation de ce muscle comme exclusive
ment passive. On n'a pas remarqué qu'à l'état normal la pressio
qu'il subit est d'ordinaire peu considérable, et qu'à l'état d
maladie il en supporte fréquemment une bien supérieure san
céder. Sa résistance, on le sait, peut aller jusqu'à déterminer un
énorme distension de la vessie et parfois même sa rupture
Par conséquent, dans la miction, et par analogie, si d'autre
preuves manquaient, dans la défécation, la pression *à terg
ne suffit pas pour rendre compte de la dilatation du col de l
vessie et de l'anus, et le relâchement des sphincters ne peut êtr

qu'un acte spontané. J'interprète encore de la même manière le relâchement du releveur de la paupière supérieure dans l'occlusion volontaire des paupières ; celui des fibres circulaires de l'œsophage et du pharynx devant le bol alimentaire. « On a beau peser sur l'abdomen en penchant en avant tout le haut du corps, dit Marshall-Hall , rien ne sortira de l'estomac, tant l'action du cardia est énergique. Mais si , dans cette position , on touche l'arrière-bouche , ce sphincter se relâche tout de suite , et le vomissement a lieu (1). » Bien évidemment la dilatation du cardia est aussi un phénomène actif.

Ce dernier fait a porté Marshall-Hall à admettre pour les sphincters une *fonction de relâchement*. Je partage pleinement l'opinion du savant physiologiste anglais ; mais je suis convaincu que la fonction qu'il signale comme particulière aux constricteurs est un élément de la faculté motrice commun à la totalité du système musculaire. A toute contraction me paraît correspondre un relâchement synergique dans les muscles antagonistes.

Ainsi , je le répète, bien que la contraction soit le seul mode d'activité propre à la fibre musculaire, il n'est pas absolument exact de considérer les muscles comme ne participant au mouvement que par leur contraction. Ils concourent à l'accomplissement d'un grand nombre de fonctions , aussi bien en se relâchant pour favoriser l'exécution du mouvement qu'en se contractant pour le produire ; et leur relâchement , comme leur contraction , est actif. Bien entendu, cependant, la *fonction de relâchement* ne suppose pas une propriété correspondante dans le tissu musculaire, et ne relève que du système nerveux.

II.

DE LA FACULTÉ MOTRICE.

J'emploie ces mots pour désigner l'ensemble des forces ou facultés d'où procède le mouvement. Il est à peine nécessaire de rappeler la multiplicité de ces forces : personne n'ignore plus que le mouvement normal n'est pas l'œuvre d'une puissance unique, mais qu'il résulte d'un enchaînement complexe d'actes

---

(1) Aperçu du système spinal. Paris, 1855, p. 88.

différents . tous indispensables , à divers titres , au plein exercice de la motilité. Toutefois, la physiologie expérimentale a plutôt indiqué qu'analysé réellement le mécanisme profondément obscur de cette importante fonction. Vis-à-vis de certains phénomènes de la vie , elle a distingué le mode d'action du cerveau du mode d'action du cervelet et de la moelle ; elle a signalé un rapport capital entre le bulbe et la respiration , entre les tubercules quadrijumeaux et la vision : progrès immenses , si l'on compare l'état actuel de nos connaissances. aux vagues notions des siècles passés. Cependant , et j'en appelle à tous ceux qui ont réfléchi sur ce vaste sujet , se fait-on une idée bien nette du mouvement en général , de chacun de ses phénomènes , de ses détails , de leur enchaînement ? S'est-on rendu compte de ses innombrables variétés de forme et de sa participation à une multitude d'actes ? Autant de problèmes encore à l'étude , à peine entrevus, et dont la solution , intéressante déjà au seul point de vue de la science , serait féconde en utiles applications à la pratique médicale.

Dans cette conviction , j'ai fait les plus grands efforts pour coordonner et compléter autant que possible les données que nous possédons sur la faculté de se mouvoir chez les animaux supérieurs, et je désire que cette portion de mon travail réponde au but que je me suis proposé.

I. *Rôle des muscles dans le mouvement.* La contraction des muscles a pour effet de rapprocher l'une de l'autre les deux extrémités de leurs fibres, et , par conséquent , de produire un changement de position des parties auxquelles elles s'insèrent, c'est-à-dire le *mouvement,* ou une diminution dans la capacité des cavités ou dans le diamètre des orifices que circonscrivent certains de ces organes.

L'action des muscles peut être *continue* , comme dans les sphincters, mais elle est généralement *intermittente ;* pour quelques-uns, tels que le cœur et, à un moindre degré . les muscles respirateurs, elle est régulièrement *rhythmique.* La cause de ces divers modes d'action, comme de toute activité musculaire, réside dans le système nerveux.

L'effet produit par la contraction d'un muscle est déterminé , quant à la direction du mouvement, par les dispositions anato-

miques de cet organe et celles des parties qu'il est destiné à mou
voir. Quand plusieurs muscles agissent à la fois, le mouvement
lieu dans le sens de la résultante des actions individuelles de ce
muscles.

Les muscles dont la contraction simultanée tend à produire u:
même mouvement sont appelés muscles *congénères*, et oi
nomme muscles *antagonistes* ceux dont l'action s'annule récipro
quement. Les muscles antagonistes agissent en général d'un
manière alterne, les uns se relâchant pendant que les autres s
contractent, *et vice versâ* ; de là, des mouvements alternes, irré
guliers ou rhythmiques, à direction différente. Souvent aussi il
se contractent en même temps, et fixent alors dans l'immobilité les parties auxquelles ils s'attachent. Enfin, par leur forc(
tonique, ils se font mutuellement équilibre, et assurent la position normale des parties. D'ailleurs, cette distinction des muscle:
en *congénères* et *antagonistes* n'exprime pas une opposition
absolue dans leur mode d'action. Fréquemment ils concouren
ensemble à un même acte : ainsi, le grand-dentelé, antagonist(
du deltoïde quant aux mouvements du scapulum, devient soi
congénère dans l'élévation du bras. Le deltoïde, en effet, tendrait à abaisser l'angle externe de l'omoplate, si le dentelé n(
s'opposait à ce mouvement en fixant l'angle inférieur de cet os
mais il favorise par cela même l'action élévatrice du deltoïde.
De même, le trapèze et le grand-dentelé, bien évidemment antagonistes, l'un déplaçant l'omoplate de dehors en dedans, l'autre
de dedans en dehors, sont congénères quand il s'agit de l'immobiliser. On pourrait multiplier ces exemples.

Les muscles peuvent se contracter isolément ou par groupes.
Les mouvements qui résultent de la contraction d'un seul muscle
sont dits *mouvements simples* ; ceux qui sont exécutés par plusieurs muscles agissant à la fois prennent le nom de *mouvements
composés*. A l'état normal, il n'existe peut-être pas un seul mouvement réellement simple ; l'habitude seule parvient à isoler,
dans une certaine limite, les contractions d'un petit nombre de
muscles. Peu de ces organes, en effet, sont aptes à se contracter
seuls, et l'influence nerveuse ne peut s'adresser à l'un d'eux sans
exciter plus ou moins quelques-uns de ses congénères. Beaucoup
même sont indissolublement liés entre eux et se contractent toujours ensemble et avec une égale énergie ; tels sont les muscles

du périnée, les muscles masticateurs, ceux du voile du palais, du pharynx , du larynx , les intercostaux des deux côtés , etc. Les mouvements accomplis par ces divers muscles ont été appelés *mouvements associés*. Ni la volonté ni l'habitude ne sauraient détruire ces sortes d'associations.

D'autres muscles , très nombreux , dont les actions indivi-duelles sont indépendantes et bien distinctes entre elles , s'as-socient de manière à concourir synergiquement à l'exécution de différents actes. Les trapèzes , les grands-dentelés , les sca-lènes, les-sterno-mastoïdiens , le diaphragme , les muscles abdo-minaux , etc., se groupent en vue de la respiration. Des combi-naisons analogues ont lieu pour la déglutition , la succion , la marche , le saut , la station, l'effort , la défécation, la miction , la parturition , etc. Tantôt les muscles qui participent à ces fonctions se contractent tous simultanément : c'est ce qui a lieu dans l'effort, la parturition, la station ; tantôt, pendant que les uns se contractent , les autres se relâchent, comme cela se passe dans la miction , la défécation , la déglutition. Dans la marche, la fonction s'accomplit à la faveur d'une série de contrac-tions alternes plus ou moins régulières entre muscles antago-nistes ; ces alternances prennent un caractère tout-à-fait rhyth-mique dans la respiration.

Ces mouvements composés , accomplis en vue d'un acte fonc-tionnel , suivant un certain ordre, un certain rhythme et une cer-taine mesure appropriés à la nature de cet acte, sont dits *coor-donnés*.

Je dois signaler, comme une erreur à rectifier, la confusion établie entre certains actes coordonnés et les mouvements sim-plement associés. Les mouvements combinés des deux globes oculaires , par exemple, sont universellement attribués à l'asso-ciation des muscles de ces organes , et l'on n'a pas suffisamment remarqué qu'ils peuvent être modifiés suivant les besoins de la vision. Ainsi, le muscle *droit interne* de l'un des yeux agit tou-jours de concert avec le *droit externe* de l'autre , quand il s'agit de regarder à droite ou à gauche ; mais, pour fixer la vue sur un objet très rapproché et situé à égale distance de l'axe des deux yeux, un peu au-devant de la racine du nez, je suppose, ce sont les deux muscles *droits internes* qui se contractent à la fois. La synergie si remarquable des muscles oculaires doit donc être bien

distinguée des associations fixes observées pour d'autres muscles ;
ce sont de véritables mouvements coordonnés.

En somme , les muscles sont les agents ultimes , les organes
des principaux mouvements du corps. Selon la manière dont
ils agissent ou se combinent entre eux , ils produisent les diverses
formes de mouvement, qui peuvent être classées ainsi qu'il
suit :

1° Mouvements *continus* ou *toniques, intermittents* et *rhythmiques ;* 2° mouvements *simples* et mouvements *composés* , lesquels,
en se groupant de différentes manières , donnent naissance
aux mouvements *associés ;* 3° les mouvements simples, composés,
associés , continus ou intermittents , se combinent pour constituer des mouvements *coordonnés ;* 4° enfin , on peut distinguer
aussi les mouvements *bruts* et les mouvements *fonctionnels*. Les
premiers sont les résultats immédiats de la contraction d'un ou
plusieurs muscles ; les mouvements *fonctionnels* procèdent de
mouvements bruts diversement coordonnés, suivant l'objet de la
fonction à laquelle ils concourent.

Un même muscle peut entrer dans plusieurs combinaisons
fonctionnelles. Les muscles abdominaux , par exemple , peuvent
participer à la respiration , à l'effort , à la parturition , et contribuer à la station ; le trapèze est un muscle respirateur ou locomoteur, selon les circonstances ; les muscles de la langue et des
joues entrent également dans le mécanisme d'un certain nombre
d'actes très différents.

Pour expliquer cette diversité d'action de la part d'un même
muscle , Ch. Bell avait admis deux systèmes de nerfs cérébro-
spinaux , appropriés l'un aux fonctions volontaires , l'autre aux
fonctions involontaires , chacun d'eux aboutissant à un centre
distinct. Le physiologiste anglais n'avait eu en vue , il est vrai ,
que de rendre compte de l'indépendance du mécanisme de la respiration ; mais il rapportait aux mouvements respiratoires la
plupart des mouvements automatiques : la toux , l'éternuement ,
le pleurer, le rire , la phonation , le vomissement, la déglutition , les mouvements expressifs de la figure , de l'œil , etc. Pour
lui , le centre commun présidant à ces actes multiples était , à
la moelle allongée , ce faisceau désigné de nos jours sous le nom
de *faisceau intermédiaire du bulbe*, et , dans la moelle épinière,
la partie du cordon latéral qui fait suite au cordon précédent.

De ce centre partaient l'ensemble des *nerfs respirateurs,* c'est-à
dire, dans le crâne, les quatrième, septième, dixième (
onzième paires, et, dans le rachis, une série de racines qı
s'accolaient aux racines fournies par les faisceaux blancs anté
rieurs. Cette dernière colonne, prolongée dans la moelle allongéє
et les nerfs qui en sortent, constituaient le *système nerveu*
volontaire (1).

L'idée primitive de Ch. Bell, la distinction organique des puiє
sances volontaires et automatiques, était assurément exacte. Maⅰ
elle fut envisagée et exposée d'après des vues préconçues et de
appréciations erronées qui en compromirent l'ensemble. Cł
Bell eut le premier tort de confondre avec les phénomènes resp
ratoires les mouvements expressifs, ceux de la déglutition,]
vomissement, la phonation, etc., ces actes n'ayant de commu
que l'intervention de certains muscles, ne s'exécutant pas, toutє
fois, par le même mécanisme, ne procédant ni du même appa
reil fonctionnel, ni du même besoin instinctif, ni des mêmє
puissances nerveuses. Il eut également tort de distingue
parmi les nerfs moteurs, des nerfs volontaires et des ner
automatiques.

On peut comprendre la participation d'un muscle à une mult
tude de fonctions, sans lui supposer autant d'espèces de fibre
nerveuses motrices que de fonctions. Il n'est pas nécessaire qı
chaque centre fonctionnel envoie un ordre particulier de ner
aux muscles dont il détermine l'activité ; une semblable compl
cation n'existe pas. Il suffit qu'un rapport soit établi entre chacu
de ces centres et les origines des nerfs musculaires commun
De quelle manière s'établit un tel rapport ? En réalité , noↄ
l'ignorons ; mais il n'est certainement pas direct. (Voir p. 92-95
D'ailleurs, et j'aurai à revenir sur cette proposition, les nerfs
faisceaux moteurs de la moelle sont des excitateurs de contraₜ
tions, et non de fonctions. Lors même que les radicules nerveuse
auraient des origines particulières à la fois dans les faisceaₜ
antérieurs et latéraux du cordon rachidien, ce que Ch. Bell avɛ
supposé sans preuves suffisantes, il n'en résulterait donc pɛ
qu'elles aient des attributions différentes quant au mouvement.

---

(1) Exposition du système naturel des nerfs, par Ch. Bell ; traduct.
J. Genest. Paris, 1825.

J'ai cru devoir revenir sur cette partie depuis longtemps réfutée de la doctrine de Ch. Bell, parce qu'elle a eu sur la physiologie de certains muscles respirateurs une influence persistante, et surtout parce que, récemment exhumée par M. Duchenne (de Boulogne), elle a été l'objet d'une application malheureuse à la pathologie, que je serai obligé de combattre dans un autre chapitre.

Aujourd'hui, ces idées sont généralement abandonnées : il n'existe pas diverses espèces de nerfs moteurs, au moins dans le système de la vie animale ; les mêmes fibres et la même propriété motrice sont communes aux fonctions les plus différentes. Si un muscle donné est tantôt affecté à un acte volontaire, tantôt à un acte automatique, ce n'est pas qu'il agisse tantôt par telles fibres nerveuses et tantôt par d'autres ; c'est que l'incitation de ses nerfs moteurs provient de centres différents.

II. *Rôle du système nerveux*. La physiologie expérimentale est parvenue à distinguer deux modes bien différents d'intervention du système nerveux vis-à-vis du mouvement. Par quelques-unes de ses parties, l'axe cérébro-rachidien détermine le mouvement et ses formes en vue des divers actes fonctionnels de la vie ; par d'autres, il exécute les décisions des premières. Ces deux facultés sont tantôt confondues dans un même organe, et tantôt naturellement isolées. D'après cette seule considération, à défaut d'autres, on devrait séparer le cerveau, le cervelet, les corps striés, les couches optiques, et même les tubercules quadrijumeaux, du reste des centres nerveux. Cette division correspond à celle du système nerveux en *parties inexcitables*, comprenant tous les organes que je viens de nommer, et *parties excitables*, comprenant la moelle spinale et la moelle allongée. Le rôle de chacun de ces segments, étudié en détail dans le premier chapitre, demande encore quelques développements au nouveau point de vue où nous conduit le plan de ce travail.

1° *Moelle (spinale et allongée)*. La moelle, on le sait maintenant, n'est pas un simple organe de transmission ; elle est un centre de sensibilité, de motricité et d'action réflexe ; enfin, il faut lui reconnaître encore certains attributs non moins essentiels que ces propriétés à l'exercice de la motilité. Outre le pouvoir d'exciter les contractions des muscles, elle les associe, et, dans une certaine mesure, les coordonne en mouvements réguliers. Fréquemment déjà j'ai signalé les faits qui révèlent ce mode d'action du cordon rachidien ; comme on l'a vu, après la section complète de la moelle au-dessous de la tête, les grenouilles peuvent encore sauter et nager quand on les excite, les serpents rampent avec agilité, les ailes des oiseaux exécutent des battements rapides et rhythmiques, tandis que la queue s'étale largement, comme pour le vol. Chez les quadrupèdes, les membres antérieurs et les membres postérieurs se meuvent successivement d'arrière en avant, comme pour la marche, etc...

Des phénomènes analogues ont été observés dans l'espèce humaine, chez des fœtus anencéphales : « Les bras et les jambes, écrivait Lallemand (1), en faisant allusion à des faits de ce genre, exécutent des mouvements dans tous les sens; seulement, ils sont un peu moins forts que ceux d'un enfant ordinaire... Si l'on place un doigt dans la main de l'enfant, il le saisit, il le serre... il porte ses mains à sa bouche, il exécute d'autres mouvements automatiques... » Toutefois, chez l'homme, comme Lallemand le fait remarquer, l'action propre de la moelle tend à s'affaiblir avec les progrès de l'âge et à laisser de plus en plus prédominer l'influence encéphalique ; mais elle se rétablit dans quelques cas pathologiques, quand une portion du cordon rachidien a été longtemps séparée du cerveau. Malgré l'interruption complète de la moelle, la miction et la défécation s'accomplissent normalement, quoique involontairement, chez quelques paraplégiques; chez d'autres, les impressions faites à la peau, bien qu'elles ne soient nullement perçues, provoquent. soit dans le seul membre stimulé, soit dans les deux à la fois, des mouvements réguliers qui ont été regardés comme volontaires par plus d'un observateur.

Les mouvements réflexes déterminés chez les animaux soumis à des vivisections sur les centres nerveux présentent souvent une apparence simplement convulsive, quand on les observe aussitôt après ces mutilations. Quoiqu'il n'en soit pas toujours ainsi, il convient, pour bien constater les phénomènes dont je veux parler, de laisser vivre les animaux plus ou moins longtemps. Lorsque la moelle n'est plus en rapport avec l'encéphale, elle

____

(1) Recherches sur l'Encéphale, t. III, p. 310-311.

quiert peu à peu une indépendance d'action surtout frappante
ez les reptiles et les oiseaux, mais bien prononcée aussi chez
s quadrupèdes, et qui permet d'en apprécier le rôle avec préci-
on. Mes recherches à ce sujet ont été faites au moyen du pro-
dé de section sous-cutanée que j'ai décrit (p. 23 et suiv.). J'ai
ı ainsi conserver vivants un temps indéfini des grenouilles, des
seaux, des chiens et des cochons d'Inde, dont la moelle était
upée en travers ou divisée en plusieurs segments. Les effets
flexes, généralement peu marqués ou irréguliers après l'opéra-
m, acquéraient dès le lendemain, et de plus en plus par la
ile, un caractère de netteté remarquable.

Dans tous les cas où les résultats de mes expériences ont été
ufeux ou mal caractérisés, j'ai trouvé à l'autopsie des alté-
tions consécutives de nature à modifier les manifestations ordi-
ires de l'action propre de la moelle. J'ajouterai, pour répondre à
s objections qui portent sur la valeur même de mes expériences,
e toujours après la mort j'ai vérifié l'exacte division de la moelle.
ntôt les deux bords de la section restaient plus ou moins
oignés et libres entre eux ; tantôt ils étaient réunis par
s dépôts plastiques à divers degrés d'organisation, mais au
ilieu desquels j'ai vainement cherché la moindre trace d'éléments
rveux ; enfin, si les parties situées en arrière de la section
agitaient sous l'influence des excitations que je leur adressais
rectement, jamais elles ne répondaient aux stimulations por-
es en avant de cette section, bien que la portion antérieure du
rps encore soumise à la volonté fût vivement agitée. Par tous ces
otifs, je me crois en droit d'affirmer que l'interruption de la
oelle était absolue chez les animaux qui m'ont servi de sujets
observation.

Examinées simultanément dans les quatre membres, chez les
zards, les grenouilles, lorsqu'ils survivent quelques jours à la
écapitation, et chez les oiseaux après la division de la moelle
rvicale, les contractions réflexes, excitées par des impres-
ons périphériques, ne constituent réellement ni la marche, ni

nage, ni le vol. Sans doute, les grenouilles exécutent des
uts et des mouvements de nage, et les lézards des mouve-
ents de marche ; mais la locomotion, dans son ensemble, n'a
us rien de coordonné. Sans doute, aussi, les ailes des oiseaux
agitent rhythmiquement ; mais, en définitive, ils ne volent pas.

Sous l'influence d'une stimulation, les parois thoraciqu
soulèvent et s'abaissent comme dans la respiration chez le
drupèdes dont la moelle est coupée au niveau de la troi
vertèbre cervicale, et cependant ils ne respirent pas. Entı
membres antérieurs et postérieurs, entre eux et le reste du
entre les divers groupes musculaires qui composent l'ap
respirateur, manque l'accord, l'espèce de concours synergi
coordonné d'où procèdent la nage, la marche, le vol et la re
tion. En un mot, on observe des mouvements partiels régu
coordonnés même, et non des actes fonctionnels com
Marche, vol, nage, respiration, ont leur raison d'être, c
nous le savons déjà, dans des centres spéciaux.

Mais les mouvements élémentaires à l'aide desquels s'a
plissent ces fonctions dépendent de la moelle seule. Il ε
pour s'en convaincre, d'étudier attentivement les détail
expériences précédentes.

On reconnaît alors que les mouvements exécutés par cl
partie du corps sont identiques à ceux qui lui sont le plus
tuels à l'état normal. Chez la grenouille, c'est pour les mer
postérieurs cette brusque succession d'abduction et d'addu
d'extension et de flexion, qui produit la propulsion dans la n
le saut; chez les oiseaux, l'aile se déploie, s'élève et s'al
successivement, comme dans le vol; chez les quadrupèdes,
que patte se meut d'avant en arrière, puis d'arrière en a
comme dans la marche.

Il y a mieux encore : les mouvements des membres homol
sont associés et coordonnés entre eux. Ainsi, chez les
nouilles les deux membres postérieurs, et chez les oiseau
deux ailes exécutent le même mouvement à la fois, comme
a lieu dans l'action normale de nager ou de voler. Chez les
drupèdes, tout est différent : les mouvements des deux mer
homologues sont alternes, c'est-à-dire que l'un se meut
rière en avant, tandis que l'autre se meut d'avant en arriè
réciproquement. Les choses se passent encore ici comme d
mode de progression naturel à ces animaux.

Le principe qui coordonne ces mouvements très complex
trouve donc dans la moelle même.

On démontre, en outre, par de nouvelles vivisections, que
exécution ne dépend pas de la moelle entière, mais du seç

d'où proviennent les nerfs des muscles qui y participent. Lorsqu'on a séparé tout le renflement lombaire du reste de l'organe, les mouvements des membres pelviens conservent indéfiniment le caractère de régularité et de coordination signalé plus haut. Il en est de même pour les ailes, chez les oiseaux, quand on a isolé un segment de moelle comprenant l'origine de tous leurs nerfs, au moyen d'une double section aux régions cervicale et dorsale. Chez ces mêmes animaux, la trépidation des pennes caudales, leur déploiement en éventail, persistent, bien que le tronçon de moelle qui fournit les nerfs de la queue soit complétement séparé de l'axe nerveux. Chez les chiens, dans les mêmes circonstances, la queue continue de se mouvoir alternativement de gauche à droite, comme sous l'influence de la joie à l'état normal.

Enfin, si l'on pousse l'analyse expérimentale plus loin encore, on voit que les mouvements de chaque segment des membres ou du corps sont eux-mêmes excités et associés, sinon coordonnés, exclusivement par la portion de moelle d'où naissent leurs nerfs. Coupons la moelle chez une grenouille au-dessous de l'origine des nerfs brachiaux, puis à une petite distance au-dessus de son extrémité terminale : entre la première et la seconde section sera comprise une portion de l'organe donnant naissance aux nerfs des muscles moteurs de la cuisse sur le bassin ; du segment isolé en arrière de la dernière section proviendront les nerfs moteurs des pieds sur les jambes.

Cette disposition est facile à réaliser. Or, dans ce cas, les deux cuisses et les deux pieds répondront isolément aux excitations, mais leurs mouvements individuels seront identiques à ceux qu'ils exécutent quand le renflement lombaire est intact. Résultats analogues chez les mammifères.

Les mouvements d'ensemble des membres et ceux de leurs divers segments dépendent, par conséquent, des portions de la moelle qui fournissent des nerfs à ces organes.

Je ferai remarquer, cependant, que lorsque, dans l'expérience précédente, on a isolé les mouvements des jambes et des pieds de ceux des cuisses, l'espèce d'accord fonctionnel que j'ai signalé entre le membre droit et le membre gauche m'a toujours paru faire défaut. Chez les chiens et les cochons d'Inde, par exemple, ces mouvements ne sont plus rhythmiquement alternes comme dans la marche. Cette alternance régulière et coordonnée n'est

bien manifeste que lorsque la section porte au-dessus du renfl
ment lombaire. Aussi suis-je disposé à penser que la coordinati
des mouvements des membres homologues en mouvements pa
tiels de marche, de vol et de nage, dépend de certains points re
treints de la moelle. Quelle que soit, d'ailleurs, la valeur de cel
supposition, le fait qui me l'a suggérée ne saurait être contest

D'après ce qui précède, tout segment de moelle d'où part u
paire de nerfs contient évidemment la force qui excite les contra
tions des muscles correspondants et le principe qui les associ
soit dans un même côté du corps, soit d'un côté à l'autre. L
mouvements élémentaires qui en résultent sont à leur tour associ
et coordonnés en mouvements d'ensemble des membres hom(
logues. La moelle préside encore, sans le moindre doute, à c
combinaisons, et peut-être par l'intervention de centres spéciau
siégeant dans des portions limitées de son tissu.

Dans tous les cas, les mouvements des membres postérieu
et ceux des membres antérieurs sont complétement indépendan
chez les quadrupèdes, et surtout chez les oiseaux ; dispositic
en harmonie avec la destination différente de ces organes. L(
premiers, ne servant guère qu'à la station et à la locomotior
les seconds, servant au vol chez les oiseaux, et pouvant serv
à la préhension chez les marsupiaux, certains rongeurs et l
quadrumanes, ne pouvaient être indissolublement associé
Remarquons que chez les oiseaux, la queue concourant d'ur
manière essentielle au mécanisme du vol, ses mouvements so
intimement associés à ceux des ailes après la décapitation.

Les faits que je viens d'indiquer ne sont pas, tant s'en fau
des faits nouveaux, et, fréquemment observés, ils ont mên
donné lieu à des appréciations parfois bien étranges de la pa
des expérimentateurs dont ils ont frappé l'imagination. Lega
lois (1) n'a pas hésité à considérer comme volontaires les mo(
vements excités dans les diverses parties du corps après d
sections multiples de la moelle, et, suivant M. Calmeil, il s'ét
blirait un « nouveau moi » dans les portions de l'axe nerve(
rachidien séparées du cerveau (2). De son côté, J. Muller (3

---

(1) Loc. cit, t. Ier, p. 60, 61 et 135.
(2) Recherches sur la structure, etc., de la moelle épinière ; Journal (
Progrès des institut. et sciences médic., 1828, t. XI, p. 94.
(3) Physiol. du syst. nerveux, p. 599.

out en s'exprimant avec une extrême réserve , reconnaît le rôle
essentiel de la moelle vis-à-vis de certains mouvements coordonnés, et il ajoute, après avoir cité des exemples : « Il est clair...
que des mouvements coordonnés des muscles sont possibles ,
après la décapitation, tant chez les animaux vertébrés que chez les
invertébrés ; l'influence de la volonté paraît même ne pas être
abolie , chez ces derniers , par la perte de la tête. » La phrase
qui termine cette citation contient l'opinion de Legallois appliquée aux espèces inférieures.

Je n'insisterai pas davantage. On voit , en définitive , que les
contractions musculaires , leur association en mouvements élémentaires , et la coordination de ces derniers mouvements en
mouvements d'ensemble, dépendent de la moelle seule, et , pour
chaque partie du corps , exclusivement de la portion de moelle
d'où proviennent ses nerfs. Tous les mouvements paraissent donc
disposés à l'avance, indépendamment des fonctions auxquelles ils
peuvent concourir ; mais ils n'existent qu'en puissance , d'une
manière pour ainsi dire latente , à la faveur d'un mécanisme sans
activité propre , et leur mise en jeu dans les phénomènes de
conservation de l'individu et de l'espèce, ou dans les manifestations diverses de la vie générale, suppose l'intervention d'une
puissance particulière qui , en même temps, les associe et les
combine en actes fonctionnels.

C'est à ce nouveau point de vue que je vais continuer l'analyse
de la faculté motrice. Mais je dois auparavant présenter encore
quelques courtes considérations sur les données précédemment
exposées, dans le but de prévenir certaines objections ou les
applications exagérées auxquelles elles peuvent prêter.

En ce qui concerne les espèces inférieures, ces données sont
exactement vraies, et j'ai plutôt atténué qu'exagéré les faits (1).
L'autocratisme de chaque segment de l'axe nerveux , très évident chez les annelés, reste également incontestable chez les
poissons, les reptiles et les oiseaux ; il devient ensuite progressivement moins appréciable, à mesure qu'on s'élève des derniers
mammifères jusqu'à l'homme. Où commence l'intelligence commence aussi la liberté, et la liberté ne saurait être compatible

---

(1) Voir à ce sujet : J. Muller, syst. nerveux, t. Ier, p. 599 ; — Gratiolet, ouv. cit., t. II, p. 336.

avec des dispositions automatiques capables de l'asservir. Plus on s'élève dans l'échelle animale, et plus se manifeste la prédominance psychique et la subordination des organes au principe pensant ; plus on descend, au contraire, plus les espèces sont stupides, et, selon l'observation de Cuvier, plus l'automatisme est parfait et indépendant de la volition. Chez les mollusques, les crustacés, les insectes, les poissons et les reptiles, les parties ne se meuvent volontairement que selon certains modes, certaines combinaisons invariables ; les oiseaux mêmes et le plus grand nombre des mammifères ne sont maîtres de leurs organes que dans d'étroites limites. Nous voyons déjà, cependant, les espèces supérieures, le chat, le chien, l'éléphant, le singe, accommoder leurs actes aux déterminations de l'intelligence ou les plier à l'éducation. Mais l'homme seul jouit de l'omnipotence cérébrale qui assure réellement sa liberté. Chez lui et chez les espèces animales qui s'en rapprochent, le mouvement ne pouvait donc être soumis à des lois immuables, comme dans les espèces moins parfaites.

Toutefois, pour être modifiées, ces lois sont bien loin d'être complétement annulées ; elles existent même chez l'homme, et, s'il les domine, ce n'est qu'au moyen d'une longue et patiente éducation. Dès que le système locomoteur est parfait chez l'enfant, ses mouvements de locomotion le sont aussi ; cependant il n'apprend pas à marcher, il marche quand il est assez fort, comme ses mains saisissent presque en naissant. Assurément, le fœtus à terme n'a pas appris à exécuter les mouvements réguliers qu'il imprime à ses membres, et son intelligence ne choisit ni ne dirige les muscles qui y participent. Leur mécanisme est donc préétabli en lui, comme il l'est chez les animaux ; et si plus tard, devenu homme, il parvient à en modifier les formes primordiales, c'est par un pénible apprentissage. Nous marchons naturellement ; mais à quel prix s'achète l'art de la danse ! Nous chantons d'instinct, et il nous faut des années pour réussir à jouer d'un instrument de musique. Que de temps et d'expérience avant de parvenir non à commander à la physionomie, mais seulement à en réprimer les expressions ! Presque tous les hommes sont inhabiles même à isoler certains mouvements associés, ceux des doigts, par exemple. Enfin, je montrerai bientôt qu'une multitude d'actes que nous croyons volontaires sont purement automatiques.

Ainsi, les phénomènes moteurs dont je viens de m'occuper ne diffèrent pas radicalement chez l'homme de ce qu'ils sont chez les animaux. Les lois auxquelles ils se rattachent sont seulement appropriées aux conditions exceptionnelles de sa vie. Ces modifications mêmes ne paraissent pas être primitives ; au moins ne deviennent-elles bien manifestes qu'avec les progrès de l'âge, car l'enfant naissant est assujetti aux lois générales. Enfin, lorsqu'à l'état morbide l'influence cérébrale est amoindrie ou suspendue, la moelle semble recouvrer ses attributions primordiales.

2° *Centres fonctionnels.* De tout temps, la nécessité d'une puissance dirigeante dans les innombrables phénomènes de la vie animale ou végétative a été universellement comprise, et de nombreuses hypothèses ont été proposées sur sa nature, son siége et son rôle précis. Les anciens nommaient *nature, esprit, âme, enormon, impetum faciens,* cette force première, source de toute activité. Mais les philosophes et les physiologistes ont reconnu de très bonne heure l'insuffisance d'une faculté unique pour expliquer les actes si différents dont l'économie est le théâtre.

Platon supposa l'existence de deux âmes : l'une, immortelle, immatérielle, constituait l'intelligence et résidait dans le cerveau ; l'autre, qui avait pour siége la moelle épinière, était affectée aux passions, aux instincts, aux besoins matériels du corps, et se subdivisait en diverses sections placées dans les viscères du ventre et de la poitrine. Rapprochons immédiatement du dogme de Platon le système de Van Helmont, qui semble en être la copie modifiée par les idées religieuses et scientifiques du seizième siècle. Comme le philosophe grec, Van Helmont a séparé l'intelligence, l'âme raisonnable, de la puissance qui préside aux opérations physiques de la vie. Cette puissance, appelée *archée* et située à l'orifice supérieur de l'estomac, était le lien commun, le centre dirigeant d'une multitude d'archées secondaires, répandues dans les diverses parties. L'opinion de Galien sur la distinction du principe intellectuel et du principe des actes organiques, autrement exprimée, diffère peu cependant des hypothèses de Platon et de Van Helmont. Il admit trois espèces d'âmes : l'une rationnelle, placée dans l'encéphale, source des phénomènes psychiques, des sensations et des mouvements volontaires ; la seconde, vitale, agissant par le cœur ; la troisième, végétative, qui habitait dans le foie. Mais il attribuait, en outre, à chaque organe une *force* ou *faculté* propre, raison suffisante de son action individuelle. Qui n'aperçoit ce qu'il y a d'analogie entre ces forces particulières et les archées secondaires de Van Helmont ?

Les progrès de la physiologie purent bouleverser les détails de ces doctrines, mais en laissèrent subsister l'idée principale. Les Stahliens seuls ramenèrent tous les phénomènes de la vie à un principe unique, l'*âme*, avec le cerveau pour résidence et le corps entier pour domaine. La doctrine de Stahl eut son temps, son éclat, ses enthousiastes, et ne fut plus bientôt qu'un souvenir stérile. On fit de nouveau la part de l'âme et celle du corps. Boerhaave (1), surtout, dans des pages admirables, a nettement défini les attributions de l'une et celles de l'autre. Le système nerveux fut mis en possession de la souveraine puissance : une partie, comme siége de l'âme, de l'intelligence, de la sensibilité et de la volonté, c'était le cerveau ; une autre, comme source des actes involontaires et organiques, c'était le cervelet, et ce fut plus tard le grand-sympathique.

De ce court aperçu historique ressort un fait essentiel : c'est que, depuis l'origine de la science, presque tous les médecins, et je pourrais ajouter presque tous les philosophes, ont assigné des limites fort restreintes à l'action directe, immédiate, de l'être pensant sur les nombreuses manifestations de la vie. Tous, ou à peu près tous, ont reconnu la nécessité d'un autre principe pour expliquer les phénomènes involontaires, automatiques, qui s'accomplissent dans l'économie. Aristote, Galien, Van Helmont, ont même admis autant de principes que de fonctions distinctes. Mais cette physiologie, en quelque sorte intuitive, n'a reçu la consécration de l'expérience qu'à l'époque contemporaine, où, avec des données positives et de jour en jour plus complètes, elle tend à se relever sous une autre formule.

Les recherches expérimentales ont, en effet, séparé, dans le système nerveux, les facultés de la vie intellectuelle de celles de la

---

(1) Prælectiones academicæ de morbis nervorum. Lugduni Batavorum, 1761, t. II.

vie animale proprement dite et de la vie végétative. Conformément aux hypothèses instinctives de tous les temps, elles ont attribué aux premières le cerveau pour théâtre, et ont placé en dehors de lui le mouvement, la sensibilité, la nutrition, les actes de conservation de l'individu et de l'espèce ; en un mot, tous les rapports physiques du corps avec le monde ou avec lui-même. Elles ont été plus loin encore : elles ont démontré l'indépendance absolue non de ces trois vies, qui, se prêtant un mutuel concours, sont subordonnées l'une à l'autre, mais de leurs organes ; elles ont assigné enfin à chaque fonction, à chaque partie du corps, un principe de vie particulier dans les portions correspondantes de l'axe nerveux. Ces résultats, implicitement développés dans ce travail, ne sont-ils pas la réalisation du polypsychisme de Platon et de Van Helmont, ou du polydynamisme de Galien et d'Aristote ?

Sous ce rapport, il est vrai, la physiologie n'est qu'à ses premiers pas dans la carrière qu'elle est destinée à parcourir ; et il faut s'étonner que la voie si brillamment inaugurée par Whytt, Prochaska, Legallois, Magendie et M. Flourens, ait été négligée pour des questions importantes, sans doute, mais éminemment secondaires. Acceptons, néanmoins, les données acquises comme de précieuses conquêtes et comme les jalons qui doivent assurer dans l'avenir la marche de la science.

Après avoir séparé le principe de l'intelligence du principe de la vie matérielle, M. Flourens et les expérimentateurs qui l'ont suivi ont isolé le principe spécial de certaines fonctions, de la locomotion, de la vision et de la respiration. On sait que le cervelet et le noyau central des hémisphères, les tubercules jumeaux et un point restreint du bulbe président respectivement à ces trois fonctions, non comme source des mouvements qui y participent, mais comme point de départ de l'incitation qui met en jeu leur mécanisme, et comme siége de la puissance régulatrice qui en coordonne tous les éléments. Je n'ai pas à revenir sur le rôle de chacun de ces organes, longuement analysé dans le premier chapitre ; mais nous pouvons maintenant mieux comprendre leur mode d'intervention vis-à-vis des mouvements qu'ils déterminent.

Les mouvements élémentaires de toutes les fonctions existent en puissance dans la moelle, comme je crois l'avoir établi ; et cependant la moelle ne suffit pas, tant s'en faut, à l'accomplis-

sement de toutes les fonctions. Les ailes, chez les oiseaux déca
pités, exécutent inutilement des mouvements rhythmiques e
coordonnés ; les quatre membres chez les lézards s'agitent e
vain comme pour la marche : ces animaux ne volent ni n
marchent, non que l'énergie manque à leurs mouvements, mais
je l'ai déjà dit, il leur manque cet accord synergique, soit entr
eux, soit avec le reste du corps, d'où résultent et la marche e
le vol. Le principe qui le leur communique n'est plus le mêm
que celui qui les produit, et son siége n'est pas dans la moelle
Aussi haut que vous remonterez dans cet organe, vous ne l';
trouverez pas ; mais si le cervelet et les lobes optiques lui resten
adhérents, le mécanisme est complet, et bien qu'il soit privé de
spontanéité, dès qu'il sera excité à l'action, la marche et le vo
s'exécuteront.

Dans ces parties réside donc le principe qui associe tous ces
mouvements partiels, qui les coordonne en marche ou vol, el
enfin qui leur communique l'activité ; seulement, et je ne saurais trop rappeler ce fait capital, la force qui excite les contractions des muscles, celle même qui les associe et les combine en
mouvements élémentaires ou partiels, cette force, dis-je, leur
est étrangère, car ces contractions et ces mouvements existent
indépendamment de leur intervention et proviennent de la moelle
seule. Cervelet et lobes optiques renferment en eux, par conséquent, non le principe immédiat des mouvements, mais celui qui
les incite et les combine en vue de la locomotion. Tel est exactement le rôle du bulbe dans la respiration, et peut-être aussi
celui des tubercules jumeaux dans le mécanisme de la vision.

Or, j'appelle *centres fonctionnels* les portions restreintes du
système nerveux qui possèdent la faculté multiple de *choisir*,
d'*inciter*, d'*associer* et de *coordonner* les mouvements élémentaires préétablis dans la moelle, pour les faire concourir à l'exécution d'une fonction. Séparons provisoirement ces quatre phénomènes ; nous rechercherons bientôt s'ils diffèrent entre eux
d'une manière absolue.

Jusqu'à ce jour, la physiologie n'a réellement démontré l'existence et déterminé le siége que des centres locomoteurs et respirateurs ; il est cependant très probable que les tubercules quadrijumeaux jouent également le rôle de centres fonctionnels à
l'égard de la vision. Dans tous les cas, nous voyons qu'aucune

partie nerveuse ne peut suppléer l'action du cervelet dans la locomotion, ni celle du bulbe dans la respiration. Les attributions de
chaque centre lui sont, sans doute, exclusivement propres ; et sans
doute encore elles sont exclusivement relatives à une seule espèce
de fonctions. Au moins est-il certain que l'ablation du cervelet et
des couches striées et optiques ne modifie que la locomotion, et
ne change rien à une multitude d'actes d'un autre ordre. Alors,
en effet, la succion, la déglutition, la phonation, la miction, la
défécation, etc., continuent à s'accomplir avec toutes les circonstances normales. Le principe qui préside au mécanisme de ces
divers actes est donc bien distinct de celui qui gouverne les phénomènes locomoteurs, et tout porte à croire qu'il diffère aussi du
principe incitateur des mouvements de la respiration. Cela n'est
même pas douteux pour la miction et la défécation, qui, bien évidemment, dépendent de quelque point assez limité de la portion
lombaire de la moelle.

Chaque centre fonctionnel ne préside-t-il donc qu'à une seule
fonction, et chaque fonction a-t-elle un centre particulier ?
En l'absence de données expérimentales positives, je n'oserais
affirmer ; mais j'incline fortement pour cette manière de voir.

Il est impossible d'expliquer autrement le mécanisme d'une
multitude de phénomènes automatiques, et l'action réflexe, telle
qu'elle a été comprise en général, ne saurait rendre compte de
rien. C'est ce qu'ont très bien aperçu quelques physiologistes, et
surtout M. Debrou : « Dans l'exécution des mouvements volontaires, dit cet écrivain judicieux (1), l'intention de l'esprit fait le
choix du mouvement que l'on veut obtenir, et détermine, par conséquent, l'action des muscles qui doivent l'accomplir. Dans l'exécution des mouvements involontaires, qu'est-ce qui tient lieu de
l'intention de l'esprit et agit à sa place pour déterminer l'action de
tels muscles plutôt que celle de certains autres ? Car ces mouvements involontaires ne s'accomplissent point au hasard ; ils ont
un but qui est toujours atteint avec une fidélité même supérieure
à ce que l'on voit dans les autres mouvements. Puisque la volonté
n'a ici aucune influence, il faut bien que quelque autre chose
agisse à sa place, une cause organique, peut-être, et dirige elle-

---

(1) Mém. sur les mouvements involontaires qui sont exécutés par des muscles de la vie animale ; Arch. génér. de Méd., 1847, t. XV, p. 238.

même les mouvements qui se produisent. Quelle est donc cette cause organique? » Et M. Debrou conclut à l'existence « d'un ou plusieurs centres situés dans la moelle et semblables au centre déjà admis pour les mouvements respiratoires (1). »

Je n'ai pas besoin d'ajouter que j'accepte entièrement cette opinion. A défaut de toute autre explication plausible des actes involontaires normaux, j'admets, par analogie, la réalité de ces centres multiples au sujet desquels, d'ailleurs, j'aurai à présenter bientôt de nouvelles considérations.

Nous ne connaissons, ai-je dit, que le centre respirateur, le centre locomoteur, et peut-être celui du mécanisme visuel résidant, le premier dans le bulbe, le second dans le cervelet et le noyau central des hémisphères cérébraux, le troisième dans les tubercules jumeaux. Mais on peut croire que les progrès de la physiologie conduiront à localiser aussi le principe d'une multitude d'autres fonctions.

Dès à présent, il est permis d'attribuer à la protubérance le rôle de centre fonctionnel vis-à-vis de la phonation, de la déglutition, etc.; il me paraît également certain que la miction et la défécation ont leur premier mobile à peu près dans le tiers inférieur du renflement lombaire. Aussi longtemps, en effet, que cette partie de la moelle est saine et adhérente au reste de l'organe, ces deux fonctions s'accomplissent avec toutes les circonstances ordinaires; est-elle détruite, au contraire, elles sont complétement abolies, et les évacuations n'ont plus lieu que d'une manière passive, sous la seule pression exercée *à tergo* par les contractions de l'intestin, et comme un liquide s'échappe d'un tube inerte. Enfin, si on isole le renflement lombaire sans en altérer la structure, la miction et la défécation, plus ou moins troublées les premiers jours, ne tardent pas à se régulariser : seulement, toute la portion du corps supérieure à la section ne participe plus à leur accomplissement, comme à l'état normal.

Le segment de moelle que j'ai désigné semble, d'après cela, intervenir vis-à-vis de ces deux actes au même titre que le bulbe vis-à-vis de la respiration. D'autres fonctions, la parturition, par exemple, n'auraient-elles pas aussi leur premier mobile dans la partie inférieure de la moelle spinale? Nous

---

(1) Loc. cit., p. 247, 2e conclusion.

aurons à étudier plus tard cette question, d'une haute importance au point de vue de la pratique (1).

3° *Cerveau.* La destruction du cerveau proprement dit, chez les animaux, ne détermine qu'un affaiblissement plus ou moins marqué de la faculté motrice ; encore cette faiblesse est-elle passagère chez ceux qui survivent à cette mutilation (oiseaux et reptiles), et tous les mouvements conservent leur régularité et leur mode normal. Cet organe reste donc étranger au mécanisme même des mouvements ; mais il est le siége de la pensée, des passions et de la volonté, et, par conséquent, il intervient, au moins comme cause, dans la production d'un grand nombre. Nous aurons bientôt à considérer son rôle à ce point de vue.

On doit se demander, cependant, si, dans la masse des hémisphères cérébraux, quelques parties n'agissent pas à titre de centres fonctionnels vis-à-vis de certains actes. Sans le moindre doute, la parole et tous les mouvements par lesquels la pensée se manifeste sous forme d'écriture, de peinture ou de musique, les modifications imprimées à la physionomie par les passions, ne peuvent avoir leur point de départ que dans le cerveau, organe de la pensée et des passions. Lorsqu'on enlève cette portion du système nerveux chez un chat ou un chien, la fureur et la résistance opposée par ces animaux pendant les premiers temps de l'opération cessent aussitôt que les circonvolutions sont détruites ; les cris et l'agitation persistent seuls quand on les excite, mais sans expression et sans but. Evidemment, la cause qui, tout-à-l'heure, modifiait l'habitude extérieure de ces animaux, réside dans les hémisphères. Reste, toutefois, à déterminer le véritable mode d'influence de ces parties sur les formes extérieures par lesquelles se manifestent les divers états de l'âme.

Or, il est nécessaire de distinguer les gestes innés et tout-à-fait automatiques des gestes artificiels ou acquis. Les premiers, expressions de la joie, de la tristesse, de la souffrance, de la colère, etc., sont communs à l'espèce humaine et aux animaux, à l'homme civilisé et au sauvage, et leur cause dans le système nerveux est enveloppée d'obscurité.

Les seconds, exclusivement propres à l'homme, et qui sup-

---

(1) Voir les articles *Paralysies par lésions de la moelle* et *Paraplégie.*

posent même un certain degré de civilisation , sont les résultats d'une longue éducation , à l'aide de laquelle nous avons appris à combiner nos mouvements normaux de diverses manières. Telle est la mimique toute conventionnelle créée par l'étiquette , dont les règles proscrivent la plupart des gestes instinctifs ; telles sont aussi les manifestations de la pensée au moyen de l'écriture , de la musique , de la peinture et même de la parole. Ce sont véritablement autant de conquêtes faites sur la nature , dont nous parvenons à modifier les lois primordiales , et dans tous ces cas l'influence cérébrale n'est pas autre que la volonté.

Cette manière de voir, pourtant, n'a pas été unanimement acceptée en ce qui concerne la parole. Quelques auteurs ont considéré le langage comme une faculté distincte et lui ont attribué un centre particulier. On sait, par exemple, que M. Bouillaud a placé dans la partie antérieure des lobes cérébraux *l'organe législateur de la parole* (1) ; d'autre part , suivant M. Foville (2), la corne d'Ammon et les plans fibreux du lobe temporal présideraient aux mouvements de la langue. Ni l'hypothèse d'un centre spécialement affecté au mécanisme du langage parlé, ni les localisations indiquées par MM. Bouillaud et Foville, mal appuyées par les faits, n'ont été admises. Il est très possible cependant qu'il existe un rapport réel entre certaines parties du cerveau et la parole. Outre la volonté et l'intelligence, parler suppose, en effet, la mémoire des mots , et des observations nombreuses prouvent que cette faculté, pouvant être altérée indépendamment des autres facultés psychiques, doit avoir un siége, un organe particulier. Ainsi comprise, l'opinion de M. Bouillaud sera peutêtre un jour réalisée ; mais les termes dans lesquels elle a été présentée sont inacceptables. Il serait évidemment inutile, d'ailleurs, de chercher un centre pour une faculté qui n'existe pas ; parler n'est pas une faculté naturelle, unique et distincte : c'est un art dont les éléments sont multiples.

On respire, on avale, on crie, on marche, on exprime les sentiments d'une manière symbolique, spontanément et sans éducation préalable ; mais on ne parle pas d'instinct , on imite les sons

---

(1) Traité de l'Encéphalite. Paris, 1825 , — et journal *l'Expérience*, 1839, nᵒˢ 123 et 124.

(2) Dictionn. de Méd. et de Chirurg. pratiques, t. VII , art. *Encéphale.*

comme on imite les mouvements artificiels des membres. Le sourd de naissance est muet ; si l'ouïe vient à se développer, il apprend à parler, non tout-à-coup, mais progressivement et comme l'enfant : il forme d'abord des sons simples, puis des mots isolés, des membres de phrases, etc... La rapide combinaison de mouvements qui constitue la voix articulée exige un long apprentissage, de l'oreille d'abord, des muscles des lèvres, de la langue et du larynx ensuite. C'est avec un puissant intérêt qu'on suit les progrès de cette double éducation chez quelques sourds et muets guéris à un âge plus ou moins avancé. On connaît en particulier l'observation si remarquable d'Honoré Trésel, rapportée dans le *Traité de Physiologie* de Magendie (1). Si l'articulation des sons n'était pas un simple phénomène d'imitation, si elle dépendait de dispositions spéciales, comme la succion, la mastication, la déglutition, la respiration, pourquoi ne se formerait-elle pas sous la seule influence de la pensée, comme se produisent ces différents actes sous l'influence d'une excitation ? Par sa physionomie, par ses gestes, le sourd et muet exprime qu'il a froid ; pourquoi ne trouverait-il pas le mot pour le dire ? Enfin, supposera-t-on chez les oiseaux parleurs l'existence dans leur système nerveux d'un organe spécial pour la parole ?

La réalité d'un centre particulier, inadmissible chez ces animaux, l'est également chez l'homme, et il est assez facile d'analyser les véritables éléments du langage. L'ouïe, la faculté d'imitation et la mémoire chez les oiseaux parleurs ; chez l'homme, en outre, la faculté d'adapter les mots à la représentation des idées, constituent évidemment tout le mécanisme de la parole. Je dois d'ailleurs me borner à ce simple énoncé, dont le développement me conduirait hors des limités de mon sujet. Mais on en appréciera sans peine l'exactitude, et on en conclura, je pense, que *l'organe législateur de la parole*, admis par quelques physiologistes, n'existe pas. Le langage, je le répète, est un art, produit d'un lent apprentissage, et les combinaisons de mouvements d'où résulte la parole ont la volonté pour principe.

III. *Eléments de la faculté motrice.* Nous savons maintenant à quel titre et de quelle manière les divers organes qui constituent

---

(1) 1836, t. Ier, p. 148 et 337.

l'appareil moteur interviennent dans la production du mouvement. Le muscle agit en se contractant ; la moelle excite les contractions musculaires , les associe et les coordonne en mouvements primaires ; les centres groupent et combinent ces mouvements partiels en vue des fonctions qu'ils incitent ; enfin , dans le cerveau résident la volonté , les passions , la pensée et le principe des mouvements par lesquels se manifestent les divers états de l'âme. Ainsi , contraction , excitation des contractions , association et coordination des contractions en mouvements partiels et fonctionnels , incitation ou volition , tels sont les différents actes dont se compose un mouvement normal. Mais , jusqu'ici , les dispositions nécessaires à l'intelligence du sujet de ce chapitre ne m'ont pas permis d'examiner tous ces actes en eux-mêmes , et il importe , cependant , sous le rapport physiologique et pathologique, d'en étudier les détails. Les phénomènes multiples que je viens d'énumérer constituent , à proprement parler , les éléments du mouvement ; on peut donc considérer les causes organiques ou vitales dont ils procèdent comme les véritables *éléments de la faculté motrice*. Ces éléments sont au nombre de cinq : 1° la contractilité musculaire , 2° la motricité , 3° la faculté d'inciter, 4° la faculté de coordonner, et 5° la sensation d'activité musculaire.

1° J'indique en première ligne la *contractilité* ou *irritabilité musculaire* , propriété déjà longuement étudiée (p. 216 et suiv.) et qu'il suffit de rappeler. Nous n'avons donc plus à tenir compte que de l'action nerveuse et de ses divers modes.

2° *Excitation des contractions musculaires. — Motricité.* Je me bornerai aussi à résumer en peu de mots ce qui a été dit aux articles *Moelle , Nerfs* , etc... sur la cause déterminante des contractions musculaires.

L'excitant naturel immédiat des muscles est, comme on l'a vu, l'influence des nerfs moteurs, influence inhérente à la propriété de tissu qui a été désignée sous le nom de *motricité* (p. 5). Cette propriété , attribut exclusif des faisceaux blancs antérieurs de la moelle et des portions de l'encéphale qui paraissent en être les prolongements directs, consiste en leur aptitude à réagir sous l'influence des stimulations en déterminant des contractions dans les muscles ; elle est communiquée aux nerfs moteurs par les parties centrales du système nerveux ; mais les cordons médullaires antérieurs la possèdent par eux-mêmes, indépendamment de toute autre influence nerveuse ; ils la conservent indéfiniment, bien que séparés de l'encéphale, et elle persiste de même dans chacun de leurs segments quand la moelle a été divisée en plusieurs tronçons, comme dans les expériences IX et XIV. En outre, les deux faisceaux antéro-latéraux sont indépendants l'un de l'autre en ce qui concerne cette propriété ; les irritations dirigées sur la colonne motrice droite ne réagissent jamais sur celle de gauche, *et vice versâ*, et les altérations qui atteignent l'une ne modifient pas les fonctions propres de l'autre.

Pour chaque moitié du corps, l'excitation motrice dépend donc exclusivement du faisceau antéro-latéral correspondant, et, pour chaque muscle, de la portion de la moelle d'où ce muscle tire ses nerfs moteurs, quelle que soit d'ailleurs la différence des actes à l'exécution desquels il peut concourir.

Le sens de l'expression *motricité* a été généralement apprécié de la manière la plus erronée et la plus fatale à l'intelligence des phénomènes moteurs. Dans le langage usuel et dans un grand nombre de publications médicales, ce mot est pris comme synonyme de *motilité* ou de *faculté motrice*, et la propriété qu'il désigne est considérée comme l'agent exclusif de tous les mouvements. On se représente ainsi le mouvement comme dérivant d'une force unique dont l'encéphale est le point de départ et dont les faisceaux antérieurs de la moelle sont les conducteurs : idée fausse de tous points et incompatible avec les données de la science moderne.

Motilité et motricité sont des termes d'une valeur bien différente ; le premier exprime l'ensemble, et le second exprime la partie. L'idée de motilité ou faculté motrice embrasse tout le mécanisme du mouvement ; la motricité n'en est qu'un des rouages. C'est une propriété du tissu nerveux, comme la contractilité est une propriété du tissu musculaire, une des formes de l'excitabilité et celle à laquelle cette dernière dénomination a été longtemps appliquée par excellence. Le muscle stimulé réagit en se contractant ; les faisceaux antérieurs de la moelle et les nerfs moteurs, en provoquant la contraction musculaire.

La force qu'ils recèlent est donc, je le répète, l'excitant naturel de la fibre contractile ; mais, par elle-même, cette force n'agit pas autrement que les stimulants physiques ou mécaniques. Elle produit le mouvement en tant que contractions, et non comme acte régulier et coordonné ; qu'on irrite les cordons antérieurs de la moelle, les muscles se contractent : ceux du côté droit, si l'excitation porte à droite ; ceux du côté gauche, si l'excitation porte à gauche. Mais ces contractions sont confuses, désordonnées, convulsives ; si elles sont associées, c'est en masse, sans discernement, et celles d'une moitié du corps restent indépendantes de celles de l'autre moitié. D'ailleurs, la propriété motrice est essentiellement passive, tout-à-fait incapable de spontanéité et subordonnée, quant à sa mise en jeu, aux deux facultés dont il me reste à parler.

3° *Incitation*. Les physiologistes désignent souvent ainsi l'impulsion première communiquée au mécanisme du mouvement ou des fonctions. Mais le fait que ce mot représente, bien qu'implicitement reconnu de tous, ne figure pas comme phénomène particulier dans les écrits spéciaux. On ne saurait pourtant le confondre avec aucun des autres actes moteurs, et il révèle dans le système nerveux une faculté bien distincte.

En prenant la locomotion pour exemple, on se rappelle que lorsqu'on a enlevé les hémisphères cérébraux seuls, les animaux, privés de la faculté de vouloir, peuvent cependant courir, marcher ou voler encore sous l'influence de stimulations extérieures. Avant la destruction du cerveau, la volonté pouvait être considérée comme la cause déterminante de ces actes ; mais après cette mutilation, qu'est-ce qui tient lieu de la faculté de vouloir ? Vainement on invoquerait ici le pouvoir réflexe ; jamais on n'expliquera une fonction par la simple transmission d'une impression des nerfs sensitifs aux nerfs moteurs. Et d'ailleurs, dans l'exemple que j'ai choisi, si l'on retranche les corps striés et les couches optiques, on ne supprime pas un seul des mouvements locomoteurs ; tous, individuellement, peuvent encore se produire par reflexion ; l'organe qui préside au mécanisme locomoteur, le cervelet, reste lui-même intact : et pourtant, la marche ni le vol ne peuvent plus avoir lieu. Il est donc évident que l'action réflexe, comprise comme elle l'est en général, ne suffit pas pour rendre compte de tels actes, et que les corps striés ou les couches optiques contiennent en eux l'agent essentiel de la locomotion ; non la cause immédiate des contractions qui y participent, ni la puissance qui dispose ces contractions en mouvements élémentaires d'abord, puis en mouvements de marche ou de vol, mais l'influence qui détermine tous ces éléments à une action commune, le lien qui les assemble, les associe, les groupe en un seul appareil, la force qui leur communique l'impulsion initiale, en un mot le principe générateur de la fonction.

Cette influence, cette force, ce principe, je l'appelle avec tous les physiologistes *principe incitateur* ou *premier mobile* de la locomotion, et je désigne sa manière d'agir par l'expression vague d'incitation.

Il faut distinguer, par conséquent, l'*incitation* des phénomènes locomoteurs de leur coordination, et probablement, d'une manière générale, la *faculté d'incitation* de la coordination. Ces deux facultés, séparées pour ce qui concerne la locomotion, seraient confondues dans un même organe pour les autres actes fonctionnels. C'est ainsi que la portion du bulbe nommée *point vital* par M. Flourens est, à la fois, l'organe incitateur et coordinateur de la respiration. Mais, assurément, inciter et coordonner restent deux phénomènes distincts dans le bulbe comme dans les centres locomoteurs.

L'incitation, d'après ce qui précède, serait donc, comme je l'ai dit, l'impulsion première d'où procède l'activité de tout le mécanisme moteur, l'analogue de la volonté dans les actes automatiques. En outre, on doit lui rapporter deux phénomènes secondaires qui, de prime-abord, peuvent en paraître distincts : d'une part, le *choix* des muscles ou des mouvements ; d'autre part, leur *association* en vue d'un acte donné ; double circonstance qui semble indiquer dans le système nerveux, en dehors du cerveau, une sorte de discernement ou d'intention calculée. En cela, toutefois, il est permis de voir un résultat simplement mécanique, plutôt que l'intervention de puissances nouvelles. Il est possible, il est même probable que des relations anatomiques préétablies et invariables transmettent l'incitation du centre fonctionnel à tout l'appareil de la fonction qu'il gouverne. Le choix des muscles ou des mouvements élémentaires pour chaque fonction serait donc déterminé à l'avance par ces dispositions organiques, et leur association synergique s'expliquerait par la simultanéité de l'incitation.

Quoi qu'il en soit, il faut distinguer trois sortes d'incitations : 1° l'incitation des mouvements élémentaires, qui dépend de la moelle proprement dite, et, pour chaque mouvement, de la portion de moelle correspondante; 2° l'incitation fonctionnelle, qui, pour chaque fonction essentiellement distincte, procède d'un centre spécial; 3° enfin, l'incitation cérébrale, par laquelle les divers états de l'âme déterminent des actes conformes, et dont la volonté est le principal, mais non le seul élément, ainsi que nous le verrons.

4° *Coordination*. On entend par coordination des mouvements l'ordre établi dans la production et l'enchaînement des contractions musculaires en vue d'un acte donné. Ce n'est pas, toutefois, un phénomène simple; dans un mouvement normal, il y a deux choses à considérer : 1° la combinaison des contractions selon un certain plan approprié au but de ce mouvement, et 2° la régularité des contractions. Or, ces deux phénomènes ne procèdent pas d'une seule et même faculté nerveuse. La locomotion, par exemple, la marche, la course, le vol et la station dépendent du cervelet quant à la disposition ou à l'agencement des mouvements partiels qui entrent dans leur mécanisme; mais cet organe ne paraît pas régler primitivement la quantité de contractions de chaque muscle, ou, du moins, s'il possède aussi ce mode d'action, il ne l'exerce pas d'une manière immédiate, et n'intervient, sous ce rapport, qu'à l'aide d'une puissance dont il sera question dans l'article suivant. Mais supposons provisoirement qu'il s'agit ici d'un phénomène unique.

L'incitation, avons-nous dit, a pour objet de grouper, d'associer les forces et les organes aptes à contribuer à l'exécution d'une fonction, et de leur imprimer l'impulsion première; quant à leur agencement, quant à la régularité de leur action, ce sont des faits d'un autre ordre. Pour la locomotion, en effet, je le rappelle encore, l'organe incitateur n'est pas le même que l'organe coordinateur, et, à l'état pathologique, la coordination des mouvements peut être profondément altérée, bien que l'incitation reste normale. La faculté de coordination est donc distincte de la faculté d'incitation.

D'autre part, on ne saurait considérer la coordination comme un phénomène volontaire, ce qui sera établi plus loin; mais si on pouvait le supposer en ce qui concerne les mouvements soumis à la volonté, cette opinion n'est plus acceptable lorsqu'il s'agit des actes automatiques, et on est obligé d'admettre pour eux un principe de coordination différent de la volition. Rappelons-nous, d'ailleurs, les faits indiqués dans la section précédente (p. 250 et suiv.) : nous avons vu qu'en dehors du cerveau tous les mouvements partiels sont coordonnés par la moelle, et les actes fonctionnels par des centres spéciaux ; peut-être aussi les expressions instinctives des passions sont-elles coordonnées par le cerveau, mais non par la volonté, assurément, car la tristesse, la joie, la gaîté, se peignent sur la figure sans aucune intention de l'esprit, et souvent même malgré l'intention contraire.

La volonté, cependant, intervient, de toute évidence, dans la coordination de certains actes. La parole, le chant, l'art d'écrire, de peindre, de danser, la plupart des gestes qui accompagnent la parole, etc., sont des résultats acquis par l'éducation et avec le concours de la volonté. Dans ces cas, il est vrai, pas plus que dans aucun autre, la volonté ne s'adresse directement aux muscles, mais aux mouvements élémentaires ou aux centres fonctionnels eux-mêmes, qu'elle associe et combine suivant les intentions de l'esprit. Graduellement, ces actes, dont l'exécution exige d'abord l'attention la plus soutenue, les plus grands efforts de la volonté, s'accomplissent avec une facilité croissante, deviennent habitude et constituent, pour ainsi dire, de nouvelles facultés. Fait remarquable ! inexplicable même ! ce mécanisme acquis se substitue aux dispositions primordiales de l'organisme, ou se confond avec elles en se pliant aux mêmes lois. La parole, le chant, les gestes, finissent par devenir automatiques et même réfractaires à l'influence de la volonté. Sans le remarquer et sans le vouloir, beaucoup de personnes chantent, parlent ou gesticulent au milieu d'une vive préoccupation ; la colère, l'indignation, l'enthousiasme et d'autres émotions violentes arrachent des gestes ou des paroles involontaires, qu'on désavoue le calme revenu ; quelques individus enfin, cédant à une irrésistible impulsion, se livrent malgré eux à des actions ou à des propos dont ils ont conscience, mais que leur volonté ne peut réprimer. Telle est l'histoire des démoniaques ; telle est aussi l'histoire contemporaine d'une femme du monde dont les excentricités de langage sont devenues célèbres.

Comment se fait-il que des actes réellement créés par volonté, conquis par elle sur les lois naturelles, puissent, à longue, en devenir indépendantes, se produire sans sa participa tion et même contre ses arrêts? Quel est alors le principe qui le coordonne! C'est là un étrange mystère et que les notior actuelles ne nous permettent pas de pénétrer.

5° *Sens musculaire.* Si compliqué que puisse déjà paraitre l mécanisme dont j'analyse les détails, il faut y introduire encoi un nouvel élément. L'incitation des contractions , leur associa tion en groupes partiels ou fonctionnels, leur coordination e actes divers peuvent s'accomplir d'une manière normale , et l mouvement ne pas satisfaire à l'intention de l'esprit ou au besoi organique qui le provoque , et même ne plus avoir lieu du tout.

Il est, en effet, une dernière condition indispensable à l'exécu tion du mouvement : c'est que l'énergie des contractions mus culaires ne dépasse pas le but à atteindre ou ne reste pa au-dessous : c'est, aussi, que les aberrations possibles de l force nerveuse puissent être connues et rectifiées. Or , cett double condition est remplie par le système nerveux au moye d'une sensation étudiée déjà (p. 193 et suiv.) dans ses rapport avec le toucher , et qu'il faut maintenant faire connaître dans se relations avec la faculté motrice.

L'énergie de la contraction musculaire est en raison directe d celle de l'incitation ; c'est là un véritable axiome de physiologie En ce qui concerne les mouvements volontaires, la puissance d l'incitation est elle-même proportionnée à l'idée que nous nou faisons de la quantité de contraction nécessaire, soit pour déplace les membres, soit pour vaincre une résistance, soulever un poids etc. Cette notion résulte tantôt de l'expérience , tantôt d'un appréciation actuelle au moyen de la vue ou à l'aide du *sens d l'activité musculaire.* La vue, toutefois , ne peut permettre cett appréciation que par induction ; le toucher seul conduit à un estimation certaine de la pesanteur et de la résistance. Cela n'es pas seulement vrai pour les objets extérieurs , c'est également exact pour les diverses parties du corps. Les individus privés di *sens de l'activité musculaire* n'ont plus conscience ni du poid des objets environnants , ni de celui de leurs membres. De là pour eux, l'impossibilité d'acquérir une idée précise de la forc convenable pour saisir, retenir, résister, enfin pour soutenir e mouvoir leur propre corps. On trouvera plus loin dans ce volume la description détaillée des symptômes remarquables qui caractérisent cet état morbide. On verra, en particulier, que lorsqu'on bande les yeux des malades pour les empêcher d'apprécier par la vue les déplacements de leurs membres, tantôt ils exécutent des mouvements d'une force et d'une étendue exagérée, tantôt, au contraire, des mouvements insuffisants, ou, enfin, ils n'en exécutent pas du tout. En eux, pourtant, la faculté d'incitation n'est nullement modifiée, comme on peut facilement s'en assurer en leur rendant l'usage de la vue. Surveillant alors des yeux leurs mouvements, ils calculent approximativement la force nécessaire pour les produire, et proportionnent l'incitation d'après les effets obtenus ; le déplacement est-il trop rapide, trop énergique, ils l'apprennent par la vue et modèrent leurs contractions ; ou bien, au contraire, en augmentent la puissance, s'il le faut et autant qu'il le faut. Par conséquent, chez ces malades, la faculté d'incitation n'est ni abolie ni affaiblie ; mais ils ont perdu le moyen d'en proportionner l'intensité au degré de résistance éprouvé par les muscles.

La sensation d'activité musculaire, qui fournit l'idée de cette résistance, sert donc à déterminer la quantité de force nerveuse nécessaire pour produire un mouvement, un résultat donné.

Ce n'est pas encore là tout son rôle. Par elle, on le sait déjà, et par elle seule, nous connaissons la force de contraction actuelle des muscles, l'étendue, l'énergie, la direction des mouvements, la position de nos membres ; en un mot, les effets de l'incitation centrale. Fait-elle défaut, toutes ces notions manquent avec elle, et, par conséquent aussi, la possibilité de rectifier les erreurs de la contraction.

Les malades dont il a été parlé précédemment n'ont conscience ni du désordre de leurs mouvements, ni même de leur exécution, si on les prive du secours de la vue. Ainsi que je l'ai dit ailleurs (p. 195), « l'acte nerveux qui provoque le mouvement ne peut donner à la conscience que l'idée de la volition , et non celle de l'exécution ; si le *sensorium* a connaissance de la mise en activité des facultés excito-motrices, il ignore la quantité d'action nerveuse employée. Il faut que l'effet de la détermination centrale (le mouvement) se soit produit pour que l'encéphale le perçoive, et alors il en perçoit en même temps le siége et la quantité. » Il acquiert ainsi des notions précises sur le résultat de l'impulsion cérébro-rachidienne, le contrôle et le rectifie, s'il y a lieu. Cesse-t-il, au contraire, d'apprécier les divers états des muscles, il cesse en même temps d'apprécier tous les phénomènes qui en dépendent, l'étendue, la direction et l'énergie des mouvements, ne juge plus ou juge mal la puissance de l'incitation motrice, et, dès-lors, devient inhabile à la régulariser.

La sensation d'activité musculaire, servant à calculer la force nécessaire pour résister, soulever, vaincre le poids des membres, ou entretenir dans les muscles cet état d'égale contraction tonique indispensable au maintien de l'équibre ; chargée, en outre, de transmettre à la conscience les besoins et les impressions des muscles, la mesure de leurs actions, et de surveiller, enfin, les effets de la volition ; cette sensation, dis-je, remplit le rôle de *dynamomètre* à l'égard de l'influence nerveuse. Elle concourt donc à la coordination des mouvements et constitue une des conditions essentielles de la statique humaine.

J'ai considéré jusqu'à présent le *sens musculaire* dans ses rapports avec. les mouvements voulus, et comme source de sensations perçues et appréciées par le *moi*. Mais si, à l'état normal, les impressions de cet ordre parviennent jusqu'au cerveau et déterminent des réactions volontaires, leur influence sur la coordination des actes locomoteurs peut s'exercer indépendamment de toute perception cérébrale et de toute participation de la volonté. D'après ce qui précède, en effet, leur importance vis-à-vis des mouvements de locomotion est telle, que ces mouvements sont ou profondément altérés, ou même annulés quand elles font défaut ; cependant, chez les animaux privés de leurs lobes cérébraux et, par suite, de la faculté de percevoir et de vouloir, la station, la marche, le vol, conservent leur régularité habituelle. Il paraît donc évident que les sensations d'activité musculaire agissent alors sur le centre automatique des actes locomoteurs ; il est même probable qu'il en est encore ainsi à l'état normal, car, si nous pouvons rétablir en nous l'équilibre rompu, ou rectifier à volonté un mouvement défectueux, il est certain que la station, la marche, une fois excitées, s'accomplissent par un mécanisme auquel l'attention reste tout-à-fait étrangère.

Il est également certain que chez les animaux, chez ceux

surtout qui marchent en naissant, chez les poissons et les serpents qui nagent ou rampent au sortir de l'œuf; il est certain, dis-je, que la mesure des mouvements est un phénomène tout automatique, comme leur coordination. Le sens musculaire, d'ailleurs, est un des éléments constitutifs de la tonicité, manière d'être des organes du mouvement si indépendante de la volonté, qu'elle a été presque universellement prise pour une propriété du tissu contractile. Enfin, il intervient, sans aucun doute, dans les fonctions essentiellement automatiques, puisque la force de contraction se proportionne toujours d'une manière très précise aux résistances opposées.

Quoi qu'il en soit, les modifications pathologiques de ce sens n'ayant été observées que dans les mouvements ordinairement volontaires, tels que la marche, la préhension, la miction et la défécation, il importait surtout, dans ce travail, de signaler la part qu'il prend à l'exécution de ces actes.

Le rôle du sens de l'activité musculaire vis-à-vis du mouvement indiqué pour la première fois par Ch. Bell était tombé dans un si complet oubli, que lorsque je publiai, en 1852, des observations destinées à le faire connaître, on accueillit avec une extrême réserve ce que je croyais alors être un fait nouveau. M. Duchenne (de Boulogne), plus heureux que moi, réussit, les années suivantes, à fixer l'attention des physiologistes et des médecins sur une découverte dont retentirent les académies et les feuilles périodiques, et qui avait pour objet une *propriété musculaire nouvelle*. M. Duchenne nomma cette propriété nouvelle *conscience musculaire*, et l'on put croire un instant à l'existence réelle d'une faculté spéciale et inaperçue jusqu'à lui. Cet observateur, en effet, distingua la *conscience musculaire* du *sens musculaire*, que Ch. Bell avait aussi appelé *conscience du mouvement musculaire*. J'ai vainement cherché les motifs qui ont porté M. Duchenne à établir cette distinction, je n'ai pu en trouver d'apparents.

Je ne comprends pas encore en quoi diffèrent les phénomènes observés chez ses malades de ceux qui figuraient dans mon Mémoire deux ans avant les communications faites sur ce sujet à l'Académie des Sciences par cet observateur. Ce que M. Duchenne a si extraordinairement qualifié de *conscience musculaire* n'est pas autre chose que le sens de l'activité musculaire dans ses rap-

ports avec la faculté motrice, et je le démontrerai sans répliqu
dans la partie pathologique de ce volume. J'espère aussi dissipe
alors tous les doutes qui pourraient subsister sur l'indispensabl
intervention de ce sens dans les phénomènes moteurs.

III.

CAUSES DES MOUVEMENTS.

J'étudierai sous ce titre les diverses influences qui provoquen
le système moteur à l'action. A ce point de vue, on a de tou
temps partagé les mouvements en *mouvements volontaires* e
mouvements involontaires; division que je conserverai comm
naturelle et très importante, me réservant d'exposer plus loin d
quelle manière elle doit être comprise aujourd'hui.

1. *Mouvements involontaires.* Cette catégorie embrasse tous le
mouvements exécutés indépendamment de la volonté, soit par le
muscles de la vie animale, soit par ceux de la vie organique. Or
peut les distinguer en quatre classes, dont nous allons nous occuper successivement : 1° les mouvements réflexes, 2° les mouvements organiques, 3° les mouvements instinctifs, 4° les
mouvements qui dépendent de divers états de l'âme.

1° *Mouvements réflexes.* On nomme mouvements réflexes les
mouvements involontaires qui succèdent à des impressions sensitives. Les détails et les exemples fournis dans le premier chapitre (p. 3, 4, 55 et 56) me dispensent d'insister sur cette définition, les phénomènes auxquels elle s'applique devant être déjà
familiers au lecteur.

J. Muller (1) a divisé les mouvements réflexes en deux ordres :
A, les mouvements réflectifs du système animal ; B, les mouvements réflectifs du système organique, selon qu'ils sont exécutés
par les muscles de la vie animale ou par ceux de la vie organique, quel que soit d'ailleurs le point de départ de l'excitation
initiale.

M. Longet (2) a admis une classification différente, fondée à la

---

(1) Physiol. du syst. nerveux, t. Ier, p. 557.
(2) Traité de Physiol., t. Ier, 3e fascic., p. 51 et suiv.

fois et sur la nature des muscles mis en action ; et sur le siége de la stimulation primitive. Il reconnaît ainsi : *1° les mouvements réflexes des muscles de la vie animale, succédant à l'irritation des nerfs sensitifs céphalo-rachidiens :* tels sont ceux que l'on peut déterminer dans les membres pelviens après la division transversale de la moelle ; tel est encore l'éternûment après l'excitation de la membrane pituitaire, le clignement des paupières par l'effet d'une lumière trop vive, le tremblement général et le claquement des dents après l'immersion dans un bain froid, etc. ; *2° les mouvements réflexes des muscles de la vie animale, succédant à l'irritation des fibres sensitives du grand-sympathique :* M. Longet cite comme exemples les convulsions produites chez les enfants par les irritations du canal intestinal, chez les femmes par les divers états de l'utérus, et, dans les deux sexes, par les affections des reins, des poumons, du foie, etc. ; *3° les mouvements réflexes des muscles de la vie organique, succédant à l'irritation des nerfs sensitifs céphalo-rachidiens :* ainsi, les battements du cœur provoqués par une vive sensation douloureuse de la peau, les mouvements de la pupille consécutifs aux impressions subies par le nerf optique ou par l'aspiration de l'eau froide à travers les fosses nasales, la contraction des vésicules séminales après l'excitation des nerfs du pénis ; *4° mouvements réflexes des muscles de la vie organique, succédant à l'irritation des fibres sensitives du grand-sympathique :* entre autres, les modifications déterminées dans les battements du cœur par les phlegmasies des poumons, des intestins, des reins, de l'utérus, etc...

En somme, des effets réflexes peuvent être excités soit dans les muscles de la vie organique, soit dans les muscles de la vie animale, soit simultanément dans ces deux catégories de muscles, par des impressions portant sur les nerfs de la vie organique ou sur ceux de la vie animale. Les sensations qui les excitent sont donc tantôt des sensations *non perçues* et tantôt des sensations *perçues ;* enfin, les uns s'accomplissent à l'insu de la conscience, les autres déterminent des impressions sensitives qui avertissent le *moi* de leur exécution, bien qu'il n'y prenne aucune part. Il serait, par conséquent, très inexact de ne considérer comme réflexes que les mouvements qui succèdent à des sensations non perçues et qui se produisent à l'insu de la conscience. D'après cette manière de voir , l'éternûment , le vomissement , provoqués par l'irritation des fosses nasales ou la titillation de l'arrière-gorge , ne constitueraient plus des actes réflexes : ces deux exemples suffisent pour en démontrer la fausseté.

Il faut établir parmi les mouvements réflexes des différences très importantes, suivant leur étendue , leur énergie , leur forme et leur nature.

Ce sont tantôt quelques contractions restreintes au voisinage immédiat de la partie excitée ; je citerai, comme rentrant dans cette première catégorie de faits , l'occlusion forcée des paupières après un attouchement irritant de la conjonctive, le resserrement de l'iris sous l'influence de la lumière, l'émission des urines chez quelques individus atteints de paralysie de la vessie par l'introduction d'une sonde dans l'urètre , les convulsions des muscles abdominaux , occasionnées par le chatouillement de la peau qui les recouvre , etc. Le plus souvent, les effets réflexes se propagent plus ou moins loin du point de départ de l'impression initiale , soit seulement dans la même moitié du corps, soit à la fois dans les deux moitiés , soit, enfin , à la totalité du système musculaire. Ainsi , chez les animaux, après la section transversale de la moelle, les mouvements déterminés par le pincement d'un orteil peuvent se limiter à la patte stimulée, ou s'étendre à toute la partie du corps située en arrière de la section ; le froid produit aussi un tremblement musculaire général ; des douleurs violentes, celles causées par la brûlure , par les plaies déchirées , par les écrasements des membres ou par diverses autres causes, donnent également lieu , parfois , à des convulsions universelles.

Dans presque tous ces cas , les phénomènes réflexes consistent en mouvements irréguliers , indéterminés et réellement convulsifs. Mais, dans beaucoup d'autres circonstances, les réactions provoquées par les irritations périphériques sont parfaitement coordonnées, ou même constituent de véritables *actes fonctionnels* complets. Ainsi , l'éternûment , le vomissement , l'éjaculation , la toux , sont des actes fonctionnels ordinairement de nature réflexe ; ainsi encore, les cris, la marche, le saut , le vol , excités chez les animaux privés de leurs lobes cérébraux , sont des faits du même ordre. Cette dernière distinction des effets réflexes en *mouvements* et en *actes* réflexes me paraît surtout mériter de fixer l'attention, et je la signale ici, en attendant l'occasion d'en indiquer la valeur théorique.

Quelques-uns des phénomènes dont il vient d'être question ont été connus dès le temps d'Hippocrate ; mais, sans remonter aussi loin, il suffit de parcourir les travaux de Willis, ceux de Boerhaave, de Haller, de Robert Whytt et de Tissot, pour rester convaincu que, sous le rapport des faits, les contemporains se sont approprié et ont développé l'héritage du passé, plutôt qu'ils n'ont découvert de nouvelles richesses scientifiques. L'importance assignée de nos jours aux actions réflexes, les anciens l'attribuaient aussi aux mêmes phénomènes, sous la dénomination plus vague de *sympathies,* et ils nous ont précédés dans l'étude de leurs causes.

Deux théories principales ont été proposées pour expliquer les mouvements sympathiques ou réflexes. L'une les rapporte aux anastomoses des nerfs-encéphalo-rachidiens, soit entre eux, soit avec les ganglions et les filets du grand-sympathique ; l'autre, aux centres nerveux et à un principe spécial, la *faculté* ou le *pouvoir réflexe.*

La théorie des anastomoses, dont on trouve les premiers vestiges dans André Dulaurens, développée par Willis et popularisée par Vieussens, compte parmi ses partisans presque tous les physiologistes et les pathologistes du dix-septième et du dix-huitième siècle, et était encore généralement enseignée au commencement de celui-ci. Boerhaave (1), cependant, ne paraît pas l'avoir acceptée, et rattachait à quelque principe inconnu les phénomènes qu'elle était destinée à faire comprendre.

Un peu plus tard, Rob. Whytt (2) la combattit formellement et admit que « les divers mouvements sympathiques que l'irritation produit chez les animaux, tant en santé qu'en maladie, ne sont l'effet d'aucune connexion ou union de leurs nerfs, mais bien plutôt d'une sensation particulière excitée dans certains organes, et communiquée par ce moyen au cerveau ou à la moelle de l'épine. » Il signala la possibilité d'exciter des contractions d'ensemble, des sauts même, chez les grenouilles décapitées, en stimulant la peau, et démontra la participation des centres nerveux

(1) De Morbis nervorum, t. II : de Sympathiâ.
(2) Traité des Vapeurs, t. Ier, p. 281, 293, 314, 316, etc.

à la production de ces mouvements : « ... Lorsque l'on pique quelqu'un des muscles de la jambe d'une grenouille, la plupart des muscles de la jambe et de la cuisse entrent en contraction, même après que l'on a coupé la tête à cet animal, *pourvu que la moelle de l'épine soit restée entière ; mais, lorsque cette substance médullaire est détruite ou emportée, les fibres du muscle que l'on irrite ont, à la vérité, un faible tremblement, mais les muscles environnants demeurent dans un repos parfait.* »

Robert Whytt, comme on le voit, avait fortement ébranlé la théorie des anastomoses, et avait ébauché celle du pouvoir réflexe. Prochaska, et Legallois après lui, achevèrent son œuvre en prouvant, d'une manière définitive, et l'existence de la faculté réflexe et son intervention vis-à-vis de certains mouvements automatiques. Dès-lors, tous les phénomènes dits sympathiques furent attribués à cette puissance nouvelle ; opinion qui prévalut promptement pour ce qui concerne les mouvements exécutés par les muscles de la vie animale, ces mouvements n'ayant plus lieu après la destruction de la moelle. Mais on fut moins généralement convaincu quant aux mouvements exécutés par les muscles de la vie organique. Prochaska et, plus tard, divers physiologistes assignèrent pour ces derniers un pouvoir réflexe aux ganglions du grand-sympathique. Il est très possible que ces ganglions soient effectivement par eux-mêmes des centres d'action réflexe ; toutefois, s'ils ne sont pas entièrement subordonnés à l'axe cérébro-spinal, ils n'en sont pas non plus tout-à-fait indépendants. J'ai déjà dit que des impressions parties des nerfs organiques sensitifs peuvent être transmises à l'encéphale et à la moelle, et provoquer des manifestations réflexes dans le système musculaire de la vie de relation ; d'autre part, les impressions sensitives des nerfs encéphalo-rachidiens ou divers états de la moelle où du cerveau peuvent réagir sur les nerfs de la vie végétative. Quoi qu'il en soit, personne ne rapporte plus aujourd'hui les effets réflexes à des relations anastomotiques entre les nerfs eux-mêmes, mais à des centres, moelle ou ganglions, doués de cette activité particulière qu'on a nommée *pouvoir réflexe*.

Une fois l'accord établi à ce sujet, on a cherché à pénétrer le mécanisme de phénomènes aussi remarquables. Pour Robert Whytt, la sympathie était, comme on l'a vu, une réaction du cerveau ou de la moelle sous l'influence d'une impression sensitive. Prochaska énonça en termes très explicites une idée bien différente. « Les impressions externes qui se font par les nerfs sensitifs, dit-il, se propagent avec rapidité en suivant toute la longueur de leur trajet jusqu'à leur origine ; dès qu'elles y sont parvenues, *elles s'y réfléchissent*, d'après une loi constante, *et passent dans les nerfs moteurs correspondants ;* d'où des mouvements constants et déterminés dans les muscles (1). »

La pensée de Whytt, moins bien définie, est de tous points préférable à celle de Prochaska, en ce qu'elle ne préjuge rien sur le mode d'intervention des centres nerveux et ne mêle aucune inexactitude à l'expression d'un fait évident. Rien ne prouve, en effet, cette réflexion, ce passage immédiat de la sensation sur les nerfs moteurs ; nous verrons, au contraire, qu'elle n'est pas réelle. En outre, elle n'a pas lieu seulement sur les nerfs moteurs qui correspondent aux nerfs sensitifs impressionnés, et les mouvements réflexes peuvent se produire fort loin du lieu de l'impression, comme Rob. Whytt l'avait très bien vu et indiqué.

Legallois (2) et M. Calmeil (3), frappés des résultats dont ils ont été témoins dans leurs expériences sur la moelle, allèrent jusqu'à les considérer comme des manifestations volontaires indépendantes du cerveau. Si ces expérimentateurs avaient observé les mêmes faits chez l'homme, ils se seraient convaincus que les mouvements excités par des sensations dans les parties soustraites à l'influence cérébrale par une interruption complète de la moelle n'ont rien de volontaire.

Depuis 1830, la faculté réflexe a été surtout étudiée par J. Muller et Marshall-Hall ; mais les théories proposées par ces deux physiologistes sont bien différentes l'une de l'autre : celle de Muller se rapproche beaucoup de l'opinion de Rob. Whytt. « Lorsque, dit-il (4), des sensations déterminent des mouvements dans d'autres parties, cet effet *n'est jamais le résultat d'un conflit entre les fibres sensitives et les fibres motrices d'un nerf lui-même ; mais il dépend de ce que l'excitation sensoriale reçue*

---

(1) Operum minor., anat., physiol. et pathol. argum., pars secunda, cap. IV, p. 150. Vienne, 1800. — Passage traduit par M. Longet.

(2) Ouv. cit., t. Ier, p. 80.

(3) Mém. cit., loc. cit.

(4) Physiol. du syst. nerveux, t. Ier, p. 195.

par le cerveau et la moelle épinière réagit sur des fibres motrices. »

Le système si admiré et si peu connu de Marshall-Hall exige des développements plus considérables. Marshall-Hall a publié ses idées pour la première fois en 1833, dans les *Transactions philosophiques,* puis en 1837 dans un *Mémoire sur le système nerveux;* enfin, en 1855, il a fait imprimer en français un *Aperçu du système spinal,* où est exposée toute sa doctrine sur l'action réflexe. C'est ce dernier livre que j'analyse.

En peu de mots, l'auteur reconnaît dans le système nerveux un *principe excito-moteur,* c'est-à-dire la faculté d'exciter des contractions dans les muscles sous l'influence de stimulations naturelles ou artificielles. Certaines portions centrales de ce système ne possédant pas cette propriété, il les sépare des autres et constitue ainsi deux sous-systèmes : le premier, dont les centres sont *inexcito-moteurs,* se compose du cerveau, du cervelet, des nerfs des sens spéciaux et des nerfs moteurs volontaires; le second, essentiellement *excito-moteur,* est constitué par ce qu'il appelle la *vraie moelle épinière.*

Cette expression nécessite une explication. Pour Marshall-Hall, le cordon rachidien est composé de deux portions de nature distinctes, quoique matériellement confondues : 1° le faisceau des nerfs moteurs et sensitifs qui viennent du cerveau ou qui y vont ; 2° un centre particulier, à propriétés et fonctions spéciales que je vais indiquer : c'est *la vraie moelle épinière.*

Cette moelle est composée d'un tissu possédant au plus haut degré une force excito-motrice bien différente de celle qui appartient aux nerfs moteurs volontaires. Elle est le centre *à travers* lequel *s'unissent* deux espèces de nerfs : les uns, apportant les excitations périphériques et nommés *centripètes, incidents* ou *eisodiques;* les autres, transmettant ces excitations aux muscles et appelés *centrifuges, réflexes* ou *exodiques.* De là, un système d'arcs nerveux nommés *arcs diastalliques,* en raison du mode de connexion des nerfs dont ils sont formés.

Par conséquent, il existerait non plus deux espèces de nerfs, les uns sensitifs, les autres moteurs, mais quatre, savoir : les nerfs sensitifs et les nerfs volontaires, appartenant au sous-système cérébral; les nerfs incidents et les nerfs réflexes, appartenant au sous-système spinal, à la vraie moelle; ou, en les classant d'une autre manière, deux sortes de nerfs centripètes, les nerfs sensitifs et les nerfs-incidents de la vraie moelle épinière ; deux sortes de nerfs centrifuges, les nerfs moteurs et les nerfs-réflexes. Les nerfs des arcs diastaltiques doivent être bien séparés des nerfs ordinaires, quoiqu'ils puissent être contenus dans un même faisceau et sous une même enveloppe, soit dans la cavité céphalo-rachidienne, soit au dehors. Leurs propriétés sont différentes : les nerfs réflexes excitent les muscles au moyen d'un pouvoir excito-moteur autre que celui des nerfs moteurs volontaires ; les nerfs centripètes du sous-système spinal ne sont pas sensitifs, cela est inutile ; ils reçoivent des impressions et les transmettent, voilà tout.

On aperçoit maintenant à quoi doit aboutir cette anatomie imaginaire. De l'impression à la contraction, tout consiste en un cheminement de l'excitation à travers l'arc diastaltique, analogue à la marche d'un courant électrique à travers un fil de métal. « Détruire le point central de la moelle, diviser le nerf dans son cours ou enlever les *origines* de ces nerfs en enlevant la peau, c'est détruire les arcs nerveux diastaltiques, et avec eux toute action diastaltique (1). » Il existe autant d'arcs diastaltiques que de nerfs incidents ou réflexes, que de mouvements réflexes possibles.

Or, on ne saurait expliquer ainsi que des effets tout-à-fait restreints. On touche la conjonctive, le clignement a lieu : action diastaltique à travers l'arc composé par le rameau palpébral du trijumeau et le rameau orbiculaire du facial. Une goutte de liquide tombe dans le larynx, spasme de la glotte : autre action diastaltique avec le laryngé supérieur et le laryngé récurrent comme élément de l'arc. Mais comment concevoir la mise en activité synergique de ce grand nombre de muscles qui produisent le vomissement ou y participent par la seule titillation de la luette ? Entre cette partie et les muscles abdominaux, comment peut être constitué l'arc nerveux ?

En vue de ces difficultés, Marshall-Hall suppose « dans les actes du système spinal des combinaisons ou des enchaînements d'action (2). » Ces combinaisons encore, quels en sont les agents ?

_____

(1) Aperçu du système spinal, p. 61, Paris, 1855.
(2) Idem, p. 49.

Pourquoi aussi une impression unique excite-t-elle une mult
tude de muscles, et pourquoi diverses impressions en des poin
différents peuvent-elles ne produire que le même acte? -
» Dans quelques-uns de ces arcs (diastaltiques), répoi
Marshall-Hall (1), les nerfs incidents, et, dans d'autres, l
nerfs réfléchis sont multiples. L'arc nerveux de la respiratior
par exemple, comprend le trijumeau, le pneumo-gastrique, l
spinaux, etc., comme nerfs incidents ou excito-moteurs ;
moelle allongée en constitue le centre ; le diaphragmatique., l
intercostaux, les nerfs respirateurs, en un mot, de sir Ch. Bel
en constituent les nerfs réfléchis moteurs. »

Voilà, au complet, le système de Marshall-Hall. Le physiol
giste anglais s'est isolé, on le voit, dans son langage obscu
dans ses idées, dans ses prétentions, pour aboutir, au total,
des données dénuées de preuves ou déjà vulgaires. Sa divisi
du système nerveux en *sous-système spinal* et *sous-système cé*
bral correspond exactement à celle, bien plus lucide, qu'a étab
M. Flourens : *parties excitables* et *parties inexcitables.* Le po
voir *excito-moteur* qu'il attribue à la *vraie moelle* n'est évide
ment que le pouvoir réflexe de tous les physiologistes ; ses *ai*
diastaltiques reproduisent l'explication des effets réflexes donn
par Prochaska. Enfin, sa prétendue découverte de la distincti
des nerfs spinaux proprement dits et des nerfs cérébraux (
l'idée retournée de Ch. Bell sur les nerfs volontaires et autom
tiques, et les objections dont est passible la doctrine de Ch. B
(voir p. 248) peuvent être appliquées sans restriction à celle
Marshall-Hall. Il n'y a donc d'original dans cette théorie que l
vagues propriétés assignées aux nerfs excito-moteurs,
Marshall-Hall s'est dispensé de les démontrer. Quel que s
mon respect pour le talent de l'illustre physiologiste récemme
enlevé à la science, je n'hésite pas à le dire, ses idées, l
d'éclairer la théorie des phénomènes réflexes, ont retardé
solution de cet important problème, en y mêlant des termes pl
inexacts que nouveaux et plus embarrassants qu'utiles. D'a
leurs, si, sous l'autorité de son nom, elles ont excité l'attenti
et préoccupé les esprits, elles n'ont été acceptées qu'à titre d'h
pothèses plus ou moins soutenables.

---

(1) Loc. cit., p. 63-64.

En définitive, les théories dont je viens de parler peuvent être réduites à deux systèmes principaux : d'après l'un d'eux, la moelle ne serait que le trait-d'union des nerfs sensitifs et moteurs, et le centre de diffusion des excitations périphériques (Prochaska et Marshall-Hall) ; suivant l'autre, l'axe encéphalo-rachidien constituerait un intermédiaire actif entre les nerfs centripètes et les nerfs centrifuges (Whytt, Legallois, Calmeil, J. Muller).

C'est cette dernière opinion qui tend à prédominer aujourd'hui parmi les physiologistes. Van Deen (1), Stilling (2) et M. Longet (3) pensent que la moelle réagit par elle-même contre les impressions en vertu d'une force propre siégeant dans la substance grise ; l'excitation transmise à cette substance la provoque à l'activité, et le mouvement succède. M. Longet, toutefois, a fort bien compris que la moelle ne se bornant pas à réagir d'une manière confuse, il reste à chercher la théorie des effets complexes et coordonnés déterminés par les stimulations périphériques sans le concours de la volonté. M. Debrou, on se le rappelle, frappé aussi des mêmes difficultés, a été conduit à supposer dans la moelle l'existence de centres multiples semblables au centre respirateur du bulbe. Je signalerai encore à ce sujet un travail du docteur Platon (d'Edimbourg), où l'auteur cherche à démontrer que la moelle *perçoit* les impressions et *veut* certains mouvements par lesquels elle réagit. Après avoir exposé les résultats de ses vivisections sur les reptiles, il ajoute, à propos de l'une d'elles : « Cette expérience, ainsi que d'autres à peu près semblables exécutées sur des grenouilles ; sont des exemples de mouvements *réellement volontaires* s'accomplissant indépendamment de l'influence du cerveau. On ne peut les expliquer en les comparant à ceux qui résultent de l'action réflexe, car on y trouve, de plus que dans ceux-ci, la *présence d'un pouvoir exerçant un certain contrôle...* (4). »

De semblables idées ont dû venir à beaucoup de ceux qui ont pratiqué des sections de la moelle, et nous avons vu qu'elles ont

---

(1) Ouv. cit.
(2) Ouv. cit.
(3) Traité de Physiologie, t. II, 2ᵉ part., p. 115 et suiv.
(4) Du pouvoir perceptif de la moelle épinière chez les animaux à sang froid; *in* The Edimburgh Medic. and surgical journal, 1846, et *in* Gazette Médic. de Paris, 1846, p. 704.

été exprimées en d'autres termes par Whytt, Legallois
M. Calmeil. Sans adopter entièrement ces opinions, on doit v(
dans tous ces témoignages la preuve d'une participation spécia
de la moelle aux phénomènes réflexes. Je reviendrai plus loin s
ce fait important et je chercherai alors à déterminer comment
faut comprendre l'intervention dont je parle.

2° *Mouvements organiques*. Je dois faire remarquer que 1
divisions établies dans cette partie de mon travail sont simpl
ment destinées à y introduire l'ordre et ne constituent pas u
classification régulière. Cela posé, je réunirai dans cette secon
catégorie les mouvements involontaires qui concourent à l'ex
cution des actes fondamentaux de la vie, tels que la circulatior
la respiration, les mouvements des organes digestifs, etc.

Les causes qui provoquent l'accomplissement normal de c
diverses fonctions sont, pour les physiologistes, un objet
recherches et de discussions déjà fort anciennes. Sans reprodui
ici les détails des différentes opinions qui ont été émises sur
sujet, je rappellerai qu'aujourd'hui on s'accorde au moins à ra
porter tous les mouvements en question au système nerveux.

Mais le système nerveux agit-il en vertu d'une déterminati(
spontanée, ou est-il sollicité par les impressions qui lui parvie
nent du tissu des organes ?

Marshall-Hall, dans la théorie que j'ai précédemment exposé
a voulu ramener tous les actes involontaires à l'action réflexe,
a cru démontrer son appréciation, au moins quant à la respiratio
par l'expérience suivante : Sur un jeune chat, il a coupé les de(
nerfs pneumo-gastriques ; puis, pour prévenir toute action volo(
taire, il a enlevé le cerveau et le cervelet. Les inspirations so
devenues plus rares et se sont enfin répétées seulement trois (
quatre fois par minute ; mais quand on stimulait les narine(
l'anus, le pied, il se produisait aussitôt une inspiration (1). D'(
Marshall-Hall a conclu que la cause excitante de la respirati(
consiste en une impression, et, à l'état normal, en une impre(
sion de l'extrémité pulmonaire du pneumo-gastrique : preuve, (
d'autres termes, que cette fonction, et, par analogie, tous les act
involontaires, sont des phénomènes diastaltiques ou réflexes.

Cette doctrine aurait l'avantage de simplifier l'étude des caus(

(1) Aperçu du syst. spinal, p. 76.

du mouvement, et peut-être a-t-elle séduit quelques esprits. Par malheur, elle n'est pas exacte, même en ce qui concerne la respiration prise comme exemple par Marshall-Hall.

Bien qu'on ne puisse nier l'importance du pneumo-gastrique dans la respiration, il est certain que les sensations fournies par ce nerf ne sont pas indispensables à l'accomplissement de cette fonction. Dans l'expérience même de Marshall-Hall, les inspirations sont devenues rares ; mais, en définitive, elles ont persisté plus ou moins longtemps. M. Flourens, qui l'a répétée (1), a constaté le maintien des mouvements respiratoires pendant plusieurs heures chez les pigeons, et une fois pendant vingt-quatre heures ; chez les mammifères, pendant vingt minutes à une demi-heure. Il y a loin, par conséquent, de ces résultats à ceux obtenus par les lésions de bulbe, puisque, dans ce dernier cas, la suspension de la respiration est subite, immédiate.

Or, remarquons encore que dans leurs expériences Marshall-Hall et M. Flourens ont négligé de pratiquer la trachéotomie chez les animaux soumis à la section des deux pneumo-gastriques, précaution indispensable quand on veut observer le véritable mode d'action de ces nerfs, et sans laquelle survient une prompte asphyxie produite par l'occlusion de l'ouverture supérieure du larynx. Si, au contraire, on a soin d'ouvrir préalablement la trachée, la section des pneumo-gastriques n'interrompt pas le mécanisme de la respiration, mais détermine dans les fonctions pulmonaires des modifications qui entraînent la mort au bout de plusieurs jours (2). Le fait indiqué par Marshall-Hall repose donc sur une expérience défectueuse, et, dans tous les cas, ne démontre nullement que les mouvements respiratoires soient de nature réflexe ; car, je le répète, ils persistent un certain temps, même dans les conditions où s'est placé le physiologiste anglais. Chez les animaux trachéotomisés, ils se maintiennent de un à neuf jours, selon les espèces ; seulement, ils sont beaucoup plus rares.

Si les impressions pulmonaires sont pour quelque chose dans l'accomplissement normal de la respiration, elles ne sont donc pas la cause excitante essentielle de son mécanisme ; cette cause

(1) Ouv. cité, p. 205.
(2) Ph. Bérard, Traité de Physiologie, t. III, p. 470 et suiv.

semble résider dans le bulbe lui-même , et plusieurs physiologistes supposent qu'elle consiste en une impression produite sur cet organe par l'abord du sang artériel. Peut-être , dans cette hypothèse, serait-il plus logique d'attribuer l'impression produite à l'action du sang insuffisamment oxydé.

Mais l'une ou l'autre de ces suppositions représente-t-elle bien réellement la vérité ? Chez la grenouille sans cerveau de l'expérience XV (p. 82) , les mouvements respiratoires ont persisté au fond de l'eau jusqu'à la disparition complète de tout signe de vie. Les choses se passeraient-elles de même chez les quadrupèdes ? Je l'ignore ; quant aux grenouilles, il paraîtrait que les modifications subies par le sang ne réagissent pas d'une manière très appréciable , ou au moins d'une manière directe et immédiate, sur la production des mouvements en question. Chez les quadrupèdes , des expériences différentes conduisent à des conclusions analogues ; chez eux , en effet, après la section des pneumogastriques , quoique le poumon s'engoue, quoique la circulation soit accélérée , la respiration est extrêmement ralentie (1). S'il faut admettre que le sang est nécessaire à l'exécution du mécanisme respiratoire, convenons donc qu'il n'agit pas sur le bulbe comme excitateur des fonctions respiratrices. Sans doute il agit sur cet organe comme sur le reste de l'économie , en entretenant les propriétés des éléments nerveux dont il est composé.

Toutefois, ce qui a lieu dans cette dernière expérience porte à penser que les pneumo-gastriques ne sont pas sans exercer une certaine influence sur les mouvements respiratoires ; toujours après l'interruption de ces nerfs , le nombre des respirations diminue dans des proportions considérables ; les altérations pulmonaires qui ne tardent pas à se développer, n'en augmentent pas la fréquence , comme on l'observe à l'état normal , et les animaux ne présentent aucun des signes d'anxiété qu'ils donnent ordinairement dans ces circonstances. Il est probable, par conséquent, que tout en n'étant pas indispensables à l'excitation du mécanisme respiratoire , les nerfs vagues servent à transmettre au bulbe des sensations d'après lesquelles il règle ou modifie son action.

J'adopte en cela la manière de voir de M. Ph. Bérard : « Le bulbe , dit ce savant professeur , met SPONTANÉMENT en mouve-

---

(1) Ph. Bérard, Traité de Physiologie, t. III , p. 472.

ment les puissances respiratoires ; mais le rhythme , l'énergie , la fréquence ou la lenteur des contractions des muscles respirateurs peuvent être modifiés par deux causes : 1° par la volonté ; 2° par les impressions qui remontent du poumon ou du cœur à ce bulbe (1). » Il est à croire qu'une fonction aussi essentielle à la vie que la respiration n'a été subordonnée d'une manière absolue ni à des impressions périphériques, ni aux altérations accidentelles du sang , et tout porte à admettre l'existence de dispositions organiques propres à assurer l'accomplissement des actes de cet ordre indépendamment des influences précédentes.

La respiration normale n'est donc pas un acte réflexe , comme le pensait Marshall-Hall , mais un phénomène automatique.

Par des motifs identiques , le mécanisme de la circulation , plus encore que celui de la respiration , doit être soumis à cette même loi d'automatisme ; et peut-être faut-il en dire autant de la parturition , dont la cause , on le sait, n'a pas été bien déterminée. N'oublions pas , cependant, que dans certaines circonstances les mouvements respiratoires , les contractions du cœur et celles de l'utérus peuvent aussi rentrer dans la catégorie des mouvements réflexes ; que les premiers, en outre , deviennent assez souvent volontaires.

Quant aux phénomènes qui se rapportent à la digestion , tous ne dérivent pas d'un même principe ; les uns, la mastication, l'action de humer ou de laper les boissons ; la succion par laquelle les mammifères s'approprient le lait de leur mère , sont autant d'actes instinctifs ou volontaires ; tous ceux qui s'accomplissent depuis le passage des aliments à travers l'isthme du gosier jusqu'à l'expulsion des résidus par l'anus et la vessie , sont évidemment de nature réflexe. L'intervention du système nerveux est, en effet, sollicitée par la présence des aliments dans les voies digestives , et l'on ne comprendrait pas qu'elle pût avoir lieu sans impressions sensitives préalables. Quelques-uns des mouvements dont je parle , la déglutition , la défécation et la miction , sont, il est vrai , partiellement soumis à l'influence de la volonté , mais ils s'exécutent aussi sans son concours dans une multitude de circonstances.

---

(1) Ouv. cit., t. III, p. 523. — Et on peut ajouter, pour compléter l'idée de Bérard : 3° Par divers états de l'âme autres que la volonté ; 4° par les impressions sensitives en général.

Ainsi , parmi les *mouvements organiques,* les uns sont *instinc·
tifs* ou même en partie *volontaires ;* les autres sont *automati
ques ,* soit qu'ils procèdent d'une impulsion initiale dont les effet
commencent avec la vie , soit qu'ils résultent d'excitations tem·
poraires , constituant alors de véritables phénomènes réflexes.

3° *Mouvements instinctifs.* L'observation la plus superficiell(
permet de reconnaître chez les animaux une double et merveil·
leuse aptitude : 1° la faculté d'éprouver des penchants conforme:
aux besoins de leur organisation particulière ou de la vie de
l'espèce , et 2° celle de satisfaire à ces penchants par des acte:
appropriés et plus ou moins complexes. Comme exemples fréquem·
ment cités de ces penchants et de leurs effets, on peut rappelei
l'industrie par laquelle une multitude d'animaux pourvoient à leui
subsistance, se créent une retraite et construisent des habi-
tations permanentes ou temporaires ; l'attraction mutuelle des
sexes et les mouvements qui servent à leur rapprochement ;
la nidification chez les oiseaux , les migrations de certaines
espèces, etc.

L'origine de ces tendances et la cause des actes qui leur succèdent n'ont pas été comprises de la même manière par tous les
physiologistes, ni par tous les philosophes. Mais l'opinion prédo-
minante de nos jours, comme à presque toutes les époques,
consiste à rapporter ces phénomènes à un principe particulier,
différent de l'intelligence, et qui a reçu le nom d'*instinct.* L'homme,
aussi bien que les animaux, possède cette faculté ; mais, tandis
qu'elle est très distincte chez les seconds, elle se confond chez
l'homme avec les fonctions de l'âme.

L'étude de l'instinct appartient à la psychologie ou à la physiologie générale, et ce serait oublier l'objet et la destination pratique
de cet ouvrage que de chercher à l'aborder. Il serait, d'ailleurs,
impossible de traiter brièvement ce vaste sujet, auquel Descartes,
Condillac, Buffon, les deux Cuvier, et récemment MM. Flourens
et Gratiolet, ont consacré de longues et éloquentes pages.

On appelle *mouvements instinctifs* ceux qui sont suscités par
l'instinct. Les mouvements de cet ordre sont considérés comme
exclusivement propres à la vie animale. Peut-être cependant
faut-il modifier cette appréciation , car certains actes organiques
présentent les plus grandes analogies avec les phénomènes instinctifs. J'ai dit des actes *organiques,* parce qu'en effet ils ont

pour objet la préservation des dispositions organiques partielles, comme les mouvements instinctifs ordinaires sont appropriés à la conservation générale de l'individu ou de l'espèce; mais beaucoup d'entre eux sont exécutés par des muscles à fibres striées.

Les phénomènes auxquels je veux faire allusion peuvent être observés dans une multitude de circonstances , soit à l'état normal , soit à l'état morbide. Que, par exemple , deux surfaces articulaires enflammées s'irritent par leur frottement , et aussitôt les muscles voisins se contractent pour les immobiliser ; ailleurs, les contractions répétées d'un muscle agissent d'une manière fâcheuse sur un organe malade : ce muscle devient inerte. C'est ainsi que dans certaines pleurésies, dans la péritonite et dans les autres affections douloureuses du ventre, les muscles des parois thoraciques, le diaphragme et les muscles abdominaux cessent plus ou moins complétement d'agir.

D'où procèdent ces modifications salutaires apportées aux lois habituelles de l'économie? Elles se produisent parfois avec des effets que la volonté serait inhabile à provoquer. On ne peut immobiliser volontairement ni un seul côté du thorax ni une seule moitié du diaphragme (1), comme cela a lieu pourtant dans quelques circonstances ; le plus souvent même, les malades n'ont pas conscience de ces changements , et ne peuvent les maîtriser s'ils viennent à les connaître. La volonté y reste donc tout-à-fait étrangère , et j'en ai fait moi-même la pénible expérience. Je fus atteint d'une inflammation superficielle de l'un des orteils ; aussi longtemps que dura la période d'acuité , malgré le peu d'intensité de la douleur, tous mes efforts pour fléchir ou étendre cet orteil furent inutiles : il resta invariablement fixé dans une position moyenne , en dehors de laquelle commençait la souffrance. J'ajouterai qu'occupé alors à préparer ce chapitre , je fis de mon propre état un sujet d'observation attentive , et je restai convaincu que la volonté n'était pour rien dans la rigidité de la partie malade , et , en même temps, qu'elle était incapable de la vaincre , si ce n'est par un puissant effort et comme par surprise. Il n'est pas de chirurgien qui ne voie chaque jour quelque fait analogue , et la plupart savent combien il est inutile et dérai-

---

(1) Voir, pour ces divers faits , l'article *Paralysies sympathiques* , dans le second volume.

sonnable de faire appel à-la volonté et au courage des patients.

On a cru expliquer ces phénomènes par la simple action réflexe ; mais , si cette interprétation convient à beaucoup de mouvements pathologiques , elle ne saurait suffire pour ceux dont il vient d'être question. Il ne s'agit plus de contractions irrégulières et sans-but succédant à des sensations morbides ; ce ne sont pas de simples convulsions , ce sont de véritables *actes* par lesquels l'organisme préserve ou tend à préserver ses parties : actes anormaux, dont ne rendent compte aucunes dispositions mécaniques préétablies, et qui, par conséquent, doivent être actuellement combinés en vue de la nécessité du moment.

D'après ces considérations, que je m'abstiens de développer davantage, je suis porté à contester la nature purement automatique de ces effets, et ils me paraissent révéler l'intervention d'un principe de spontanéité dans certaines manifestations organiques. Au moins, par leurs caractères, par leurs résultats, semblent-ils aussi évidemment instinctifs qu'une multitude d'actes du domaine de la vie animale.

Il faudrait donc, peut-être, admettre un *instinct organique,* comme on a admis un *instinct animal ;* ou plutôt considérer l'instinct comme un principe unique , exerçant son influence aussi bien dans l'ordre organique que dans l'ordre animal.

Or, dans cette hypothèse, un grand nombre de phénomènes éventuels , involontaires., inexplicables par le seul pouvoir réflexe, et qui probablement ne correspondent pas à des centres spéciaux, ces phénomènes , dis-je , pourraient . être rapportés à l'*instinct organique.* Tels sont les mouvements de préservation, complexes et bien coordonnés, qu'exécutent accidentellement les divers appareils de l'économie : la toux et l'éternùment, pour l'appareil respiratoire ; le vomissement, pour l'appareil digestif ; le clignement des paupières, pour l'appareil visuel, etc.

Quelles que soient , d'ailleurs , la nature et l'étendue de l'instinct , le rôle,de ce principe vis-à-vis du mouvement ne saurait être compris autrement que celui de la volonté, des passions, des sensations , etc., c'est-à-dire comme cause provocatrice du mouvement, et non comme élément constitutif du système moteur.

4° *Mouvements involontaires excités par les divers états de l'âme.* Sous l'influence de la pensée , des passions , des perceptions , le corps peut exécuter des mouvements simples ou com-

posés, irréguliers ou coordonnés, et qui s'accomplissent sans
participation de la volonté. Nous ne pouvons, en effet, attribuer
à la volonté ni le rire, ni le pleurer, ni les autres expressions
de la physionomie qui naissent sous l'empire des affections de
l'âme ; bien moins encore doit-on lui rapporter l'accélération des
battements du cœur, les mouvements des intestins, les vomisse-
ments, l'émission des urines ou des matières fécales, provoqués
par les grandes émotions. Et non seulement ces actes se produisent indépendamment de la libre détermination du *moi ;* ils
ont même lieu à notre insu, et si nous avons conscience de
quelques-uns d'entre eux, c'est après leur exécution. Mais un
grand nombre échappent plus ou moins au *sensorium :* tels sont
la plupart des changements de la physionomie, visibles pour
tous, à peine soupçonnés de nous-mêmes ; tels sont encore ces
mouvements désignés par M. Gratiolet sous le nom de mouvements *symboliques*, et dont je vais bientôt parler.

A la cause qui détermine de semblables manifestations se rattachent les innombrables phénomènes excités dans l'organisme
par les modifications psychiques. Son étude et celle de ses effets
résument l'histoire de l'influence du moral sur le physique, et,
indirectement, du physique sur le moral : étude attrayante pour
le philosophe, mais, pour le physiologiste et le médecin, véritable flambeau, qui répand la lumière sur bien des actes obscurs
de la vie et de la maladie ; étude essentielle, indispensable, pour
quiconque cherche une voie dans le ténébreux dédale de la pathologie nerveuse. On ne peut indiquer cet important sujet sans rappeler le nom de Cabanis et le livre (1), toujours cité et trop peu lu,
auquel il doit son illustration. Mais je signalerai encore à l'attention de tous l'admirable chapitre *de Sympathiâ* des Leçons sur
les maladies des nerfs de Boerhaave, et l'ouvrage récent et
rempli de vues profondes de M. Gratiolet.

J. Muller a divisé les mouvements qui dépendent des états de
l'âme en trois classes, selon qu'ils sont la conséquence d'idées,
de passions, ou de déterminations de la volonté. Ces derniers ne
sauraient figurer dans cet article, et, quant aux autres, je mo-
difierai la classification adoptée par le physiologiste allemand
ainsi qu'il suit : A, mouvements excités par l'imagination ou la

---

(1) Rapports du physique et du moral de l'homme.

pensée ; B, mouvements excités par les passions ; C, mouvements excités par les perceptions.

A. Parmi les mouvements provoqués par l'influence de l'imagination, il faut citer au nombre des plus remarquables ceux que M. Chevreul a signalés, en 1833 (1), comme déterminés par la seule idée du mouvement. Un pendule, composé d'un corps lourd suspendu à un fil de chanvre, est mis entre les mains d'un homme auquel on persuade qu'il va entrer en oscillation : l'oscillation ne tarde pas, en effet, à se produire. On simule alors quelque modification dans les premières dispositions et on affirme que le pendule n'oscillera plus ; l'affirmation se vérifie. En peu de mots, la seule attente du mouvement de la part de l'individu soumis à l'expérience entraîne l'exécution de ce mouvement, et il cesse avec l'idée qui l'a produit. Dans ce cas encore, la volonté n'est pas seulement étrangère à la mise en action de nos muscles, nous ignorons même notre participation à ces effets, et ceux qui les premiers l'observèrent furent portés à leur attribuer pour cause une force inconnue, distincte des lois ordinaires de l'organisme. Mais les expériences de M. Chevreul prouvèrent qu'ils dépendent de mouvements réels, liés à un état particulier de l'esprit, désigné par ce savant distingué sous la dénomination de *tendance au mouvement*, tendance qui se communique au système moteur et l'excite à l'activité, à la manière de la volition, quoique sans son concours. Ainsi s'explique l'immense mystification des tables tournantes, dont le monde civilisé est encore à peine revenu.

Les mouvements de cet ordre, reflets visibles de ceux de l'imagination, sont en général incomplets et seulement indiqués ; d'où la dénomination de *mouvements symboliques*, qui leur a été imposée par M. Gratiolet.

Dans beaucoup de circonstances, cependant, ils sont plus nettement caractérisés : l'idée du froid, par exemple, fait frissonner ; celle d'un fruit acide détermine la contraction spasmodique des masséters ; le souvenir d'un objet horrible ou dégoûtant altère l'expression du visage ou sollicite le vomissement. « Songeons-nous, dit M Gratiolet (2), à quelque chose d'élevé, nos yeux s'é-

---

(1) Lettre à Ampère ; Arch. génér. de médec., 1833, t. II, p. 130 et suiv
(2) Ouv. cit., p. 594.

lèvent vers le ciel. Imaginons-nous quelque abîme, ils s'abaissent vers la terre. Le corps est tout complice des mouvements de l'âme. Ainsi, par une illusion irrésistible, l'instinct poursuit au dehors des objets qui n'existent que dans la pensée. »

B. Les mouvements involontaires excités par les passions consistent principalement en des modifications caractéristiques de la physionomie normale. Un grand nombre d'affections de l'âme se manifestent pourtant par des mouvements plus étendus : la gaîté, la joie vive, par le rire, qui entraîne souvent la participation de presque tous les muscles du corps ; la douleur violente, par les sanglots ; la mélancolie, par des soupirs ; la fureur, par des actes variés ; la terreur extrême, par le tremblement, etc. En outre, à ces divers états correspondent des attitudes plus ou moins expressives, et variables selon les individus. On sait encore combien ils agissent sur le rhythme de la respiration, sur les battements du cœur, sur les organes digestifs, genito-urinaires, etc.

Les physiologistes ont distingué les passions, quant à leurs rapports avec le mouvement, en excitantes ou déprimantes, suivant qu'elles provoquent les manifestations qui viennent d'être indiquées, ou qu'elles annulent la faculté motrice. Ici, d'ailleurs, rien d'absolu, les effets des passions n'étant pas identiques chez tous les hommes : la terreur, qui chez les uns paralyse les forces, en communique aux autres pour accélérer leur fuite ; la colère, l'amour physique, la joie, le chagrin, produisent aussi tantôt l'un et tantôt l'autre de ces effets.

C. Beaucoup de mouvements involontaires succèdent encore à des perceptions. La sensation peut agir alors, soit en provoquant divers états secondaires de l'âme dont ces mouvements sont la conséquence, soit en excitant directement une réaction motrice d'apparence réflexe.

Comme exemples du premier cas, on peut signaler les manifestations passionnées déterminées par un spectacle ou un drame émouvant, par la vue d'une personne odieuse, d'un événement terrible, par la narration d'un fait, par un discours éloquent. On sait aussi que la vue de certains objets ou certaines odeurs soulèvent une invincible idée de dégoût, et le vomissement ensuite. Quand nous regardons un homme faire un effort, nous nous efforçons comme lui ; qu'au jeu une boule s'éloigne de la

direction voulue, le corps se contorsionne comme pour l'y ramener ; qu'un danger, la chute d'une tuile, une voiture dans la rue,
menace quelqu'un devant nous , nous exécutons le mouvement
que nous désirons lui voir exécuter. Dans la même catégorie se
placent la multitude des actes par *imitation :* le bâillement à la
vue d'une personne qui bâille, la tendance à la toux , à l'expec-
toration, au vomissement , en écoutant tousser , expectorer péniblement ou vomir ; la disposition à chanter quand on entend
chanter, et surtout à reproduire la même note et le même ton.

Au second cas se rapportent les mouvements irréfléchis accomplis pour préserver une partie menacée du corps. Si l'on approche
brusquement le doigt de l'œil, bon gré, mal gré, la paupière se
ferme, et peu d'individus sont capables de dominer cette contraction instinctive, même sachant bien qu'il s'agit d'un simple jeu.
Lorsque, marchant dans l'obscurité , la tête se heurte contre un
obstacle , elle est rapidement rejetée du côté opposé. On courbe
involontairement le front au ronflement d'une pierre, au siffle-
ment d'une balle qui passe près de l'oreille , etc. J'ai déjà parlé
de quelques-uns de ces actes à propos de l'instinct ; reste à
décider si tous ceux de cet ordre ne procèdent pas du même
principe.

Quoi qu'il en soit, il y aurait probablement erreur à attribuer
à un état quelconque de l'âme certains mouvements coïncidant,
il est vrai, avec une perception, mais de nature réflexe, selon
toute apparence. Tels sont ces tressaillements brusques occa-
sionnés par un bruit subit et inattendu , ou par quelque attouchement chez les personnes impressionnables. Je ferai remarquer,
en effet, qu'on peut observer les mêmes résultats chez des apoplectiques privés de toute intelligence, chez les individus endor-
mis , et même chez des animaux privés de leurs lobes cérébraux.

II. *Mouvements volontaires.* On désigne ainsi les mouvements qui succèdent à une libre détermination du *moi.*

Je n'ai pas à étudier la volonté en tant que faculté de l'âme,
et je me bornerai à la considérer dans ses rapports avec le mouvement. Rappelons-nous d'abord qu'elle réside exclusivement
dans les lobes cérébraux , théâtre de toutes les opérations intellectuelles , auxquelles elle est liée d'une manière intime.

Les progrès de la physiologie n'ont pu effacer complétement

les notions erronées qui ont eu cours sur le mode d'action de la volonté, jusqu'à une époque assez rapprochée de nous. La plupart des médecins voient encore dans cette faculté la force motrice par excellence, la source d'où procèdent à la fois et l'incitation, et la coordination, et l'excitation immédiate des contractions musculaires. Il est grand temps de substituer en pathologie les données modernes à ces opinions surannées. La volonté, capable d'agir aussi bien en réprimant qu'en excitant le mouvement, ne saurait être une force motrice, et n'est en réalité qu'une puissance douée d'une certaine autorité sur le système moteur. « Nul mouvement, dit avec raison M. Flourens, ne dérive directement d'elle ; elle n'est que la *cause provocatrice* de certains mouvements, et n'est jamais la cause effective d'aucun. Qu'un animal veuille mouvoir ou son bras, ou sa jambe, ou toute autre partie, aussitôt il la meut ; mais ce n'est pas sa volonté qui anime les muscles de la partie mue, qui les excite, qui les coordonne. Ni la production de la contraction musculaire, ni la coordination du jeu des divers muscles, contraction et coordination indispensables néanmoins pour que le mouvement s'exécute, rien de cela n'est sous la puissance de la volonté... » (1). Aucune proposition, dans les sciences médicales, n'est mieux démontrée et plus universellement acceptée que celle qui précède. Cherchons, d'ailleurs, à analyser le rôle de la volonté vis-à-vis de chacun des mouvements du corps en particulier.

On sait, avant tout, qu'elle n'intervient jamais dans les mouvements exécutés par les muscles de la vie organique ou à fibres lisses. Quant à son influence sur les muscles de la vie animale, elle est loin de s'exercer d'une manière toujours identique. Mais, remarquons-le bien, l'intention ne s'adresse jamais immédiatement à aucun d'entre eux, et toujours au mouvement qu'ils sont aptes à exécuter. Personne ne peut faire contracter le faisceau extenseur de l'index, à moins de vouloir l'extension de ce doigt. Vainement on chercherait, même en s'aidant de notions anatomiques qui manquent à presque tous les hommes, vainement on chercherait, dis-je, à concentrer son intention sur le muscle

---

(1) Recherches expérim. sur les propriétés et les fonct. du syst. nerveux. Paris, 1842, p. 237-238.

dont je parle ou sur tout autre ; ce muscle resterait inerte. Que la pensée change alors de direction , que la volonté ait pour but l'extension du doigt , et à l'instant ce mouvement a lieu par l'effet d'un mécanisme auquel l'âme reste étrangère, car nous en ignorons les agents. La volonté ne commande donc pas à tel ou tel muscle , mais à tel ou tel mouvement, c'est-à-dire aux dispositions automatiques préétablies d'où ce mouvement procède.

Or, son action ainsi comprise porte tantôt sur les mouvements élémentaires isolés , et tantôt sur des mouvements plus complexes ou sur des actes fonctionnels. Tant s'en faut pourtant que tous les mouvements élémentaires ou partiels exécutés par les muscles de la vie animale lui soient directement subordonnés. On ne peut mouvoir volontairement ni une seule côte ni un seul côté du thorax ou du diaphragme , ni , en général , un seul œil , ni une moitié du voile du palais , du larynx , du périnée , etc. Dans les membres même dont les mouvements élémentaires sont plus immédiatement soumis à l'influence de la volonté que ceux d'aucune autre partie , il faut une certaine habitude pour dissocier l'action ordinairement synergique de certains muscles. Il est, par exemple, très difficile de mouvoir un seul doigt sans que les autres participent plus ou moins à ce mouvement ; peu de personnes parviennent à agiter simultanément un bras d'avant en arrière, et l'autre dans le sens horizontal. Comme nous l'avons vu, en effet , pour chaque partie du corps , les mouvements ont été disposés à l'avance en vue des fonctions les plus ordinaires de ces parties ; plus on descend dans l'échelle animale, et plus sont immuables ces arrangements organiques ; plus on remonte , et plus ils sont susceptibles d'être éventuellement modifiés par la volonté , au moins dans une certaine mesure. L'homme possède au plus haut degré cette dernière prérogative , bien que dans des limites encore fort restreintes.

Chez les animaux et dans l'espèce humaine , surtout aux premières périodes de l'existence, l'empire de la volonté se manifeste le plus ordinairement par des mouvements complexes et coordonnés , par des actes fonctionnels, nécessaires ou seulement utiles à l'entretien de la vie de l'individu ou de l'espèce. Mais son mode d'intervention vis à-vis de chacun de ces actes n'est pas toujours le même et mérite quelques commentaires.

Je diviserai les mouvements de cet ordre en trois catégories :

A. Je classe dans l'une d'elles ceux dont la volonté peut disposer, mais qui s'accomplissent habituellement sans son concours : telle est, en première ligne, la respiration, que la volonté peut momentanément suspendre, ralentir ou accélérer, faire concourir à la parole ou au chant, bien qu'elle ne soit pour rien dans le mécanisme de cette importante fonction et ne soit même nullement nécessaire, comme nous l'avons vu, à son exécution. Je crois devoir également placer ici les mouvements visuels, volontaires, sans le moindre doute, dans l'action de regarder et dans une multitude de circonstances, mais peut-être encore plus souvent automatiques. Fixez accidentellement le regard sur un objet mobile ; l'œil en suit tous les déplacements, et si bien sans le concours de la volonté, que vous ignorez vos propres mouvements et ne parvenez à les maîtriser qu'à l'aide d'un effort distinct.

Le fait que j'avance est facile à vérifier par une expérience fort simple : on présente au regard d'une personne un corps quelconque, le bout du doigt, par exemple, qu'on agite horizontalement ou dans tout autre sens devant elle ; les deux globes oculaires subissent tous les changements de direction du doigt, et cela tout-à-fait à l'insu de la personne soumise à l'expérience. Bien plus, même avertie, ses yeux continueront involontairement à suivre l'objet mobile, et il lui faudra ou faire effort ou prendre un autre point de mire pour en détacher son regard. Ce phénomène des plus remarquables démontre la nature automatique des mouvements visuels, et permet d'expliquer autrement que par la volonté ceux des poules sans cerveau pour suivre une lumière mobile, et ceux qu'exécutent les yeux chez quelques malades privés de toutes facultés intellectuelles. Dans leurs rapports avec la volonté, ces mouvements seraient donc analogues aux mouvements respiratoires, qui, susceptibles d'obéir à cette faculté, se produisent néanmoins le plus souvent sans elle.

B. La seconde catégorie comprend les mouvements qui s'effectuent presque toujours soit avec l'assentiment, soit avec le concours de la volonté, mais qui peuvent aussi avoir lieu indépendamment d'elle, et par un mécanisme auquel elle reste étrangère. La déglutition, la phonation, la défécation, la miction, la locomotion dans ses modes normaux, sont les principaux exemples à signaler. Nous savons, en effet, qu'à tous ces actes, très ordinairement volontaires, correspondent des centres d'incitation

et de coordination autres que le cerveau ; nous savons qu'ils s'a
complissent chez des animaux privés de leurs lobes cérébrau:
et que tous peuvent être exécutés, même chez l'homme, sar
l'intervention de la volonté, comme on l'observe dans le cours c
certaines maladies encéphaliques.

C. Enfin, je fais entrer dans la troisième catégorie les actes q
paraissent être directement combinés par la volonté, les acte
créés par l'éducation, acquis par un apprentissage, ou éventuelle
ment imaginés en vue de circonstances accidentelles. De c
nombre sont la parole, ainsi que je l'ai établi (p. 264 et 274)
l'exercice des arts manuels, tels que la peinture, l'écriture,
musique instrumentale ; le chant, la danse, les mouvements varié
et délicats du toucher, ceux de préhension, tous ceux, enfii
que nécessitent les nombreuses branches de l'industrie humaini

Dans ces divers cas, la volonté met à contribution les diffé
rents mouvements élémentaires ou fonctionnels dont elle per
disposer, les associe, les combine et les fait concourir comm
une force simple à l'exécution des actes dont le thème est dar
la pensée. Mais aucun de ces mouvements, aucun de ces acte
en particulier n'est créé par elle ; tous, considérés isolément
ont leur raison d'être ailleurs que dans le cerveau proprement di
La volonté n'est que le lien commun qui les assemble, ou, :
l'on me permet une image empruntée à Galien, c'est la main qi
tient les rênes du corps, comme celle du conducteur tient le
guides d'un attelage.

Maintenant. je le répète, par quelle opération mystérieuse, de
actes, conçus dans le principe par la volonté, peuvent-ils ensuit
devenir involontaires (1)? Comment la parole, le chant, l'exécu
tion de la musique instrumentale, deviennent-ils des phénomène
d'habitude, parfois automatiques, et presque toujours, suivar
une remarque fort juste, d'autant plus parfaits qu'ils sont moin
surveillés par l'attention? Là se trouvent les bornes de la physic
logie et commencent les conjectures abstraites de la métaphy
sique.

---

(1) Voir page 271.

IV.

THÉORIE GÉNÉRALE ET DIVISION DES MOUVEMENTS.

I. Je viens de passer en revue les *causes* des mouvements, et l'on voit qu'en définitive elles peuvent être ramenées aux quatre chefs suivants :

1° Une impulsion initiale ou une activité propre, résultant des dispositions intimes de certains appareils (respiration, circulation) ; 2° des excitations continues ou temporaires transmises au système moteur : A, par les nerfs sensitifs ; B, par l'instinct ; C, par l'âme (idées, passions, perceptions, volonté).

On voit aussi que l'intervention de ces diverses influences se réduit, comme je l'ai fréquemment indiqué, à solliciter les véritables organes moteurs à l'action. Volonté, idées, passions, instinct, sensations, etc., ne constituent pas des *forces motrices*, mais de simples stimulants ; ce ne sont pas les *agents*, les *causes effectives* du mouvement, mais ses *causes provocatrices* ou *déterminantes*. Toutes, en réalité, sont étrangères au système moteur proprement dit, c'est-à-dire à cet ensemble de dispositions organiques où dynamiques d'où procèdent les contractions musculaires, leur association en mouvements composés et leur coordination en actes fonctionnels. Entre elles et ces arrangements il existe un rapport, sans doute, mais seulement un rapport de subordination : d'une part, la faculté motrice ; de l'autre, les influences qni lui communiquent l'activité.

Cette séparation, si peu comprise, du mécanisme et des causes du mouvement, constitue le faït capital de cette partie de la physiologie et le nœud de tous les problèmes obscurs qui s'y rattachent.

Ici s'offre à nous une importante question, implicitement posée, résolue même de diverses manières, et néanmoins encore à l'étude. A chaque espèce de mouvement correspond-il un système moteur particulier ? En d'autres termes, les *agents moteurs* diffèrent-ils pour un mouvement donné, selon qu'il est volontaire, réflexe, automatique, passionnel ou instinctif ?

Ch. Bell avait supposé, en effet, l'existence d'un double système moteur, l'un destiné aux actes volontaires, l'autre aux actes involontaires. Marshall-Hall, on se le rappelle, a soutenu une doctrine analogue séparant d'une manière absolue, dans le système nerveux, les organes du mouvement volontaire de ceux du mouvement réflexe. Tous les physiologistes, d'ailleurs, adoptent, quant aux phénomènes réflexes, des opinions peu différentes, sous ce rapport, de celle de Marshall-Hall, puisqu'ils considèrent le pouvoir réflexe comme constituant une force spéciale.

Or, s'il est impossible de comprendre ces deux ordres de mouvements, les mouvements volontaires et les mouvements réflexes, sans imaginer cette sorte de dédoublement de l'appareil nerveux moteur, il faut aussi, sans doute, admettre un troisième système pour les mouvements passionnels, un quatrième pour les mouvements instinctifs, etc.

Telles sont les conséquences obligées des théories dont je viens de parler, conséquences improbables et voisines de l'absurde. Ainsi, la respiration s'accomplissant tantôt d'une manière automatique, tantôt sous l'influence de la volonté ou d'autres états de l'âme, tantôt, enfin, consécutivement à des impressions sensitives, on devrait donc supposer pour chaque cas un appareil différent? Les faits sont contraires à de telles hypothèses. La respiration, et, comme elle, tous les actes fonctionnels, qu'ils soient volontaires, passionnels, affectifs, automatiques ou réflexes, résultent invariablement des mêmes contractions musculaires, excitées par les mêmes nerfs, associées et combinées dans le même ordre, et, sous ce rapport, subordonnées à une seule partie du système nerveux, à un seul centre fonctionnel. Ce centre détruit, la volonté ni l'instinct, les affections de l'âme ni la sensation, ne sauraient le suppléer ; la fonction est irrévocablement abolie. De lui, et de lui seul, procédait, par conséquent, l'acte en question, quelle que fût, d'ailleurs, sa cause provocatrice.

Concluons de cet exemple qu'un appareil unique suffit pour l'exécution d'un mouvement donné, soit qu'il succède à une détermination de la volonté, à une impression sensitive, ou à toute autre excitation. On peut donc comprendre tous les mouvements de l'économie, sans qu'il soit nécessaire d'imaginer pour chaque espèce des dispositions spéciales. Il n'existe, en un mot, qu'un seul système moteur, qu'une seule faculté motrice, mais soumise, quant à son activité, aux diverses influences que nous connaissons maintenant comme les causes déterminantes du mouvement.

Je n'hésite pas à appliquer, sans restriction, cette même théorie à l'intelligence des phénomènes réflexes, repoussant toutes les hypothèses qui fondent leur explication sur l'existence d'agents spéciaux, tels que le *pouvoir réflexe* de la plupart des physiologistes et les nerfs *excito-moteurs* de Marshall-Hall. Les mouvements réflexes ne sont autre chose que des réactions du système moteur commun provoquées par des impressions sensitives. Reste, toutefois, à chercher pourquoi les impressions sensitives excitent non pas exclusivement des contractions musculaires désordonnées et sans but, mais aussi des mouvements ou des actes complexes d'une régularité remarquable.

Cela me conduit à présenter quelques considérations, sur le rôle de la sensation, en général, vis-à-vis de la motilité, et à compléter les développements dans lesquels je suis entré déjà sur les phénomènes réflexes.

J'ai fait connaître (p. 272 et suiv.) l'intervention du sens musculaire dans la coordination du mouvement. Cette intervention d'un sens en qualité d'élément constitutif de la faculté motrice est tout-à-fait exceptionnelle, et les impressions sensitives ne sont d'ordinaire que les causes excitatrices de certains mouvements. Toutefois, les effets qu'elles produisent variant beaucoup, il faut supposer aussi qu'elles agissent de diverses manières sur le système nerveux ; ce que l'on ne saurait contester.

« Une impression faite à nos organes, dit M. Longet (1), peut, en parcourant des voies différentes (2) dans la masse cérébro-spinale, donner lieu à des mouvements de nature distincte. Ainsi, tantôt transmise à l'encéphale directement par les nerfs sensitifs craniens, ou indirectement par l'entremise de la moelle épinière et des racines spinales postérieures, elle va s'élaborer dans la région encéphalique où réside le *sensorium commune*, s'y transforme en sensation, et, par conséquent, arrive à la connaissance de l'animal, qui peut réagir par des *mouvements volontaires;* tantôt également transmise par les nerfs sensitifs, soit à un partie déterminée de l'encéphale, soit à la moelle épinière,

---

(1) Traité de Physiol., t. II., 2e fascic., p. 101.

(2) Pour ma part, je n'admets pas ces différences de voies dans le trajet des impressions; seulement, elles n'arrivent pas toujours à la même région nerveuse.

cette impression occasionne, sans se transformer nécessairement en sensation *(perçue)*, une incitation immédiatement réfléchie sur les nerfs moteurs (1); d'où des *mouvements* dits *réflexes*, à la production desquels la volonté ne prête plus son concours. »

Les impressions sensitives, il est vrai, ou parviennent au cerveau et s'y transforment en perceptions, ou s'arrêtent dans des parties moins élevées de l'axe cérébro-rachidien; mais leurs effets ne se bornent ni à des réactions volontaires dans le premier cas, ni à une simple excitation des nerfs moteurs dans le second.

Dans les circonstances où, arrivant jusqu'au *sensorium commune*, elles donnent lieu à des perceptions distinctes, elles peuvent exciter, outre les déterminations volontaires, soit des tendances instinctives, soit ces divers états de l'âme, causes de nombreux mouvements qui s'accomplissent, comme nous l'avons vu, sans le concours de la volonté, et souvent même contre ses arrêts.

Les sensations normalement non perçues, ou celles qui ne sont plus transmises au cerveau par suite de lésions artificielles ou naturelles de l'axe nerveux, excitent, de leur côté, tantôt quelques contractions dans un petit nombre de muscles, tantôt des mouvements réguliers plus ou moins complexes, tantôt, enfin, des actes fonctionnels bien coordonnés. Or, si à la rigueur on peut admettre la transmission directe des impressions des nerfs sensitifs aux nerfs moteurs, lorsqu'il s'agit de contractions musculaires confuses, cette interprétation toute simple des effets réflexes n'est plus soutenable quand ils consistent en mouvements ou actes coordonnés, tels que les sauts ou les mouvements natatoires exécutés par les grenouilles après la section transversale de la moelle, tels que la locomotion, la déglutition, la phonation, etc., chez les animaux privés de leurs lobes cérébraux.

C'est pour trancher cette difficulté entrevue par tous les physiologistes que Marshall-Hall avait imaginé les enchaînements d'action de ses arcs diastaltiques, que Legallois et d'autres expérimentateurs ont attribué une sorte de volonté à la moelle, et que M. Debrou a supposé l'existence, en dehors du cerveau, d'un

---

(1) On remarquera encore que cette réflexion *immédiate* n'est ni prouvée ni probable.

certain nombre de centres analogues au centre respirateur du bulbe.

Dans l'état actuel de la science, il faut, effectivement, s'arrêter à l'une de ces trois conjectures, et la réalité des centres multiples admis par M. Debrou paraissant démontrée à la fois par l'expérience et l'analogie (voir p. 257 et suiv.), cette hypothèse semble devoir prévaloir. Ainsi, la sensation, selon qu'elle serait transmise à telle partie de l'axe nerveux, à tel centre fonctionnel, exciterait tel mouvement ou tel acte coordonné.

Cependant la théorie précédente ne rendrait pas compte encore de tous les phénomènes réflexes ; de ceux, par exemple, que j'ai signalés en parlant de *l'instinct organique* (p. 290 et suiv.). Il y aurait à discuter, à propos de ces faits, si, dans l'économie, toute *spontanéité* procède exclusivement du cerveau ; s'il n'existe pas une *spontanéité organique* comme il existe une *spontanéité animale ;* si la sensation parvenue à la moelle n'y donne pas lieu à un travail analogue au travail intellectuel, et dont les actes en quelque sorte calculés, qui ont fixé de tout temps l'attention des observateurs, seraient la conséquence.

Sans essayer de résoudre une question aussi complexe, je rappellerai l'opinion que j'ai plusieurs fois émise sur ce sujet : tout n'est pas automatisme pur en dehors du cerveau, et, ajouterai-je, tout n'est pas étranger à l'automatisme dans les opérations psychiques.

Quoi qu'il en soit, pour ce qui concerne les mouvements réflexes, il est impossible de considérer le cordon spinal et ses prolongements dans le crâne comme un simple trait-d'union entre les nerfs sensitifs et les nerfs moteurs. Les centres nerveux interviennent évidemment dans les phénomènes de cet ordre en qualité d'intermédiaires actifs, soit que, sous l'influence des impressions périphériques, ils réagissent d'une manière purement automatique, soit que les effets excités dépendent d'un principe inconnu doué de spontanéité.

En résumé, il faut donc voir dans la sensation un stimulus qui, transmis aux diverses parties de l'axe nerveux, éveille dans chaque segment le mode d'activité qui lui est propre ; dans le cerveau, la perception et, consécutivement, tantôt des déterminations volontaires, tantôt des tendances instinctives, des passions, etc.; dans la moelle, pour nous en tenir aux phénomènes de motilité, soit des mouvements partiels , soit des actes coordonnés, selon que les impressions s'adressent aux dispositions d'où procèdent les uns, ou aux centres qui président à l'accomplissement des autres. Pour ma part, d'ailleurs, je ne comprends pas autrement l'influence de la volonté, de l'instinct, des idées et des passions, sur le système moteur. Ces divers états dynamiques retentissent probablement sur les organes dont il se compose , et les mettent en jeu comme peuvent le faire les sensations venues du dehors.

II. *Division des mouvements.* A défaut d'une classification régulière, les physiologistes ont cherché à grouper les mouvements en catégories distinctes, suivant les circonstances variées de leur production. Ces circonstances sont relatives : 1° à la classe de muscles qui servent à l'exécution du mouvement ; 2° à sa constitution, selon qu'un plus ou moins grand nombre de muscles concourent à son mécanisme ; 3° à l'agencement des contractions musculaires entre elles ; 4° à l'ensemble de l'effet produit ou à la forme du mouvement ; 5° à son type ; 6° à son objet ou à sa des- tination ; 7° enfin, à sa cause. D'après ces différentes considéra- tions , on peut diviser tous les phénomènes de motilité de la manière suivante :

1° Quant à la classe de muscles dont ils dépendent :

A. *Mouvements exécutés par les muscles de la vie animale ou muscles à fibres striées.* Ce sont tous ceux des membres , du tronc et de la tête ; ceux de la langue, du voile du palais, du pharynx , du larynx, du périnée et du col de la vessie ; enfin, ceux du cœur ;

B. *Mouvements exécutés par les muscles de la vie organique ou muscles à fibres lisses.* Ceux du tube digestif, depuis le tiers supérieur de l'œsophage jusqu'au voisinage de l'anus ; ceux de l'utérus , du corps de la vessie , des voies séminifères , des bronches , etc. ;

C. *Mouvements mixtes.* J'appelle ainsi cerains actes complexes résultant de l'action combinée des deux classes de muscles : la miction , la défécation , la parturition , l'éjaculation , etc.

2° Quant à la constitution des mouvements :

A. *Mouvements simples*, produits par la contraction d'un seul muscle. J'ai déjà dit qu'à l'état normal il n'existe peut-être pas un seul mouvement simple , tout mouvement entraînant la participation soit de plusieurs muscles congénères , soit des antagonistes du muscle principalement actif ;

B. *Mouvements composés*, à l'exécution desquels participent des muscles plus ou moins nombreux.

3° Quant à l'agencement des contractions musculaires :

. A. *Mouvements primaires.* Je veux désigner sous cette dénomination les mouvements partiels auxquels peuvent être ramenés tous les actes du corps ; tels sont : l'extension , la flexion , l'abduction , l'adduction, l'élévation, l'abaissement , la dilatation , la coarctation de chacune des parties mobiles considérées isolément. Ces mouvements , exécutés en général par un seul groupe de muscles congénères, sont les véritables éléments des phénomènes moteurs complexes dont l'économie est le théâtre ;

B. *Mouvements associés.* Ces expressions ont ici un sens moins restreint que leur acception habituelle , s'appliquant d'une manière générale aux mouvements qui résultent de deux ou plusieurs mouvements primaires combinés. Ainsi définis , les mouvements associés doivent être distingués en :

a. *Mouvements associés temporaires ,* quand les mouvements primaires dont ils se composent peuvent être alternativement associés et isolés , sous l'influence de la volonté ou d'autres causes naturelles ;

b. *Mouvements associés fixes ,* produits par des muscles ou des groupes musculaires dont les contractions sont indissolublement liées entre elles. J'ai déjà cité l'association des muscles du périnée , des deux moitiés du voile du palais, du larynx , du pharynx , des parois costales droites et gauches , des muscles releveurs et abaisseurs de la mâchoire inférieure, etc. ;

C. *Mouvements coordonnés.* On donne ce nom à des réunions plus ou moins complexes de mouvements , exécutés simultanément ou successivement, en vue d'un acte déterminé, suivant un certain ordre , un certain rhythme et une certaine mesure, appropriés à la nature et à l'objet de cet acte. Il faut encore établir parmi ces mouvements les subdivisions suivantes :

a. *Mouvements coordonnés primitifs ,* qui se produisent chez l'homme et les animaux sans apprentissage préalable : la locomotion, la phonation, la défécation, la miction, la parturition; et, dans une autre catégorie, le vomissement, la toux, l'éternûment, etc. ;

b. Mouvements coordonnés artificiels, qui sont les résultats de l'éducation. Tels sont la parole, le chant, la danse, l'exercice des arts manuels, et une multitude d'actes éventuels nécessités par les différentes circonstances de la vie ;

4° Quant à la forme, ou, en d'autres termes, quant à l'ensemble de l'effet produit, suivant les muscles mis en jeu, leur mode d'association, leur coordination, etc. Ainsi, la locomotion est une des formes du mouvement; la respiration, la phonation, l'effort, la préhension, la succion, la déglutition en sont d'autres. Il serait inutile de pousser plus loin cette énumération.

5° Quant au type :

A. *Mouvements continus ou toniques*, comprenant les contractions permanentes des sphincters, celles des muscles antagonistes qui contribuent à l'équilibre dans les divers modes de station, ou au maintien des parties mobiles dans leurs positions moyennes ;

B. *Mouvements temporaires*, c'est-à-dire se produisant par intervalles et pendant un temps variable; cette catégorie embrasse le plus grand nombre des mouvements musculaires ;

C. *Mouvements rhythmiques*, qui se succèdent à intervalles à peu près égaux, et par périodes indéfiniment répétées : la respiration et les battements du cœur. Parmi les mouvements temporaires, quelques-uns se rapprochent par leur exécution des mouvements rhythmiques proprement dits: je veux parler soit de cette succession rapide de mouvements identiques qui constituent la natation chez les grenouilles, ou le vol chez les oiseaux ; soit de l'alternance régulière que présentent les mouvements des membres dans la locomotion quadrupède et bipède, ou ceux de la mâchoire inférieure dans la mastication.

6° Quant à l'objet ou à la destination des mouvements:

A. *Mouvements bruts :* les effets immédiats de la contraction musculaire, considérés en eux-mêmes et indépendamment de toute participation à un acte déterminé. Leur objet est de contribuer à la formation des catégories qui suivent;

B. *Mouvements fonctionnels*, concourant à l'accomplissement des fonctions qui servent à l'entretien de la vie, soit dans l'individu, soit dans l'espèce : succion, mastication, déglutition, digestion, défécation, miction, respiration, locomotion, etc. ;

C. *Mouvements de préservation*, destinés à protéger l'intégrité des parties ou des fonctions : la toux, l'éternûment, le vomissement, le clignement des paupières, et les mouvements partiels ou généraux pour éviter un danger ou lui résister ; je place également ici les nombreuses réactions musculaires qui, dans certains cas pathologiques, immobilisent les organes malades, etc. ;

D. *Mouvements expressifs*, par lesquels se manifestent les divers états de l'âme : ceux de la physionomie, les gestes et les attitudes du corps. On peut assimiler aux mouvements expressifs la phonation en général, le cri, signe de la douleur physique, et le langage, principal moyen de communication des idées.

7° Quant à la cause ou influence première qui provoque l'exécution des mouvements (1) :

A. *Mouvements automatiques*, accomplis sans cause appréciable et paraissant résulter des seules dispositions intimes de certains appareils : la circulation, la respiration normale. Peut-être faut-il aussi placer dans cette catégorie les mouvements toniques des sphincters ;

B. *Mouvements réflexes*, excités par des impressions sensitives qui agissent directement sur le système moteur et sans intervention de l'âme ni de l'instinct. Je reproduis, sans y rien changer, les subdivisions adoptées par M. Longet (2) :

a. Mouvements réflexes des muscles de la vie animale succédant à l'irritation des nerfs sensitifs céphalo-rachidiens ;

b. Mouvements réflexes des muscles de la vie animale succédant à l'irritation des fibres sensitives du grand-sympathique ;

c. Mouvements réflexes des muscles de la vie organique succédant à l'irritation des nerfs sensitifs céphalo-rachidiens ;

d. Mouvements réflexes des muscles de la vie organique

______

(1) Pour les exemples des diverses catégories de mouvements dont l'énumération va suivre, voir, dans ce volume, de la page 276 à la page 300.

(2) Traité de Physiologie, t. Ier, 3e fascic., p. 53.

succédant à l'irritation des fibres sensitives du grand-sympathique.

C. *Mouvements instinctifs* , parmi lesquels il faut probablement distinguer ceux qui ont pour objet la vie générale et ceux qui sont relatifs à la vie particulière des organes (voir p. 290 à 292) ;

D. *Mouvements excités par l'imagination et les idées ;*

E. *Mouvements provoqués par les passions ;*

F. *Mouvements par imitation*, qui succèdent à des perceptions et peuvent se transformer en habitudes ;

G. *Mouvements volontaires*, divisés en trois groupes :

a. Les mouvements dont la volonté peut disposer, mais qui s'accomplissent habituellement sans son concours ;

b. Les mouvements exécutés presque toujours soit avec l'assentiment, soit avec le concours de la volonté, mais pouvant aussi avoir lieu indépendamment d'elle ;

c. Les actes directement combinés par la volonté.

H. *Mouvements morbides*, déterminés par divers états pathologiques des centres ou cordons nerveux (convulsions , contractures) ;

I. Enfin, les *mouvements provoqués par des stimulations artificielles* de la moelle , des nerfs moteurs ou des muscles eux-mêmes.

Ainsi, un grand nombre de particularités peuvent caractériser les divers mouvements musculaires ; mais toutes , remarquons-le bien , n'établissent pas entre eux des différences essentielles. Le type , l'objet, la forme d'un mouvement , l'espèce de muscles qui l'exécutent, sont des attributs communs , car tout mouvement a son type , son objet, sa forme , et il y aurait erreur à diviser les mouvements en temporaires , fonctionnels , coordonnés, loco-moteurs , etc., un même mouvement pouvant posséder à la fois les diverses qualités qu'expriment ces épithètes. Si on veut trouver des différences vraiment caractéristiques , il faut les chercher dans les circonstances d'un même ordre ; celles-là , par exemple, seront très réelles, qui consisteront soit dans la forme , soit dans le type, soit dans la cause, etc. Comparons, je suppose, la marche, la respiration , la déglutition , la phonation ; voilà quatre sortes de mouvements qui, sous le repport de la forme, sont nettement distincts les uns des autres. De même, quant au type, il n'existe aucune analogie entre le type continu, le type temporaire ou le type rhythmique. Au point de vue de la cause, les mouvements volontaires, réflexes, automatiques, ne sont pas moins différents, etc.

Les divisions des mouvements doivent donc être établies d'après les différences que présentent ces phénomènes comparés entre eux quant à un de leurs attributs, et c'est ainsi que j'ai procédé. Toutefois, comme nous l'avons vu, les nombreux mouvements musculaires pouvant être comparés sous le rapport non d'un seul, mais de sept caractères distincts (voir p. 306), la question est de déterminer lequel peut être pris comme base d'une classification méthodique, et auquel, par conséquent, il faut subordonner tous les autres ; problème susceptible de recevoir différentes solutions, selon le point de vue où l'on se place (1), et particulièrement si l'on cherche les motifs d'une décision dans l'histoire des paralysies. Aussi n'essaierai-je pas de faire prévaloir une appréciation sur les autres, me contentant de signaler comme évidemment secondaires la constitution, le type, la destination des mouvements, et même l'agencement des contractions qui les produisent. Au contraire, l'espèce de muscles dont ils dépendent, leur forme et leur cause me paraissent les circonstances essentielles à considérer, car elles correspondent à des faits d'une importance capitale aussi bien en physiologie que sous le rapport de la clinique.

RÉSUMÉ DE LA PHYSIOLOGIE DU MOUVEMENT.

I. Les principaux mouvements de l'économie animale ont pour organes les muscles.

II. On doit distinguer deux grandes classes de muscles : 1° les muscles de la vie animale, à fibres rouges et striées en travers ; 2° les muscles de la vie organique, à fibres pâles et lisses.

III. Tout l'appareil moteur externe est constitué par les muscles de la première classe.

---

(1) Voir J. Muller, Physiol.' du syst. nerv., t.-Ier, p. 526 ; Monneret, Pathol. génér., Paris, 1857, t. Ier, p. 461.

IV. Ces organes remplissent les fonctions qui leur sont dévolues à la faveur de quatre propriétés de tissu : la contractilité , la sensibilité, l'extensibilité et la rétractilité.

V. On appelle *contractilité* ou *irritabilité musculaire* la propriété qu'ont les muscles de réagir en se raccourcissant sous l'influence de diverses excitations.

VI. L'excitant naturel de l'irritabilité musculaire est l'action des nerfs moteurs.

VII. En tête des excitants artificiels de cette propriété il faut placer l'électricité, surtout l'électricité dynamique.

VIII. La force nerveuse, dans ses conditions normales, est , de tous les stimulants , le plus énergique et le mieux approprié à l'excitabilité particulière des muscles.

IX. C'est à tort qu'on a voulu distinguer deux espèces de contractilité (1) : la *contractilité électro-musculaire* et la *contractilité volontaire.* Les effets produits sur les muscles par l'électricité et ceux de la force nerveuse dépendent d'une seule et même propriété de ces organes , l'*irritabilité.*

X. L'entretien de cette propriété est subordonné à la double action du sang et du système nerveux.

XI. *L'influence du système nerveux sur l'irritabilité musculaire est exclusivement dévolue à la moelle épinière et à la moelle allongée ; le cerveau et le cervelet n'y participent en rien.*

XII. POUR CHAQUE MUSCLE , CETTE INFLUENCE NE DÉPEND PAS DE LA MOELLE ENTIÈRE, MAIS EXCLUSIVEMENT DE LA PARTIE DE LA MOELLE ÉPINIÈRE OU DE LA MOELLE ALLONGÉE D'OU PROVIENNENT LES NERFS DE CE MUSCLE.

XIII. Dans les muscles soustraits à l'action de la moelle par une lésion de cet organe ou des cordons nerveux, l'irritabilité commence à diminuer après cinq jours révolus , et s'éteint complétement de la sixième à la douzième semaine chez l'homme et les quadrupèdes.

XIV. Le système nerveux exerce sur la nutrition des muscles une action non moins évidente.

-----

(1) Duchenne (de Boulogne), Traité de l'électrisation localisée, p. 402. — Voir dans ce volume , p. 230.

XV. Comme pour l'irritabilité musculaire, cette action procède exclusivement de la moelle et de la moelle allongée, et, pour chaque muscle, du segment d'où proviennent les nerfs de ce muscle.

XVI. Les muscles qui ne reçoivent plus de sang perdent leur contractilité après une ou deux heures, et la recouvrent rapidement dès que le sang afflue de nouveau dans leurs capillaires.

XVII. Une multitude d'influences chimiques ou physiques peuvent encore modifier l'irritabilité musculaire, soit par une influence immédiate sur la fibre contractile, soit par l'intermédiaire du sang.

XVIII. La contractilité musculaire est indispensable à la production du mouvement ; toute modification de cette propriété se traduit par un changement analogue et proportionnel dans l'énergie des contractions naturelles ou artificielles.

XIX. Les muscles sont doués des différentes espèces de sensibilité communes à la plupart des tissus ; mais ils possèdent, en outre, un mode spécial de sensibilité, qui fournit aux centres nerveux la notion de leurs divers états de contraction ou de relâchement : c'est le *sens de l'activité musculaire.* — La sensibilité électro-musculaire admise par M. Duchenne (de Boulogne) n'a pas d'existence indépendante.

XX. L'extensibilité et la rétractilité du tissu musculaire ne diffèrent pas de ces mêmes propriétés dans les autres tissus.

XXI. On a considéré mal à propos la *tonicité* comme identique à la rétractilité et constituant une propriété de tissu simple.

XXII. La *tonicité musculaire* est, au contraire, un phénomène complexe, auquel participent également, quoiqu'à des titres divers : 1° la contractilité, 2° la sensation d'activité musculaire, 3° l'influence des centres nerveux.

XXIII. Les muscles n'ont qu'un seul mode d'activité propre : la contraction.

XXIV. Ils paraissent cependant concourir aussi à l'exécution normale des mouvements en se relâchant d'une manière active. Toutefois, ce mode d'action, appelé par Marshall-Hall *fonction de relâchement*, ne correspond pas à une propriété spéciale de leur tissu, et dépend du système nerveux.

XXV. Le mouvement résulte, en définitive, de la contraction musculaire.

XXVI. Selon le mode d'action des muscles, le mouvement est *continu*, *temporaire* ou *rhythmique*.

XXVII. La contraction d'un muscle isolé produit un mouvement *simple*. On appelle mouvements *composés* ceux qui résultent de la contraction simultanée de plusieurs muscles.

XXVIII. Les contractions des divers muscles se groupent, s'associent de manière à constituer des mouvements de plus en plus complexes.

XXIX. Un ensemble de mouvements distincts groupés et exécutés en vue d'un acte déterminé donnent lieu à un *mouvement coordonné*. Les mouvements coordonnés peuvent, à leur tour, s'associer et se combiner pour produire des actes plus compliqués encore.

XXX. Un même muscle peut entrer tour à tour dans une multitude de combinaisons différentes.

XXXI. La cause effective de tous les mouvements musculaires (de ceux au moins qui appartiennent à la vie animale) réside dans le système nerveux, et consiste non en une force unique, mais en un certain nombre de forces ou facultés distinctes les unes des autres et provenant de diverses parties de l'axe cérébro-rachidien.

XXXII. De la moelle (épinière et allongée) dépendent l'excitation des contractions musculaires et l'association de ces contractions en mouvements partiels plus ou moins composés.

XXXIII. *Pour chaque partie du corps, l'excitation des contractions et leur association en mouvements partiels procèdent exclusivement du segment de moelle d'où viennent les nerfs de ces parties.*

XXXIV. Mais la coordination de tous ces mouvements partiels en actes fonctionnels dépend de certains organes restreints, disséminés dans la moelle et l'encéphale.

XXXV. On doit désigner ces organes sous la dénomination de centres fonctionnels.

XXXVI. Il existe probablement autant de centres que de fonctions primitives distinctes.

XXXVII. Jusqu'à ce jour, le centre respirateur (bulbe) et le centre locomoteur (cervelet , couches optiques et corps striés) , ont été seuls déterminés.

XXXVIII. Les tubercules bijumeaux ou quadrijumeaux paraissent cependant constituer le centre du mécanisme visuel.

XXXIX. La plupart des mouvements normaux peuvent être décomposés en cinq actes élémentaires : 1° l'impulsion commune imprimée à l'ensemble organique d'où procède soit le mouvement brut , soit la fonction ; 2° la décharge nerveuse qui provoque la contraction musculaire ; 3° la contraction elle-même ; 4° l'enchaînement des contractions excitées en vue d'un résultat unique ; 5° enfin , la répartition régulière de la force nerveuse dans les muscles mis en action.

XL. A ces actes élémentaires paraissent correspondre autant de propriétés ou facultés toutes distinctes entre elles, savoir : 1° la faculté d'incitation ; 2° l'excitabilité des nerfs moteurs et des faisceaux blancs antérieurs de la moelle ou la motricité ; 3° la contractilité musculaire ; 4° la faculté de coordination ; 5° le sens de l'activité musculaire.

XLI. L'ensemble des dispositions organiques et dynamiques qui concourent à la production des mouvements constituent la *faculté motrice* ou le *système moteur*.

XLII. Quelques parties du système moteur paraissent posséder en elles-mêmes la cause de leur activité.

XLIII. Mais, dans l'immense majorité des cas , ce vaste appareil est sollicité à l'action par un certain nombre d'influences qui lui sont étrangères.

XLIV. Ces influences sont la volonté , les passions , les idées, les perceptions , l'instinct et les impressions sensitives.

XLV. Aucune d'elles ne remplit le rôle d'agent moteur ; aucune d'elles ne peut être cause effective du mouvement ; elles n'en sont jamais que les causes provocatrices.

XLVI. Le même système moteur commun , tour à tour excité par ces influences extérieures , ou obéissant à la force intime inhérente à quelques-unes de ses parties , produit les différents ordres de mouvements connus sous les noms de : mouvements volontaires , mouvements passionnels , symboliques , expressifs, mouvements par imitation , mouvements instinctifs, réflexes et automatiques.

Parmi les données réunies dans la première partie de cet ouvrage , les unes restent malheureusement encore obscures ou incertaines ; d'autres, et je le constate avec satisfaction , les plus importantes quant au sujet de ce livre , peuvent être considérées dès à présent comme exactes et nous permettront d'aborder par la suite avec succès un grand nombre de questions dont la solution a été jugée longtemps impossible. J'avais formé le dessein de présenter ici un aperçu sommaire des applications de la physiologie à l'étude des paralysies ; mais il m'a paru préférable de ne pas anticiper sur la pathologie. Il sera évidemment plus opportun de faire intervenir les notions physiologiques au fur et à mesure qu'elles pourront être nécessaires à l'interprétation des phénomènes morbides.

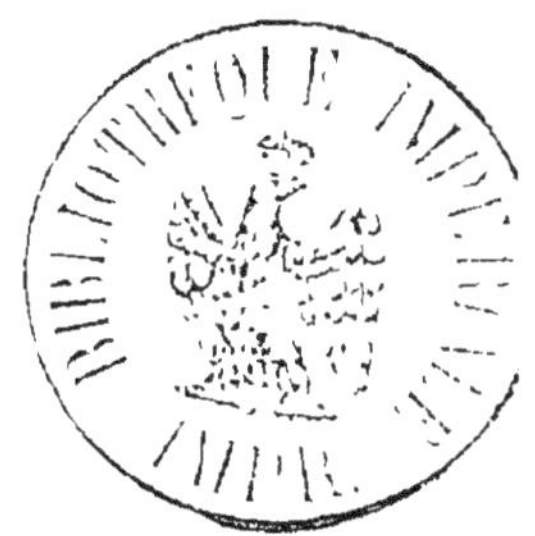

FIN DE LA PREMIÈRE PARTIE.

TABLE DES MATIÈRES

CONTENUES DANS LA PREMIÈRE PARTIE (1).

(2) Depuis le moment où cet article a été livré à l'impression, des expériences nombreuses et très précises, qui seront rapportées par la suite, m'ont fourni des résultats décisifs.

FIN DE LA TABLE.

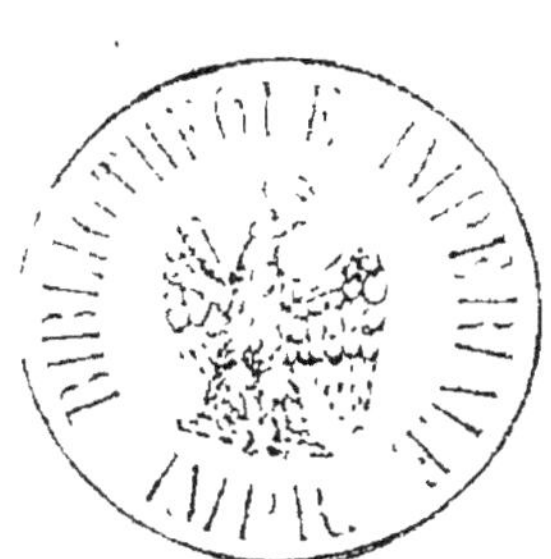

ROUEN. — IMPRIMERIE DE D. BRIÈRE, RUE SAINT-LO, N° 7.